W. Rappenecker, M. Kockrick

Atlas Shiatsu

Wilfried Rappenecker, Meike Kockrick

Atlas Shiatsu

Die Meridiane des Zen-Shiatsu

4. Auflage

ELSEVIER

Elsevier GmbH, Bernhard-Wicki-Str. 5, 80636 München, Deutschland
Wir freuen uns über Ihr Feedback und Ihre Anregungen an kundendienst@elsevier.com

ISBN 978-3-437-57343-9
eISBN 978-3-437-05468-6

Wichtiger Hinweis
Die medizinischen Wissenschaften unterliegen einem sehr schnellen Wissenszuwachs. Der stetige Wandel von Methoden, Wirkstoffen und Erkenntnissen ist allen an diesem Werk Beteiligten bewusst. Sowohl der Verlag als auch die Autorinnen und Autoren und alle, die an der Entstehung dieses Werkes beteiligt waren, haben große Sorgfalt darauf verwandt, dass die Angaben zu Methoden, Anweisungen, Produkten, Anwendungen oder Konzepten dem aktuellen Wissensstand zum Zeitpunkt der Fertigstellung des Werkes entsprechen.
Der Verlag kann jedoch keine Gewähr für Angaben zu Dosierung und Applikationsformen übernehmen. Es sollte stets eine unabhängige und sorgfältige Überprüfung von Diagnosen und Arzneimitteldosierungen sowie möglicher Kontraindikationen erfolgen. Jede Dosierung oder Applikation liegt in der Verantwortung der Anwenderin oder des Anwenders. Die Elsevier GmbH, die Autorinnen und Autoren und alle, die an der Entstehung des Werkes mitgewirkt haben, können keinerlei Haftung in Bezug auf jegliche Verletzung und/oder Schäden an Personen oder Eigentum, im Rahmen von Produkthaftung, Fahrlässigkeit oder anderweitig übernehmen.

Bibliografische Information der Deutschen Nationalbibliothek
Die Deutsche Nationalbibliothek verzeichnet diese Publikation in der Deutschen Nationalbibliografie; detaillierte bibliografische Daten sind im Internet über https://www.dnb.de abrufbar.

23 24 25 26 27 5 4 3 2 1

In ihren Veröffentlichungen verfolgt die Elsevier GmbH das Ziel, genderneutrale Formulierungen für Personengruppen zu verwenden. Um jedoch den Textfluss nicht zu stören sowie die gestalterische Freiheit nicht einzuschränken, wurden bisweilen Kompromisse eingegangen. Selbstverständlich sind **immer alle Geschlechter** gemeint.

Planung: Marko Schweizer, München; Celina Schmid-Zeller, München
Projektmanagement: Annekathrin Sichling, München
Redaktion: Doris Schultze-Naumburg, Übersee
Rechteklärung: Maria Rinck, München
Satz: abavo GmbH, Buchloe/Deutschland; TnQ, Chennai/Indien
Druck und Bindung: Printer Trento S.r.l., Trento/Italien
Fotos: Abb. 3.6, 4.3, 5,5, 6.3, 7.3, 8.1, 10.3, 11.3, 12.2, 12.3 Anja Doehring, Lübeck; alle anderen Fotos Anja Messerschmidt, Lübeck
Zeichnungen: Gerda Raichle, Ulm; Henriette Rintelen, Velbert
Umschlaggestaltung: SpieszDesign, Neu-Ulm
Titelfotografie: Anja Messerschmidt, Lübeck

Aktuelle Informationen finden Sie im Internet unter **www.elsevier.de**

Vorwort zur 4. Auflage

Obwohl die Beschreibungen der Meridianverläufe den größten Anteil in diesem Buch haben, liegt das eigentliche Abenteuer in der persönlichen Erfahrung und in der Arbeit mit diesen energetischen Räumen. Die Erfahrung von energetischen Räumen ist abhängig von der Bereitschaft und der Fähigkeit, sich auf den eigenen Körper als einen energetischen Raum einzulassen und in einen immer tieferen Kontakt mit sich selbst zu sinken.

Seit der Veröffentlichung der 1. Auflage hat sich auch unser Verständnis der Meridianbehandlung weiterentwickelt und vertieft. Daher waren wir sehr motiviert, das gesamte erste Kapitel für diese 4. Auflage zu überarbeiten und die innere Arbeit, sowie die Umsetzung in der Behandlung aus unserer heutigen Perspektive zu beschreiben.

Meridiane tragen Informationen darüber, wie eine Person mit einem bestimmten Aspekt ihres Seins umgeht. Es lohnt sich die Frage zu stellen, welchen Aspekt eines Menschen wir durch die Meridianarbeit berühren. Die Anspannung oder Weichheit, Härte oder Schutzlosigkeit, sowie die Reaktion auf die Berührung lassen das innere Erleben des Menschen erahnen. Das Zusammenspiel zwischen der inneren Ausrichtung und Durchlässigkeit der BehandlerIn zusammen mit dem Verständnis für die andere Person, beeinflussen die Qualität der Berührung. So entsteht eine lebendige und individuell eingestimmte Begegnung mit einem anderen Menschen.

Die Meridianverläufe lenken uns dabei zu den Orten im Körper, wo energetische Erfahrungen eindrücklich erlebt werden können. Mit einiger Übung entsteht ein klares Empfinden darüber, wie es sich anfühlt, mit einem Meridian in einem direkten, tiefen Kontakt zu sein, bzw. es nicht zu sein. Trotz ihrer Subjektivität kann energetische Arbeit sehr konkret sein, so dass Veränderungen im energetischen Muster auch von Außenstehenden wahrgenommen werden können.

Es ist eine große Freude, die Begeisterung von Studenten oder Klienten miterleben zu dürfen, wenn sie in die Erfahrung dieser Schwingungsräume eintauchen können. Wir hoffen, dass unsere Ausführungen dazu inspirieren, diesen persönlichen Entwicklungsprozess zu verfolgen.

Wir möchten uns an dieser Stelle bei den vielen Menschen bedanken, denen wir im Shiatsu begegnen durften, denn die hier beschriebenen Erfahrungen können wir nur mit anderen zusammen machen. Unser tief empfundener Dank richtet sich auch an den Elsevier-Verlag, vor allem an unsere Lektorin Frau Annekathrin Sichling für ihre langjährige, freundliche und kompetente Unterstützung, an Herrn Marko Schweizer, der sich für die Neuauflage eingesetzt hat und an alle, die an der Entstehung dieser überarbeiteten Auflage beteiligt waren.

Hamburg, im Mai 2023
Meike Kockrick, Wilfried Rappenecker

Vorwort zur 1. Auflage

Es gibt in der Shiatsuwelt durchaus auch Vorbehalte dem Versuch gegenüber, das erweiterte Meridiansystem nach Masunaga zu beschreiben. Masunaga hat sich selber nicht schriftlich über die Verläufe der von ihm beschriebenen Meridianerweiterungen geäußert, die das Shiatsu in der westlichen Welt sehr geprägt haben. Auch seine Meridiankarte aus dem Jahr 1970 lässt zu viele Fragen offen. Das hat dazu geführt, dass die Masunaga-Meridiane an unterschiedlichen Schulen teilweise sehr unterschiedlich vermittelt werden. Selbst Masunagas Schüler interpretieren das von ihrem Lehrer direkt Erfahrene verschieden. Wer also diese Meridiane anatomisch genau beschreiben möchte, muss Farbe bekennen, wie er oder sie diese selber versteht.

Das haben wir mit dem vorliegenden Buch getan. Auf dem internationalen Buchmarkt gibt es im Gegensatz zur reichlich angebotenen allgemeinen Shiatsu-Literatur nahezu keine Veröffentlichungen zu den Meridianen des Zen-Shiatsu. Um den StudentInnen unserer Schule das notwendige Unterrichtsmaterial zur Verfügung stellen zu können, schrieben wir zunächst ein Skript, in das unsere über 20-jährige Erfahrung in Shiatsu-Praxis und Unterricht eingeflossen sind. Aus diesem Skript ist das vorliegende Buch entstanden. Wir sind uns bewusst, dass bei aller Sorgfalt unsere Beschreibungen auch Widerspruch auslösen werden und hoffen auf eine lebendige Diskussion.

An dieser Stelle möchten wir uns bei allen bedanken, die dazu beigetragen haben, dass dieses Buch entstehen konnte. Unser besonderer Dank geht an unsere Lektorin Frau Christl Kiener und die Graphikerin Frau Henriette Rintelen, durch deren intensive Arbeit und unermüdliche Unterstützung unter anderem die vielen Abbildungen entstanden sind, die das Geschriebene veranschaulichen und verständlicher werden lassen.

Hamburg, im September 2006
Meike Kockrick
Wilfried Rappenecker

Studienlage zu Wirkung und Wirksamkeit von Shiatsu

Nach wie vor ist die Studienlage zur Wirkung von Shiatsu eher dürftig. Sicherlich hängt das auch damit zusammen, dass eine ärztliche oder naturwissenschaftliche Lobby in Sachen Shiatsu kaum existiert, und dass entsprechend nahezu keine Gelder für solche Studien zur Verfügung stehen. Andererseits entsteht unter Shiatsu-Therapeuten und -Dozenten nur langsam ein Verständnis für die Notwendigkeit von Studien zur Wirkung von Shiatsu, und dass sie die Stellung von Shiatsu auf dem europäischen und internationalen Ersten und Zweiten Gesundheitsmarkt unterstützen können.

Die bisher veröffentlichten Studien und Fallstudien sind sehr heterogen und von eher unterschiedlicher Ausführung. Sie untersuchen die Wirkung von Shiatsu bei verschiedenen Zuständen von Krankheit und Unwohlsein wie chronischem Stress, Rückenschmerzen, Menstruationsprobleme, Unterstützung des Geburtsverlaufs, postoperative Heilung, Fibromyalgie, Angina Pectoris, Schizophrenie, Nebenwirkungen von Chemotherapie oder die Wirkungen auf das generelle Lebensgefühl.

Von besonderem Interesse sind beispielsweise folgende Studien:

Long AF: The Effects and Experience of Shiatsu: A Cross-European Study. Universität Salford, England. 2007. Diese Studie ist mit 948 Patienten aus drei europäischen Staaten eine der größten vorliegenden Studien. Nachgewiesen wurde eine signifikante Abnahme von Symptomen, vor allem in Bezug auf Stress-

Belastung und Problemen des Bewegungsapparates.

Rackeseder C., Drabek R.: Kann Shiatsu als Zusatztherapie Heilungsprozesse positiv beeinflussen? Wien 2005. Die Autoren weisen nach, dass Shiatsu-Anwendungen den postoperativen Heilungsverlauf beschleunigen.

Ballegaard S, Norrelund S, Smith DF: Cost-benefit of combined use of acupuncture, Shiatsu and lifestyle adjustment for treatment of patients with severe angina pectoris. Acupunct Electrother Res. 1996. Myokardinfarkt/Tod betraf 7% der Teilnehmer der untersuchten Gruppe im Vergleich zu 21% bzw. 15% in der Kontrollgruppe.

Die Mehrzahl der Studien haben in die 2 bisher veröffentlichten Meta-Analysen Eingang gefunden:

- Nicola Robinson, Dr Ava Lorenc, Dr Xing Liao. Evidence for Shiatsu. A systematic review of Shiatsu and Acupressure. BMC Complementary and Alternative Medicine. 2011
- Kleinau, Andrea. Die transkulturelle Integration außereuropäischer Konzepte in den zweiten deutschen Gesundheitsmarkt, dargestellt am Beispiel Shiatsu. Europa-Universität Viadrina. Frankfurt/Oder. 2016

Eine komplette aktuelle Liste veröffentlichter Studien ist bei den Autoren erhältlich.

Über dieses Buch

Wir verwenden in diesem Atlas die dritte Person in ihrer männlichen Form. Uns ist bewusst, dass mehr Frauen als Männer Shiatsu praktizieren und in Anspruch nehmen. Wir wählten trotzdem die männliche Form, weil einerseits die Schreibweise „er/sie" den Fluss des Textes unterbricht und uns zu kompliziert und unübersichtlich erschien. Die ausschließliche weibliche Form wäre andererseits missverständlich.

Im Prinzip haben wir in diesem Buch die Verläufe der Meridiane dargestellt, wie sie von Masunaga in der von ihm 1970 veröffentlichten Meridiankarte beschrieben wurden. Es ist das Verdienst Masunagas, das traditionelle Meridiansystem der Akupunktur für die Bedürfnisse des Shiatsu, welches mit dem ganzen Körper arbeitet, weiterentwickelt und erweitert zu haben.

Die hier vorliegenden Beschreibungen der Meridiane sind in unserer Ausbildung entstanden und spiegeln den momentanen Stand der Vermittlung von Meridianverläufen an unserer Schule wider. Da Shiatsu etwas sehr Lebendiges ist, das sich beständig und rasch weiterentwickelt, haben sich in der Praxis und im Unterricht an einigen Stellen Veränderungen gegenüber der 30 Jahre alten ursprünglichen Darstellung Masunagas ergeben.

Im Unterschied zu den üblichen Darstellungen der Meridianverläufe in der Akupunktur werden Sie in diesem Buch kaum gerade, wie mit dem Lineal gezogene Meridiane finden. Das liegt daran, dass im Shiatsu der Verlauf des Meridians von Bedeutung ist, in der Akupunktur hingegen sind in aller Regel nur die genauen Punktlokalisationen interessant. Als Meridiane werden der Einfachheit halber meist die kürzesten Verbindungen zwischen den Punkten angegeben. In der Shiatsu-Praxis spürt man den genauen Verläufen nach, und die sind eben kaum einmal gerade, weil der Körper selten irgendwo gerade ist. Darüber hinaus sind auch die Lokalisationen der Punkte mitunter andere als in Akupunkturbüchern, weil auch diese im Shiatsu mit der Wahrnehmung der behandelnden Person sehr genau bestimmt werden können. Hier ergeben sich nicht selten mehr oder weniger deutliche Unterschiede zu den Darstellungen der Akupunktur.

In der Abfolge der Beschreibungen (z.B. von der Schulter zu den Händen, vom Hara zu den Füßen) orientieren wir uns in diesem Text an dem Modell des Schwingens der Meridianenergie vom Zentrum (Hara) zur Peripherie hin. Ausgenommen sind dabei die Meridiane auf der Seite und Rückseite des Körpers, die nicht durch das Hara laufen. Diese haben wir durchgehend als vom Kopf zu den Füßen verlaufend beschrieben. Wir haben uns also nicht an die Meridianrichtungen entsprechend der Yin- bzw. Yang-Natur der den Meridianen zugrunde liegenden energetischen Organe gehalten.

Die Meridian-Verläufe bestehen zumeist aus zwei Teilen: Im Haupttext finden sich die eigentlichen Verlaufsbeschreibungen. In den farblich abgesetzten Textabschnitten haben wir anatomische Erklärungen, Praxisbezüge, typische Auffälligkeiten im Meridianverlauf, Abweichungen zu den Darstellungen auf Masunagas Karte u.ä. zusammengetragen. Man kann den Haupttext mit den Verlaufsbeschreibungen auch ohne die Anmerkungen lesen.

Den Meridiandarstellungen als dem Kern dieses Atlas haben wir ein Kapitel mit Gedanken zur Natur des Phänomens Meridian vorangestellt. Ein weiteres Kapitel beschreibt einige Grundprinzipien der Arbeit mit Meridianen.

Für fünf ausgesuchte Körperregionen – nämlich die vier großen Gelenke an Armen und Beinen und für die Ansicht der Schulter von oben – haben wir im Anschluss an die Einzelbeschreibungen der Meridiane die Verläufe in der Zusammenschau dargestellt. Das hat sich im Unterricht als sehr hilfreich erwiesen. Dabei haben wir große Genauigkeit angestrebt und deshalb genaue Bezüge zur Anatomie der jeweiligen Region hergestellt. Es kann hilfreich sein, für das Studium dieser Darstellungen – aber auch für das der 12 allgemeinen Meridianverläufe – zusätzlich zu den Zeichnungen in diesem Buch einen Anatomieatlas zur Hand zu nehmen.

Wir haben nach Möglichkeit versucht, für die Orientierung am Körper deutsche anatomische Begriffe zu verwenden, manchmal jedoch für einen leichteren Textfluss auf lateinische zurückgegriffen. Für anatomische Strukturen wie Muskeln und Knochen verwendeten wir die lateinischen Begriffe. Viele lateinische Bezeichnungen werden in den Anmerkungen erklärt. Im Folgenden möchten wir zum besseren Verständnis die lateinischen Begriffe der anatomischen Orientierung am Körper vorstellen, wie sie vielfach im Text verwandt werden:

anterior – zur Vorderseite des Körpers hin
posterior – zur Rückseite des Körpers hin
medial – zur Mittellinie des Körpers hin
lateral – zur den Außenseiten des Körpers hin
proximal – näher zum Rumpf hin
distal – weiter vom Rumpf entfernt
superior – oberhalb / oberer
inferior – unterhalb / unterer
ulnar – kleinfingerseitig
radial – daumenseitig
palmar – in der Handinnenfläche
plantar – unter der Fußsohle

Schließlich möchten wir an dieser Stelle allen Schülern und Lehrern danken, die mit ihren Fragen, Zweifeln (ja, Zweifel auch bei Lehrern) und Immer-Wieder-Nachhaken das entstehen ließen, was wir jetzt in diesem Buch zusammentragen konnten.

Wilfried Rappenecker und Meike Kockrick

Die Autoren

Wilfried Rappenecker
ist Facharzt für Allgemeinmedizin, studierte Shiatsu in den frühen 80er Jahren in Deutschland, den USA und der Schweiz. Bis heute ist er einer der profiliertesten Vertreter von Shiatsu in Deutschland und in Europa.

Über Jahrzehnte leitete er die Schule für Shiatsu Hamburg und die Internationale Shiatsu-Schule Kiental in der Schweiz. Er begründete die Europäischen Shiatsu-Kongresse ESC, die er auch viele Jahre leitete.

Wilfried Rappenecker ist Autor, Co-Autor bzw. Herausgeber von bisher sechs weiteren Büchern zu Shiatsu, u. a. *Yu Sen – Shiatsu für Anfänger* und *Fünf Elemente* und *zwölf Meridiane* (beide bei Huebner Books) sowie *Fälle aus der therapeutischen Shiatsu-Praxis* (bei Elsevier), des Weiteren zahlreicher Artikel zum Thema Shiatsu.

Meike Kockrick
ist Heilpraktikerin und arbeitet in eigener Praxis in Hamburg. Sie begann 1987 ihre Ausbildung an der Schule für Shiatsu Hamburg und lernte bei verschiedenen renommierten Shiatsu-Lehrern. Seit über 20 Jahren integriert sie Somatic Experiencing und neurobiologische Behandlungsansätze zur Trauma- und Stressregulation in die Körperarbeit, um das traumatherapeutische Potenzial von Shiatsu zu entfalten. An der Schule für Shiatsu Hamburg unterrichtet sie seit Anfang der 90iger in allen Teilen der Ausbildung, sowie an zahlreichen Shiatsu-Instituten.

Meike Kockrick hat mehrere Artikel zur Behandlung posttraumatischer Belastungen und Entwicklungstrauma im Shiatsu geschrieben, sowie einen Beitrag für das Buch *Fälle aus der therapeutischen Shiatsu-Praxis* (bei Elsevier).

Fehler gefunden?

An unsere Inhalte haben wir sehr hohe Ansprüche. Trotz aller Sorgfalt kann es jedoch passieren, dass sich ein Fehler einschleicht oder fachlich-inhaltliche Aktualisierungen notwendig geworden sind. Sobald ein relevanter Fehler entdeckt wird, stellen wir eine Korrektur zur Verfügung. Mit diesem QR-Code gelingt der schnelle Zugriff.

https://else4.de/978-3-437-57343-9

Wir sind dankbar für jeden Hinweis, der uns hilft, dieses Werk zu verbessern. Bitte richten Sie Ihre Anregungen, Lob und Kritik an folgende E-Mail-Adresse: kundendienst@elsevier.com

Inhaltsverzeichnis

KAPITEL

1 Einleitung

1.1 Einführung

In dem im Westen verbreiteten Shiatsu sind Meridiane ein wesentliches Instrument. Auch wenn sich Shiatsu-Praktizierende über viele Jahre – erst in der Ausbildung und dann in der Praxis – intensiv mit ihnen beschäftigt und mit ihnen gearbeitet haben, wird sich der eine oder die andere in dieser Zeit wahrscheinlich mehr als einmal gefragt haben: „Meridiane – gibt es die überhaupt?"

Das ist eine einfache Frage. Doch ihre Beantwortung ist nicht ganz so einfach, weil hier zwei Welten zusammentreffen, in denen unterschiedliche Gesetze gelten: „die Welt des Materiellen" und „die Welt des Energetischen".

In der „Welt des Materiellen" sind objektive Aussagen wie etwa „Das ist ein Stein" möglich. Auch in der „Welt des Energetischen" sind solche Aussagen möglich, nur haftet ihnen eine gewisse Unsicherheit an, die Unsicherheit des Subjektiven. Denn Energetisches lässt sich seiner Natur nach grundsätzlich nur subjektiv erfahren. Daher fragt sich, ob ein anderer Mensch seine Erfahrung (z. B. mit einem Stein) in der gleichen Weise erleben, interpretieren und benennen wird, wie ich es tue.

So kann die Aussage „Es gibt Meridiane" ganz unterschiedliche Bedeutung haben. In der „Welt des Materiellen" bedeutet sie, dass Meridiane in gleicher Weise wie etwa Knochen, Muskeln, Blutgefäße und Nerven vorhanden sind, stellt also eine Aufforderung dar, dies als Realität anzuerkennen. Bezogen auf die „Welt des Energetischen" bedeutet dieselbe Aussage, dass es etwas gibt, das man als „Meridian" bezeichnen und mit dem man konkret arbeiten kann. In diesem Fall geht es eher um das Angebot, etwas selbst zu erleben, es zu berühren und die Reaktion auf die Berührung zu beobachten. In der materiellen Welt existieren die Dinge unabhängig von der Person, die sie erlebt. Doch in der energetischen Welt hängt ihre Existenz davon ab, dass sie erlebt und erfahren werden.

Rein materiell betrachtet kann ich keine Aussage darüber machen, ob energetische Strukturen wie Meridiane existieren oder nicht. Aus dem Grund wird in vorherrschend materiell orientierten Gesellschaften die Existenz des Energetischen und damit auch der Meridiane immer wieder bestritten.

1.1.1 Meridiane sind Räume, keine Linien

An vielen Stellen des Körpers sind energetische Phänomene wahrnehmbar, die man als „Meridiane" ansehen könnte. Spürt man diesen energetischen Qualitäten nach, kann man ihre unterschiedliche Ausprägung und Lebendigkeit in verschiedenen Körperbereichen erfahren und sie berühren – oder mit anderen Worten: mit ihnen arbeiten.

Allerdings gibt es keine festen Linien. Die in Büchern wie diesem zur Illustration des Geschriebenen dargestellten Linien dienen lediglich als Orientierungshilfen. Am Körper gibt es anderes zu entdecken als Linien: Räume für moderne Abenteuer, für Ereignisse, die erfahren werden können.

Denn real sind Meridiane nur, wenn sie von einem Menschen erlebt werden. Ebenso wie alles Erleben essenziell subjektiv ist, ist auch die Wahrnehmung einer energetischen Realität ein ganz und gar subjektives Abenteuer. Es gibt kein objektives energetisches Erleben, in gleicher Weise wie auch ein tieferes Verstehen (jenseits der Logik des Verstandes) nur im Subjektiven existiert.

Gleichwohl ist eine Kommunikation über das Erlebte möglich. Man kann sich über seine Erfahrungen und Erlebnisse mit Meridian-Phänomenen mit anderen Menschen austauschen, genauso wie über anderes im Leben Erfahrenes. Und man kann sich mit anderen Menschen Gedanken darüber machen, wie das Erfahrene zu verstehen ist. Um es unserem Geist und unserem Herzen leichter zu machen, das Erlebte in unsere Welt einzuordnen und tiefer zu verstehen, können wir Modelle entwerfen und Theorien entwickeln. Das Meridian-Modell und die entsprechende Theorie sind das Ergebnis eines solchen Erfahrungsaustauschs.

Theorien und Modelle haben eine wichtige Eigenschaft: Je komplizierter sie werden, desto weiter entfernen sie sich von der erlebten Wirklichkeit. Mit Wirklichkeit ist hier ausschließlich das subjektiv Erfassbare gemeint. Theorie und Modelle in der Shiatsu-Praxis anzuwenden, bedeutet zum subjektiven Erleben zurückzukehren, das sie hervorgebracht hat.

Verschiedene Kulturkreise haben sehr unterschiedliche Auffassungen vom Menschen und seiner lebendigen, energetischen Realität. Das ist nicht weiter verwunderlich, unterscheiden sich Kulturen doch gerade dadurch, dass sie bestimmte Dinge in anderer Weise erleben, interpretieren und verstehen. Von allen Hochkulturen der damaligen Zeit wurde das Meridian-Modell nur in China entwickelt – und von benachbarten Kulturen in Tibet, Japan oder Korea aufgegriffen und kreativ genutzt. Bei anderen traditionellen Kulturen auf allen Kontinenten (z. B. in Indien) findet sich dagegen ein völlig unterschiedliches Verständnis und Erleben der Realität des Menschen.

1.1.2 Theoriebildung und erlebte Wirklichkeit

Offensichtlich lässt sich die energetische Realität, die erlebte Welt des Menschen auf sehr unterschiedliche Weise interpretieren. Alle energetischen Modelle sind nur Interpretationen des Erlebten, geben aber nicht das wirkliche Erleben selbst wieder. Das Meridian-Modell ist eine solche kulturspezifische Interpretation von Erlebtem.

Die unterschiedlichen Theorien und Modellvorstellungen über Leben und Gesundheit in verschiedenen Kulturen sind Ausdruck einer jahrhunderte- oder jahrtausendelangen gesellschaftlichen Kommunikation über das Erfahrene und haben eines gemeinsam: Man kann mit ihnen zum Wohle und für die Gesundheit des Menschen arbeiten. Das im jeweiligen System liegende Potenzial wirklich ausschöpfen zu können, setzt voraus, dass man sich das dazugehörige Denk- und Erlebensmodell zu eigen macht, in diese Welt eintaucht und in gewisser Weise ein Teil von ihr wird.

Noch immer dürfte es den meisten Naturwissenschaftlern – und mit ihnen vielen Menschen unserer heutigen, vom naturwissenschaftlichen Verständnis geprägten Kultur – schwerfallen, sich auf die Welt des subjektiven Erlebens einzulassen und es als etwas anzusehen, das in gleicher Weise real, richtig und wichtig ist wie objektive (natur-)wissenschaftliche Forschungsergebnisse. Gilt doch gerade das Subjektive als Quelle der Täuschung, des Irrtums, des Nichtverstehens.

Die „Welt des Energetischen" und damit auch das Phänomen der Meridiane wird nur von Menschen verstanden, die den Mut haben, sich dem Subjektiven zu öffnen. Wird subjektive Erfahrung als Realität anerkannt, wird das eigene innere Erleben deutlicher und kraftvoller und als Reichtum erkennbar. Faszinierend, dass gerade in der relativen Unschärfe und Unsicherheit des Subjektiven der Schlüssel zu innerer Klarheit, zur deutlichen Wahrnehmung energetischer Phänomene und zum besseren Verstehen eines Menschen liegt.

1.1.3 Die Wahrnehmung des Energetischen

Ja, es gibt Meridiane. Allerdings sind sie wie alle energetischen Phänomene nur erfassbar, wenn die wahrnehmende Person sich in einer bestimmten inneren Verfassung befindet – einer Verfassung, die ich mit den Begriffen fokussierter Weite und Offenheit beschreiben möchte. Über Weite und Offenheit kann man viele Worte verlieren. Wesentlich ist jedoch, sie selbst zu erfahren. Die Shiatsu-Praxis ist hierfür ein Weg.

Die energetische Welt folgt anderen Gesetzen als die materielle Welt. Die physische oder körperliche Welt erscheint umso konkreter und realer, je stärker wir unsere Aufmerksamkeit auf ihre Einzelheiten konzentrieren, je mehr wir unseren Geist auf kleinste Details fokussieren.

Mit der energetischen Welt ist es anders. Sie wird umso realer versteh- und erfahrbar, je mehr wir unseren Geist weiten, loslassen und sogar erlauben, das Entdeckte gegebenenfalls wieder zu verlieren. Energetische Wahrnehmung ist grundsätzlich ein Resonanzphänomen. Darum sind Weite und Offenheit als Grundlage einer verstärkten Resonanzfähigkeit die Voraussetzung für energetische Wahrnehmung.

Mit dieser inneren Weite geht eine vertiefte und verfeinerte Wahrnehmung des Klienten einher. Wir verstehen das Praktizieren von Shiatsu daher als ein Training zu innerer Weite und verfeinerter Wahrnehmung. Gerade hierin liegen Reichtum und Faszination des Shiatsu.

1.1.4 Anstiftung zum Erleben

Dieses Buch vermittelt Wissen, obwohl es letztlich im Shiatsu (wie bei jeder anderen Arbeit mit Menschen) nicht auf Wissen ankommt. Wissen ist aber notwendig, um unserem Geist eine klare Orientierung zu geben, um Zusammenhänge besser ordnen und von den Erfahrungen anderer profitieren oder vermeidbare Fehler vermeiden zu können. Theoretische Beschreibungen können allerdings niemals die Wirklichkeit ersetzen, sondern nur den Weg zum Erleben der Wirklichkeit weisen.

Meridiane sind auch nicht – wie man mitunter hört – die Essenz des Shiatsu. Essenz des Shiatsu ist die Begegnung zweier Menschen. In diesem Sinne lässt sich Shiatsu gut und sinnvoll völlig ohne Meridiane praktizieren.

Gleichwohl sind Meridiane wertvolle Instrumente in der Arbeit mit unseren Klienten. Denn sie ermöglichen es dem Shiatsu-Praktizierenden, mit einer energetischen Qualität – man könnte auch sagen: mit einer schwingenden Saite des Menschen (körperlich, seelisch, geistig, spirituell) – im ganzen Körper in Kontakt zu sein, die unterschiedliche Lebendigkeit dieser Qualität in verschiedenen Körperbereichen wahrzunehmen und mit wichtigen Unterbrechungen des Schwingungsfeldes zu arbeiten.

So gesehen dienen die hier beschriebenen Meridianverläufe als Orientierungshilfe in einem Abenteuer: Das Erfahren und Entdecken der energetischen Phänomene selbst kann in einem Buch nicht wirklich beschrieben werden – wir wünschen uns aber, dass diese Schrift zu Entdeckungsreisen anregt und ermutigt.

1.2 Ein Meridian – was ist das?

1.2.1 Die kommunizierende Ebene

Unterhalb seiner Oberfläche findet sich an jeder Stelle des Körpers eine Berührungsebene, die leichter als andere Körpertiefen eine direkte Kommunikation mit anderen Bereichen des Körpers und mit dem ganzen Menschen möglich macht. Ich möchte diese Ebene die ‚kommunizierende Ebene' nennen.

An verschiedenen Bereichen des Körpers kommt die Hand des „Körperarbeiters" in unterschiedlicher Tiefe mit dieser Ebene in Kontakt. So liegt sie beispielsweise auf der Innenseite des Handgelenks meist in der Haut oder sehr dicht darunter, im Bereich von KG 17 meist im Brustbein oder im Bindegewebe dicht davor, so dass eine leichte Berührung den Kontakt bereits herstellt. An anderer Stelle wie z. B. an der Rückseite des Oberschenkels taucht diese Ebene recht tief ab. Hier muss man meist mehrere Zentimeter tief einsinken, um sie zu berühren.

Die kommunizierende Ebene ist sowohl ein physisches als auch ein energetisches Phänomen. Zum einen braucht es einen sehr konkreten physischen Kontakt, das bewusste Berühren einer wahrnehmbaren körperlichen Struktur, z. B. eines Muskels oder einer Faszienschicht, um anzukommen. Andererseits handelt es sich bei dieser Ebene wie bei allen energetischen Phänomenen um einen Raum, der nur betreten werden kann, wenn die behandelnde Person über den konkreten physischen Kontakt hinaus „in Weite" berührt, bzw. selbst einen solchen Raum in sich entstehen lässt.

Die Meridiane des Shiatsu sind Teil dieser kommunizierenden Ebene. Wie die Adern eines Blattes stellen sie besondere Übertragungs- und Verbindungswege in dieser Ebene dar. Mit zunehmender Erfahrung (entsprechende Anleitung durch einen erfahrenen Lehrer ist sehr hilfreich) kann die Shiatsu-BehandlerIn diese „dicken" Meridianäste in der Ebene, in der sie liegen, an vielen Stellen genau lokalisieren.

Dabei hilft zum einen die Wahrnehmung von Unterschieden im jeweiligen Körpergewebe, das die kommunizierende Ebene an dieser Stelle durchdringt. Dies können z. B. Dichte oder Spannungszustand von Muskeln, Knochen oder Bindegewebe sein. Solche Unterschiede werden durch den energetischen Aktivitätszustand der Meridiane hervorgerufen als Ausdruck körperlichen und seelischen Agierens.

Berührung in Weite

Der Meridian selbst scheint allerdings ein rein energetisches Gebilde zu sein. In wirklichen Kontakt mit ihm kommt man nur über die „Berührung in Weite". Und wie bei allen energetischen Strukturen ist eine durch innere „Weite" gesteigerte Resonanzfähigkeit im Betrachter der einzige Weg ihn wahrzunehmen.

In Weite zu berühren bedeutet, sich in der Berührung leicht und weit zu fühlen. Dies ist ein Prozess, der mit zunehmender Praxis nahezu von selbst einsetzt. Durch spezielle Übungen kann er gezielt gefördert werden. Er geht mit einer Entspannung der Schultern und zumindest teilweisem Loslassen von Blockaden in verschiedenen Bereichen des eigenen Körpers einher. Eine solche Berührung lässt periphere Anstrengungen, mentale und physische Anspannungen unwesentlich werden.

Die Berührung und die Wahrnehmung kommen dann aus dem ganzen Körper, vor allem aus dem Inneren des Körperraumes, aus dem Hara und aus dem Herzen. Ein Ort im Hara scheint dabei von besonderer Bedeutung zu sein, die Region des Solarplexus, der Ort der Begegnung im Menschen.

Von einer physischen Warte aus erscheint eine Berührung in Weite als relativ unscharf. Bemerkenswerterweise liegt jedoch gerade in dieser relativen Unschärfe die Möglichkeit, „klar zu sehen".

Was hier wahrgenommen und berührt werden kann, sind die Hauptäste der Meridiane. Nach den Vorstellungen der fernöstlichen Medizin sind Meridiane Manifestationen jeweils eines energetischen Organs. Von den Hauptmeridianen ausgehend breiten sie sich immer stärker verzweigend im ganzen Körper aus und erreichen mit ihren feinsten Verästelungen letztlich jede Zelle des Körpers.

Die energetischen Organe

Um Meridiane verstehen zu können, ist es wichtig, das Konzept der (energetischen) Organe zu verstehen. Man unterscheidet 12 verschiedene energetische Organe. Von einer Ausnahme abgesehen (dem „Dreifachen Erwärmer") tragen diese die Namen anatomisch-physiologischer Organe, mit denen sie in einer besonderen Beziehung stehen wie z. B. Magen, Herz oder Niere. Ihre Bedeutung jedoch geht weit über die Funktion der körperlichen Organe hinaus. Letztlich stellen sie so etwas wie verschiedene Schwingungsebenen dar. Sie durchdringen, verbinden und steuern alle Manifestationsebenen des Lebens wie z. B. die körperlichen, seelischen, geistigen und spirituellen „Körper" des Menschen.

Meridiane sind nicht identisch mit dem energetischen Organ, dessen Information sie tragen. Sie sind lediglich Bereiche, in denen deren Schwingungsqualität und -information sich im Körper verstärkt aufbaut, weshalb sie hier auch leichter wahrgenommen und berührt werden können. Wir müssen davon ausgehen, dass letztlich jede Körperzelle die Informationen aller 12 Schwingungsebenen in sich trägt, ebenso jeder noch so kleine Bereich im seelischen, geistigen oder spirituellen Körper des Menschen.

Die Hauptmeridiane sind Hauptstraßen der Informationsübermittlung vom Ganzen zu einzelnen Bereichen des lebendigen Menschen wie auch vom Einzelnen zum Ganzen. Für den Shiatsu-Behandler stellen sie quasi Informationsschnittstellen dar, an denen er sich mittels entspannter Berührung „einklinken" kann und auf unterschiedliche Weise die Informationswege selber und auch die Schwingungsqualität des jeweiligen energetischen Organs zu beeinflussen vermag.

Es ist möglich, das energetische Organ an anderer Stelle im Körper über andere energetische Muster als die des Meridians zu erreichen, sogar auf anderen Ebenen, die sich nicht in erster Linie im Körper des Menschen finden. Hier spielt das Wissen um andere Manifestationsorte eines energetischen Organs im Menschen eine wichtige Rolle und vor allem die feine Wahrnehmung von Stimmungsqualitäten „im Raum". Dies soll an dieser Stelle nicht weiter vertieft werden.

Auf der körperlichen Ebene sind die Organe in den drei Brennkammern des Rumpfes zu Hause. Dort sind sie am einfachsten wahrnehmbar. Obwohl die Organe auch auf den anderen Ebenen der menschlichen Existenz präsent sind, ist ihr Ausdruck im Körper im Shiatsu besonders wichtig, weil Shiatsu unmittelbar mit dem Körper arbeitet. Shiatsu ist immer auch Körperarbeit.

Meridian-Shiatsu ist für mich in erster Linie eine Arbeit mit dem energetischen Organ, eine Arbeit mit Schwingungsebenen. Satter Körperkontakt und ein klarer Geist stellen die Verbindung zu diesen her. Die Arbeit mit dem Meridian stellt eine technische Herangehensweise dar, die den Kontakt zur jeweiligen Schwingungsebene erleichtert. Im Shiatsu ist die Meridianarbeit ein technisches Hilfsmittel neben mehreren anderen, allerdings ein wichtiges.

Die Arbeit mit Meridianen kann deshalb zu einem wesentlichen Instrument werden, weil die Informationen des energetischen Organs auch in den Meridianen transportiert werden. Das schließt Blockaden und Deformationen mit ein. Solche Modifizierungen und Unterbrechungen im Fluss eines Meridianabschnitts sind Ausdruck von Informationen des Ganzen an die Teilbereiche mit dem Ziel, die Homöostase des Ganzen zu erhalten. Sie werden im Auftrag des Ganzen eingerichtet, welches im Augenblick keine ökonomischere Lösung für ein bestehendes Problem kennt als diese (energieaufwendigen) Einschränkungen des Ki-Schwingungsfeldes.

Umgekehrt können nun dem Ganzen über eine Verbesserung des Flusses in einzelnen Meridianabschnitten und eine Beeinflussung der Schwingungsqualität des dazugehörigen energetischen Organs andere, evtl. bessere Lösungsmöglichkeiten angeboten werden. Darin liegt die Bedeutung von Meridian-Shiatsu, die Bedeutung von therapeutischem Shiatsu generell.

Meridian-Shiatsu bietet eine einfache und elegante Möglichkeit, kontinuierlich mit einer Schwingungsqualität zu arbeiten und durch die Berührung auch weit voneinander entfernt liegender Bereiche des Körpers den Resonanzraum für diese Organqualität zu erweitern.

1.2.2 Tiefe und Weite des Meridians

Die Beeinflussung der Schwingungsebene eines energetischen Organs geschieht durch entspannte und einfache Präsenz im Meridian. Eine einfache Berührung reicht aus, spezielle Manipulationen sind nicht erforderlich, sie können die Wirkungen im Gegenteil sogar beeinträchtigen.

An dieser Stelle sollte auch erwähnt werden, was es bedeutet, wenn von „Schwingung" in einem Meridian gesprochen wird. Die chinesische Medizin sagt, dass Qi in den Meridianen „fließt". An verschiedenen Stellen ist die Rede davon, dass dies in einer Geschwindigkeit von einer Handbreit pro Atemzug geschehe.

Diese Aussage mag zutreffend sein. Im Shiatsu erlebe ich sie allerdings als nicht relevant. Die Reaktionen innerhalb eines Meridians (übrigens auch über den Meridian hinaus), die Kontakte zwischen zwei berührten Stellen finden sehr schnell statt. In jedem Fall schneller als ein Mensch denken kann. Man kann eigentlich nur zuschauen und dann konstatieren, was nun wieder geschehen ist.

Ich ziehe es vor, Meridiane als „schwingende" Räume anzusehen. Über die Fähigkeit zu schwingen und in Resonanz zu gehen, ist jeder Bereich eines Meridians mit allen anderen verbunden. In gleicher Weise ist die Information jeder einzelnen Stelle allen anderen zugänglich. Unterbrechungen im schwingenden Raum sind in dieser Vorstellung Orte, in denen die Schwingungsfähigkeit aus unterschiedlichen Gründen eingeschränkt ist. Hierdurch wird nicht nur die Lebendigkeit dieser Stelle eingeschränkt. Reaktions- und Ausdrucksfähigkeit des ganzen Meridians und des dahinterstehenden energetischen Organs verändern sich.

Die einfache Berührung im Meridian vermag diese Einschränkungen aufzulösen bzw. zu mindern. Eine solche Berührung ist quasi ein Eintauchen in den See des Meridians. Dazu genügt es nicht, physisch an der Körperoberfläche am Ort eines theoretischen Meridianverlaufs zu sein – wenn auch die Kenntnis der theoretischen Verläufe naturgemäß eine wesentliche Voraussetzung für diese Arbeit ist. Einfache Berührung bedeutet, dass die ganze Person des Behandlers und sein Körper in diese Berührung auf natürliche Weise mit eingehen. Technisch gesehen beinhaltet dies *physische Tiefe* und *energetische Weite*.

Physische Tiefe bedeutet, dass der Behandler die Tiefe im Körper des Klienten erreicht, in der er auf die kommunizierende Ebene und den Meridian trifft. Wie anfangs beschrieben kann dies an verschiedenen Stellen des Körpers in sehr unterschiedlicher Tiefe sein. Wenn wir im Unterricht diese Tiefe in einer speziellen Übung bewusst aufsuchen, sind die StudentInnen nicht selten überrascht, wie tief das sein kann! Shiatsu ist immer auch Körperarbeit und die physische Tiefe ist ein wesentlicher Bestandteil dieser Arbeit.

Energetische Weite bedeutet, in wirklichen Kontakt mit dem Meridian als einem energetischen Gebilde zu kommen. Wie oben bereits beschrieben, setzt dies Ausdehnung und Weite im Behandler voraus.

Präsenz, Ausdehnung und Weite sind Voraussetzungen einer verstärkten Fähigkeit zur Resonanz in der behandelnden Person. Mit einem energetischen Raum wie dem Raum eines Meridians in Kontakt zu treten, ist ein Resonanzgeschehens. Tritt man in dieser Weise in einen Meridian ein, kann man erfahren, dass Meridiane wirkliche dreidimensionale Gebilde sind.

Obwohl eine äußere Begrenzung letztlich nicht existiert, gibt es beim Eintritt in den Meridian einen Punkt, an dem man seine spezielle Schwingung zum ersten Mal wahrnimmt – über eine erste deutliche Reaktion auf diese Berührung. Diese Eintrittsstelle scheint von der Aufmerksamkeit des Berührenden abhängig zu sein, und es ist möglich, dass sie bei unterschiedlichen Behandlern in unterschiedlicher Tiefe liegt. Für eine zuschauende Person ist sie jedoch deutlich wahrnehmbar. Man könnte sie als die Peripherie des Meridians bezeichnen.

Die Peripherie ist Yang, und die energetische Reaktion auf Berührung an dieser Stelle ist relativ „laut", d. h. recht gut wahrnehmbar.

Sinkt man nun ein wenig tiefer ein, so kommt man auf diese Weise dem Zentrum zumeist näher. Bleibt der Kontakt rein körperlich, so wird man das Zentrum trotzdem verfehlen. Man wird körperlich am richtigen Ort sein und trotzdem nicht da sein. Dies hängt mit der energetischen Natur eines Meridians zusammen. Der energetische Raum kann nur betreten werden, wenn Ausdehnung und Weite in der berührenden Person quasi als Schlüssel zur Verfügung stehen.

Das Zentrum des Raums ist Yin, und die energetische Reaktion auf eine Berührung im Zentrum ist nicht selten auffallend ruhig.

1.2.3 Kyo und Jitsu – Landschaft eines Meridians

Wenn man in einer solchen Aufmerksamkeit dem Verlauf eines Meridians folgt, kann man feststellen, dass sowohl der erste Kontakt, die Peripherie, als auch das Zentrum eines Meridians an verschiedenen Stellen sich in sehr unterschiedlicher Tiefe finden und die Reaktionen auf Berührung von sehr unterschiedlicher Art sein können.

Der erste Kontakt kann mit der ersten leichten Berührung der Haut oder bereits davor zustande kommen. An anderer Stelle muss man vielleicht tief einsinken, evtl. mehrere Zentimeter tief, bis man eine erste Reaktion wahrnimmt. Zwischen der ersten Reaktion und dem Erreichen des Zentrums des Meridians kann ein deutlicher Raum liegen, den die behandelnde Person durchschreiten muss. Beide können aber auch so dicht beieinander liegen, dass sie beinahe identisch zu sein scheinen. Die Reaktion auf Berührung kann klar und deutlich sein oder kaum wahrnehmbar bzw. undeutlich. All dies scheint von der energetischen Qualität des Meridians an dieser Stelle (wie auch der des zugrunde liegenden energetischen Organs) abhängig zu sein.

Ordnet man die unterschiedlichen Phänomene, so kann man sagen, dass Stellen der (teilweisen) Unterbrechung des Ki-Schwingungsfeldes in Hinsicht auf diese Phänomene in besonderer Weise auffällig sind. Orte, an denen die Meridianenergie bis dicht an die Oberfläche kommt und wo die Reaktion auf Berührung deutlich („laut") und eher „spitz" und „hell" ist, können als Jitsu bezeichnet werden. Hingegen befinden sich solche Orte, wo der erste Kontakt erst in größerer Tiefe erfolgt und die Reaktion eher „dunkel", ruhig oder „breit" (sie kann trotzdem deutlich sein) erfolgt, in einem Kyo-Zustand.

In einem tiefen Kyo können erster Kontakt und Zentrum weit auseinander liegen; der Behandler muss u. U. einen relativ weiten Weg zurücklegen, bis er das Zentrum berührt. Je stärker sich eine Stelle im Jitsu befindet, desto näher können Peripherie und Zentrum beieinander liegen und ggf. kaum zu unterscheiden sein. Gleichwohl kann es wegen der großen Gewebespannung u. U. unmöglich werden, physisch bis in das Zentrum des Meridians zu sinken.

Reiht man die Erfahrungen in den aufeinander folgenden Stellen eines Meridians aneinander, so ergibt sich eine Landschaft von Tälern und Hügeln. Grundsätzlich kann man sagen, dass die für die Behandlung wichtigen Punkte im Verlauf eines Meridians sich häufig an den Stellen des stärksten Kyo bzw. Jitsu befinden. Das sind die Stellen, wo die Unterbrechung im Meridianfeld am stärksten ausgeprägt ist. Anders ausgedrückt sind dies die Orte, an denen der energetische Raum des Meridians am deutlichsten in seiner Fähigkeit zu schwingen eingeschränkt ist.

Wenn man diese Beobachtungen liest, denkt manch einer vielleicht, all diese Wahrnehmungen setzten eine besondere, vielleicht übernatürliche Begabung voraus. Das ist jedoch nicht so. Insbesondere die energetische Wahrnehmung ist in unserem Kulturkreis seit Jahrhunderten einfach nicht als wichtig erachtet worden und wird entsprechend mit der Erziehung nicht vermittelt. Sie lässt sich jedoch erlernen, wenn wirkliches Interesse dazu vorhanden ist (und das ist beinahe die einzige Voraussetzung). Beharrliche Praxis im Shiatsu wird die energetische Wahrnehmung sich kontinuierlich entfalten lassen.

1.2.4 Übungen um die Weite zu fördern

In der Shiatsu-Ausbildung an unserer Schule für Shiatsu in Hamburg versuchen wir diese Entwicklung mit besonderen Übungen zu unterstützen. Insbesondere die so genannten *inneren Techniken* fördern die Bereitschaft des Körpers, sich auf dieses Abenteuer einzulassen. Aus diesem Grund sind im Folgenden zwei solcher inneren Techniken beschrieben.

Den ganzen Körper berühren

Diese Übung ist ganz einfach – wie alle *inneren Techniken* –, sie hat jedoch eine große Wirkung. Das Prinzip ist immer, dass man zunächst physisch einsinkt und berührt, wie man es sonst auch gewohnt ist. Die eigentliche Übung besteht dann darin, die Berührung mit einer bestimmten Vorstellung zu verbinden, die diese spezielle Übung kennzeichnet.

Meist ist es leichter, die Vorstellung bei Berührung in Kyo-Stellen einzusetzen, an Jitsu-Stellen ist es etwas schwieriger. So ist es auch in dieser Übung, jedoch kann man sie bei Berührung an jeder Stelle des Körpers durchführen, und man sollte das auch tun. Man stellt sich dann einfach vor, dass diese Berührung nicht nur auf die Stelle wirkt, wo jetzt gerade der Daumen, die Hand oder ein anderes Körperteil anliegen, sondern dass sie weit darüber hinauswirkt – wenn sinnvoll bis in den ganzen Körper des anderen Menschen hinein.

Zu Beginn wird es vielleicht nicht so einfach sein, diese Vorstellung entstehen zu lassen. Wenn sie dann aber lebendig wird, wirkt sich dies auf den Körper des Übenden aus. So, als sei diese Vorstellung, der ganze Körper werde erreicht, nur möglich, wenn sich auch im Körper des Behandelnden etwas verändert. Und genau darum geht es.

So kann es z. B. sein, dass die Schultern der behandelnden Person weiter werden, dass der Behandler sich innerlich weiter und weicher anfühlt, der Rücken wird vielleicht ein klein wenig gerader, das Becken verändert seine Position leicht, der Kontakt zum Boden wird deutlicher spürbar oder dem Behandler fallen just in diesem Augenblick etliche Stellen in seinem eigenen Körper auf, wo er festhält und nun das Bedürfnis empfindet, loszulassen.

Das ist genau das, worauf es ankommt: Die entspannte und klare Absicht, durch eine lokale Berührung den ganzen Körper des Klienten zu erreichen, erzeugt im Körper des Behandlers das Bedürfnis, die Voraussetzung für eine solche Berührung zu schaffen. Nämlich weit und weicher zu werden, an einigen wesentlichen Stellen loszulassen und so Raum in sich entstehen zu lassen.

Eine Berührung, die den ganzen Körper berührt, ist mehr als ein physischer Kontakt. In der körperlichen Berührung entsteht eine „energetische" Komponente, und diese ist wegen der Resonanznatur dieses Geschehens nur möglich, wenn im Körper des Behandlers „Raum" entsteht.

Wenn man regelmäßig in den Shiatsu-Behandlungen mit dieser Vorstellung arbeitet, erkennt der Körper den Zustand, der sich einstellen möchte, mit jedem Mal ein wenig rascher. Schließlich ist es ihm so vertraut, dass der Behandler den Zustand der Weite in sich quasi auf Knopfdruck erzeugen kann.

Den Meridian in der Tiefe berühren

Shiatsu-Lernende und auch -Praktizierende glauben nicht selten, dass ihr Shiatsu schon damit Meridian-Shiatsu ist, wenn sie mit dem Daumen den Verläufen der Meridiane folgen. Jedoch gibt diese Art von Meridian-Shiatsu nur eine Ahnung von dem, was Meridianarbeit wirklich bedeuten kann.

Mindestens ebenso wichtig wie die genaue Kenntnis der Meridianverläufe ist eine klare Aufmerksamkeit im Meridian, wenn ich ihn berühre. Meridiane sind sehr feine energetische Gebilde, deren Präsenz in der Behandlung durch unsere Aufmerksamkeit um ein Vielfaches verstärkt werden kann. Erst die weite und gleichzeitig fokussierte und klare Aufmerksamkeit macht sie wahrnehmbar und wirklich berührbar. Es leuchtet ein, dass Meridian-Shiatsu umso wirksamer werden kann, je deutlicher man einen Meridian wahrnimmt und ihn bewusst und gezielt zu berühren vermag.

Nun ist das mit dem „Sehen“ oder „Spüren“ der Meridiane so eine Sache. Je mehr man sich bemüht und je angestrengter man hinschaut, umso mehr entziehen sie sich – wie andere energetische Muster auch – dem suchenden Blick. Derjenige ist am besten dran, der die energetische Wahrnehmung des Meridians „zufällig“ entdeckt, quasi darüber stolpert. Zwei wesentliche Voraussetzungen sind hierfür zu nennen: reichlich Praxis und ein ernsthaftes Interesse an der Sache.

Die folgende kleine Übung kann den Einstieg in die Wahrnehmung von Meridianen erleichtern. Sie macht diese Voraussetzungen dabei nicht überflüssig.

Am besten, man praktiziert sie zunächst in kleinen Gruppen von 3–4 Personen, bevor man sie in den eigenen Behandlungen ausprobiert. In Gruppen von 3–4 schauen nämlich 1–2 Personen zu, während eine Person an einer anderen arbeitet. Und als Zuschauender sieht man mehr, als wenn man selbst behandelt. Dies scheint ein grundsätzliches Phänomen energetischer Wahrnehmung zu sein: je näher man am Geschehen dran ist, umso weniger vermag man zu „sehen“. Für unsere Übung ist ein Abstand der Zuschauenden von 1,5–2 Metern optimal. Im Stehen fällt das „Sehen“ übrigens leichter.

Hilfreich ist es, die Übung mit einem „lauten“ Meridian zu beginnen, d.h., mit einer Meridianqualität, die auch für Ungeübte relativ leicht wahrnehmbar ist. (Jede Meridian- bzw. Organqualität kann „laut“ oder „leise“ sein, das hängt von ihrem Schwingungszustand ab.) Als unter normalen Umständen typische „laute“ Qualitäten bieten sich der Magen-, Gallenblasen- und der Blasen-Meridian vor allem in ihren Verläufen am Bein an. Der Perikard-Meridian am Arm ist ein weiteres Beispiel.

Etwas fühlt sich anders an

Nachdem die behandelnde Person sich für einen Meridianabschnitt entschieden hat, wählt sie eine einfache Behandlungsposition, lokalisiert den Meridian entsprechend seines theoretischen Verlaufs und sinkt dann mit dem Daumen oder den mittleren Fingern der Hand aufmerksam ein.

Die Zuschauenden werden nun in unterschiedlicher Tiefe des Einsinkens eine Veränderung wahrnehmen. Es ist schwer zu sagen, welcher Natur diese Veränderung ist. Etwas fühlt sich einfach anders an.

Es ist nicht eigentlich zu sehen. Man spürt etwas in seinem Körper oder im Raum. Es ist sehr subtil, gleichzeitig gar nicht etwas Besonderes. Wenn man es entdeckt, hat man nicht selten den Eindruck, es schon lange zu kennen. Und das trifft ja auch zu. Alle diese Dinge nehmen wir auch im Alltag fortwährend wahr, nur sind wir uns dessen selten bewusst.

Es fühlt sich etwas anders an, weil die berührende Person dem Meridian näherkommt. Etwas salopp könnte man vielleicht sagen, sie kratzt ihn an der Oberfläche.

Grundsätzlich kann man sagen, dass es sich für Zuschauende wie für Behandelte (und mit mehr Erfahrung sicher auch für die Behandelnden) gut und befriedigend anfühlt, wenn das „Zentrum“ eines Meridians oder eines Tsubos erreicht wird. Und es kann ausgesprochen frustrierend sein, wenn die behandelnde Person nicht dorthin kommt.

Hier gibt es jetzt ein sehr interessantes Phänomen zu beobachten: Ist die berührende Person angespannt (z.B. in Schultern und Armen), so hat man als Beobachter nicht selten das Gefühl, dass der Meridian nicht wirklich erreicht wird. Und das selbst dann, wenn die behandelnde Person physisch tief genug eingesunken ist. Wird sie jedoch in ihren Schultern und Armen und darüber hinaus im ganzen Körper weit, dadurch resonanzfähiger und ruht gleichzeitig mit ihrer entspannten und fokussierten Aufmerksamkeit ganz in der berührten Stelle, so wird die wahrnehmbare Reaktion zwar leiser werden. Gleichzeitig aber hat der Beobachter zunehmend das Gefühl, dass diese Berührung ein „Treffer“ ist.

Jede Berührung löst eine energetische Reaktion aus

Wie lassen sich alle diese Beobachtungen erklären? Ganz offensichtlich löst jede Berührung des Körpers eine energetische Reaktion aus, die sich ähnlich wie Schall- oder Lichtwellen im Raum ausbreitet. Diese Wellen treffen auch auf die sich in diesem Raum befindenden Personen, durchdringen sie teilweise und sind aus diesem Grunde von diesen wahrnehmbar. Meist spürt die zuschauende Person die energetischen Reaktionen im eigenen Körper.

Die solche Reaktionen auslösende Berührung kann eine körperliche Berührung, beispielsweise unserer Hände, sein. Energetische Strukturen können jedoch auch mit der fokussierten Aufmerksamkeit berührt werden, die ebenfalls eine deutlich wahrnehmbare Reaktion auszulösen vermag. Im Meridian-Shiatsu arbeiten wir mit dem Körper *und* mit dem Geist. Shiatsu ist so verstanden immer auch eine Art von stillem Qigong.

Nimmt die Hand des Behandlers Kontakt mit einem Meridian an dessen „Oberfläche" auf, so kommt es zunächst zu einer Art Schwellenreaktion. Sie zeigt an, dass die Berührung eine wahrnehmbare energetische Veränderung auslöst.

Mit mehr Erfahrung wird man in solchen Übungen feststellen, dass es beim achtsamen Einsinken mehrere solcher allmählicher „Änderungen" gibt. Diese sind umso deutlicher, je klarer die Aufmerksamkeit des Behandlers Kontakt zum Meridian aufgenommen hat. Ist dieser mentale Kontakt stark, so kann eine erste „Schwellenreaktion" bereits außerhalb des physischen Körpers wahrnehmbar sein, bevor die behandelnde Hand die Körperoberfläche überhaupt berührt.

Diese „äußere" Reaktion ist vergleichsweise Yang und relativ deutlich. Und sie ist umso deutlicher, je ausgeprägter die berührte Stelle positiv (d.h. Jitsu) gepolt ist. Sie kann aber auch bei einem Kyo-Zustand ausgeprägt sein.

So viel wie ich bisher über die Berührung im „Zentrum des Meridians" verstehe, scheint die dadurch ausgelöste energetische Reaktion von einer anderen Natur zu sein. Im Vergleich zur Schwellenreaktion an der Oberfläche ist sie Yin. Sie ist leiser, gleichzeitig aber häufig kraftvoller.

Auch wenn es sich bei der energetischen Wahrnehmung mehr um ein Spüren oder Fühlen im eigenen Körper handelt als um ein Sehen, sind doch die Augen bei dieser Wahrnehmung von großer Wichtigkeit. Schaut man mit entspanntem Blick dorthin, wo gearbeitet wird, sind die Reaktionen leichter wahrnehmbar als bei geschlossenen Augen. Es scheint so, als seien die Augen über das optische Organ hinaus Fokussierungsorgane unseres Geistes. Sie ermöglichen es uns, Kontakt mit energetischen Strukturen herzustellen. Um das Beschriebene mit geschlossenen Augen „sehen" zu können, braucht es allerdings mehr Übung. Blinde können das oft.

Jede Stelle zeigt eine unterschiedliche Reaktion auf Berührung

Die beobachteten Reaktionen können nun sehr unterschiedlich sein. Abhängig vom energetischen Zustand der berührten Stelle kann die erste „periphere" Reaktion deutlich wahrnehmbar an der Hautoberfläche bereits beim ersten leichten Berühren erfolgen (z.B. im Falle eines ausgesprochenen Jitsu-Zustandes) oder relativ schwach erst in der Tiefe (z.B. bei einem Kyo-Zustand des Meridians an dieser Stelle). Die Reaktion auf die Berührung im Zentrum kann ausgesprochen „still" und doch kraftvoll sein (z.B. in einem Kyo-Tsubo) bis hin zu Recht „laut" und vordergründig (z.B. in einer ausgesprochenen Jitsu-Stelle).

Wenn man noch keine Erfahrung in dieser Art der Wahrnehmung sammeln konnte, mag man zunächst den Eindruck haben, gar nichts mitzubekommen. Das wird sich jedoch rasch ändern. Diese Übung ist so einfach, dass die Zuschauenden meistens bereits beim ersten Ausprobieren erfahren, dass sie die Reaktionen spüren können. Der nächste Schritt ist dann, nicht als Zuschauender, sondern als Behandelnder selber die Reaktionen wahrzunehmen. Das ist etwas schwieriger, wird in dieser Übung nicht zuletzt mit der Unterstützung der anderen jedoch möglich.

Wer interessiert daran ist, mehr zu entdecken, wird in der eigenen Praxis die Reaktionen an verschiedenen Stellen und Meridianabschnitten untersuchen und schließlich lernen, in der Behandlung darauf zu reagieren.

Es bietet es sich an, 5 bis höchstens 10 Minuten während einer Behandlung diese Übung des aufmerksamen Einsinkens, des ersten Kontaktes mit dem Meridian und des Berührens in der Tiefe zu praktizieren. Mit mehr Erfahrung kann man dann diese Aufmerksamkeit an jeder beliebigen Stelle in einer Behandlung einsetzen. Schließlich wird es so vertraut, dass man gar nicht mehr anders Shiatsu geben möchte.

Um wirklich mit der Meridianenergie zu arbeiten, braucht es zunächst das Interesse daran, den Meridian in seinem Zentrum zu berühren. Nicht nur die Hände, auch der Geist sollte bereit sein, dort zu berühren. Das kann man mit dieser Übung lernen.

Zweitens braucht es die Bereitschaft, mit energetischen Mustern in Kontakt zu treten. Das erfordert innere Weite und Leichtigkeit. Ein solcher innerer Zustand auf Seiten der behandelnden Person wird erleichtert durch innere Techniken wie der „Berührung des ganzen Körpers", dem „Freien Ki-Feld" oder dem fokussierten Ki-Feld"/„Ki-Projektion".

1.3 Arbeit mit energetischen Organen

1.3.1 Die Beziehung zwischen energetischem Organ und Meridian

Die Grundlage für die Erweiterung des Meridiansystems liegt in der Erfahrung, dass energetische Organe und Meridiane Schwingungsebenen in unserem Körper sind. Die energetischen Organe haben einen konkreten Bezug zu Grundfunktionen oder Fähigkeiten im Menschen, wie die Verwaltung der Basiskraft, der Fähigkeit sich abzugrenzen oder auszutauschen, Bedürfnisse zu befriedigen, Nährstoffe zu assimilieren, Erfahrungen zu integrieren und noch einige mehr.

Diese Schwingungsebenen stehen ebenfalls in Beziehung zu den inneren Organen und anderen manifesten Aspekten des Körpers, wie z. B. Bindegewebe, Knochen, Blutgefäße, Nervensystem u. a. Sie werden in der traditionellen chinesischen Medizin als Funktionskreise bezeichnet.

Im Unterschied zu einem physischen Organ sind die Funktionen eines energetischen Organs umfassender, da es Aspekte der körperlichen, geistigen und emotionalen Realität eines Menschen umfasst. Das körperliche Organ ist ein Teil des energetischen Organs, sozusagen ein körperlicher Ausdruck dieser Schwingungsebene. Jedes energetische Organ schwingt auf jeweils eigene Weise auf körperlicher, emotionaler, geistiger und spiritueller Ebene.

Dieses „Schwingungsmodell" ist vergleichbar mit einem Orchester. Dabei entsprechen die energetischen Organe den verschiedenen Instrumenten. Gemeinsam schwingend entsteht das individuelle Musikstück eines Menschen. Jedes Instrument = energetisches Organ klingt oder vibriert in seiner eigenen Frequenz und versetzt dadurch das allgemeine Ki-Feld dieses Menschen in seine spezifische Schwingung. Diese Schwingung des Organs wie des gesamten Menschen breitet sich vergleichbar einem akustischen Ton in alle Richtungen aus.

In dieser Weise durchdringen die feinstofflichen Schwingungen der energetischen Organe den ganzen Körper und ermöglichen es uns, in jedem Bereich des Körpers mit jeder Ki-Qualität in Kontakt zu kommen.

Die Schwingungsintensität ist allerdings in verschiedenen Bereichen des Körpers unterschiedlich. Jede Schwingungsqualität hat ein Zentrum, das Zuhause des energetischen Organs, wo sie meist am deutlichsten wahrnehmbar ist, und eine Peripherie, wie beispielsweise den Meridian.

Der Kontakt zu einer Ki-Qualität ist dort besonders klar oder einfach, wo sie sich aufgrund ihrer Eigenart besonders gut ausdrücken kann. Dies ist im Ort des energetischen Organs in einer der drei Brennkammern der Fall, ebenso auch in dem dazu gehörigen Meridian. Die Verläufe der Meridiane stellen dabei eine Art Landkarte dar und zeigen, wo abseits des Ausgangspunktes im Organ eine bestimmte Schwingung im Körper gut erreicht werden kann.

Der Verlauf des Magen-Meridians ist ein anschauliches Modell für den Zusammenhang zwischen der Funktion und dem Verlauf des Meridians. Die Grundfunktion der Magenenergie besteht in der Fähigkeit Nahrung aufzunehmen und dadurch Bedürfnisse zu befriedigen. Dabei kann die Nahrung sowohl materieller, emotionaler, intellektueller oder spiritueller Form sein. Aus den traditionellen Meridianverläufen ist bekannt, dass der Magen-Meridian einen Bezug zu den Augen hat, worin sich das Bedürfnis spiegelt, das zu sehen oder zu finden, was wir brauchen.

Weiter fließt der Meridian an der Nase vorbei, um über den Geruch zu prüfen, ob das Gefundene die Bedürfnisse befriedigen wird. In Bezug auf die Nahrung sind das Sehen und Riechen eine wichtige Voraussetzung für den Speichelfluss.

Auf der Vorderseite des Rumpfes zieht der Meridian durch die Mamillen. Hier finden wir den Bezug zur „nährenden Liebe", die sich z. B. bei der Frau durch ihre Fähigkeit zu stillen ausdrückt. Auf der emotionalen und geistigen Ebene zeigt sich diese Fähigkeit in einer liebevollen Fürsorge für sich und andere. Wenn wir „ausschreiten", um uns zu holen, was wir brauchen, aktivieren wir die Vorderseite von Rumpf und Beinen, wo der Magen-Meridian verläuft.

Durch unsere manuelle Arbeit im Meridian erreichen wir das dazugehörige energetische Organ. Weitere Möglichkeiten die energetischen Organe anzusprechen, sind zum einen das Zuhause des Organs in einer der Brennkammern, seine Diagnosezonen im Hara oder im Rücken und andere Orte, an denen das Organ sich zum Zeitpunkt der Behandlung deutlich zeigt.

Eingedrungene pathogene Einflüsse wie Wind oder Kälte oder beispielsweise die chronische Fehlbelastung eines Gelenks können zu Blockaden in den Meridianen führen, die dann eine Auswirkung auf das energetische Organ (und auf die damit verbundenen physischen Organe) haben können. Umgekehrt manifestieren sich Störungen im Feld des Organs auch in der Peripherie in den Meridianen. Meridian und energetisches Organ haben eine enge Verbindung, sie sind aber nicht identisch.

1.3.2 Welche Möglichkeiten bietet das erweiterte Meridiansystem dem Körperarbeiter?

Einer der wichtigsten Vorteile, die das erweiterte Meridiansystem nach Masunaga bietet, ist die Möglichkeit, mit der Behandlung eines Meridians einer Schwingungsqualität am ganzen Körper zu folgen.

Indem wir einem Meridian in den verschiedenen Körperbereichen folgen, können unterschiedliche Erfahrungen mit dem gewählten Thema gesammelt werden. Dies bezieht sich zum einen darauf, wie die Energie sich in der Berührung anfühlt und wie die empfangende

Person auf die Berührung reagiert. Zum anderen können wir in der Berührung erfahren, wie der Mensch die positive Funktion dieser Organenergie in seinem Leben zu nutzen vermag. Hat dieser Mensch einen guten Kontakt zu sich, oder scheint er sich eher zurückzuziehen, verhalten oder starr zu wirken? Durch die Berührung im Meridian gewinnen wir ein tieferes Empfinden für die andere Person. Auch die Art, wie sie unter der Berührung Anspannung oder Leere gehalten werden oder sich auflösen können, trägt zum Erleben der Person bei.

In der Behandlung werden alle diese Eindrücke auf einer sinnlichen, mitfühlenden, intuitiven Ebene gesammelt und ergänzen bzw. vertiefen die zuvor mental aufgenommenen Informationen. In dieser Weise gehen Eindrücke aus dem ganzen Körper in die Wahrnehmung dieses Menschen ein und nicht nur solche aus begrenzten Teilbereichen. Mit dem erweiterten Meridiansystem kann eine Schwingungsqualität eben im ganzen Körper berührt werden und nicht nur – wie es in der Arbeit mit den Meridianverläufen der TCM möglich wäre – an Armen und Brustkorb oder nur an Beinen, Rumpf und Kopf.

Durch die Arbeit mit den erweiterten Meridianen am ganzen Körper werden wir zudem häufig zu wichtigen Bereichen geführt, die vorher nicht offensichtlich waren, können diese erforschen und Eindrücke von dort gewinnen, welche den Gesamteindruck vom Zustand der Organenergie bereichern.

Die Meridianarbeit am ganzen Körper dient auch der Entdeckung und Behandlung wichtiger Fern- und Resonanzbereiche, die einen essenziellen Bestandteil der Behandlung mit einem lokalen Fokus bzw. Problembereich darstellen. Bei Schulterbeschwerden beispielsweise wird die Arbeit an der Schulter häufig den Fokus einer Behandlung darstellen. Meridianabschnitte an den Beinen, die mit dem Fokus in Resonanz gehen, können in der Behandlung zu wichtigen Fernbereichen werden, welche einen starken Einfluss auf die Situation in der Schulter haben. Die Aufmerksamkeit der behandelnden Person wird nicht im Schulterbereich festgehalten, sondern dehnt sich in den ganzen Körper aus.

Meridian-Shiatsu bedeutet, sich in der Behandlung auf ein oder zwei Organe/Meridiane zu fokussieren. Durch eine solche Fokussierung entsteht eine freundliche Ausdauer oder Beharrlichkeit. Anstatt in der Behandlung hin und her zu springen und immer wieder neuen Impulsen zu folgen, ruht die Aufmerksamkeit in der Berührung der gewählten Schwingungsqualität, wodurch die Behandlung an Aussagekraft für den Empfänger und an Intensität gewinnt.

In unserer Ausbildung empfehlen wir, anders als von Masunaga vorgeschlagen, am Anfang der Shiatsu-Entwicklung nur ein energetisches Organ/Meridian in seinem Verlauf zu behandeln. Die Arbeit mit nur einem energetischen Organ/Meridian bedeutet, dass wir uns intensiver einlassen, da wir uns dafür entschieden haben, einem Thema viel Raum in dieser Behandlung zu geben. Auf diesem Weg wird es leichter, einen Fokus zu halten und sich nicht in vielfältige Eindrücke und Empfindungen im Verlauf der Behandlung zu verlieren. Die freiwillige Beschränkung auf ein Thema stärkt die Wirkung der Behandlung und macht sie sichtbarer.

Im Meridian-Shiatsu muss nicht immer der gesamte Meridian behandelt werden. Häufig erscheint es sinnvoll, nur mit einzelnen ausgewählten Meridianabschnitte zu arbeiten. Dabei kann es sich um Abschnitte handeln, die beispielsweise in besonderer Weise mit einem gewählten Fokus, mit konkreten Beschwerden oder mit einem emotionalen Anliegen des Klienten in Zusammenhang stehen. Diese Abschnitte sind häufig energetisch auffällig; stellen dann eine Unterbrechung im Schwingungsfeld des Meridians dar, beispielsweise deutliche Kyo- oder Jitsu-Bereiche.

1.3.3 Tsubo und Flussrichtung

Masunaga hat auf seinen Meridiankarten nur einige, auch in der Akupunktur benannte Tsubos mit einbezogen; auf den von ihm beschriebenen Erweiterungen finden sich jedoch keine solche definierten Punkte. Hierin zeigt sich ein wesentlicher Unterschied zwischen Shiatsu und Akupunktur oder Akupressur.

Während in der Akupunktur mit der Nadelung festgelegter Punkte das Ki beeinflusst wird, orientiert sich die Arbeit im Shiatsu am Zustand des gesamten Schwingungsfeldes eines Meridians. Im Verlauf dieser Arbeit werden Punkte berührt, durch die wir Kontakt zum Meridian bekommen und den Tiefenkontakt über eine längere Strecke halten können. Solche Punkte können bekannten Akupunkturpunkten entsprechen; sie können aber auch abseits der definierten Punkte liegen.

Besonders der tiefe Kontakt im Meridian kann zum einen eine Veränderung der Schwingungsfähigkeit an der konkreten Stelle des Einsinkens bewirken. Ebenso erleichtert der Tiefenkontakt auch Verbindungen mit anderen Bereichen im Meridian und ermöglicht über den Meridian hinausgehende Veränderungen im ganzen Menschen. So kann sich z. B. das energetische Organ entspannen oder Bereiche, die damit assoziiert werden, können sich verändern.

Häufig scheint es so, dass gerade die nicht definierten, sich aktuell in der Behandlung zeigenden Punkte einen tiefen Zugang zu der energetischen Situation des Empfängers erlauben. Dies gilt im Besonderen für Kyo-

Punkte, die ein tieferes Einsinken erlauben und dadurch den Zugang zur kommunizierenden Ebene und zum Körperraum des Empfängers anbieten. Solche besonderen Punkte zu entdecken und zu behandeln, gehört zur Kunst des Meridian-Shiatsu.

Masunaga hat unseres Wissens keine Aussage über die *Flussrichtung der Meridiane* gemacht. Manche Schüler Masunagas empfehlen eine Behandlungsweise, wenn möglich vom Hara ausgehend in die Extremitäten hinein, also vom Zentrum zur Peripherie. Folgt man dieser Sichtweise, so werden manche Meridianabschnitte, die dem Meridian-System der TCM entsprechen, entgegen ihrer traditionellen Flussrichtung behandelt.

Sicherlich hat die Richtung, in der ein Meridian behandelt wird, eine Wirkung auf das energetische Organ und die empfangende Person; es ist spannend, damit zu experimentieren und eigene Erfahrungen zu sammeln. Im Laufe unserer Behandlungspraxis hat allerdings die Qualität der Berührung und die direkte Arbeit mit den wichtigen Stellen im Verlauf eines Meridians eine größere Bedeutung gewonnen als die Flussrichtung. Wird Ki an den richtigen Stellen in der richtigen Weise berührt, schwingt es eigenständig und sucht die Harmonie mit dem Gesamtorganismus. Die aufmerksame Berührung führt dazu, dass die befreiten Kräfte unseres Körpers sich selbstregulierend auf die Homöostase und Gesunderhaltung des Ganzen hin ausrichten.

Daher ist uns der tiefe und lebendige Kontakt zum energetischen Zustand des Meridians bedeutsamer als die Flussrichtung. Die Erfahrung des Behandelnden, der Mut, in dieser Tiefe zu berühren, und die Offenheit des Empfangenden, den tiefen Kontakt zulassen zu können, spielen dabei eine große Rolle.

1.3.4 Der Prozess der energetischen Einschätzung

Diagnose bedeutet im Shiatsu, die Situation eines Menschen zu sehen oder besser: zu erahnen. Ziel ist es zu erkennen, was ein bestehendes Problem hervorgebracht hat, und über welche Möglichkeiten der Mensch verfügt, gute Lösungen zu finden. Diagnose in diesem Sinne ist ein lebendiger Prozess, in welchem ein Behandlungsfokus gefunden wird, d. h. mit welchem Thema, energetischen Organ und Meridian man arbeiten möchte. In diesem Prozess erhalten wir die Möglichkeit, den Zustand einer Person zu sehen und zu berühren, mit dem Wahrgenommenen direkt zu arbeiten und zu sehen, wie es sich unter der Berührung verändert.

Während in der traditionellen chinesischen Medizin die Zuordnung von Symptomen zu bestimmten Krankheitsbildern eine wichtige Rolle spielt, orientiert sich der Diagnoseprozess und die Behandlung im Shiatsu an der aktuellen Gesamtsituation einer Person. Diese manifestiert sich besonders deutlich im Hara und Rücken eines Menschen, weshalb diese Bereiche im Shiatsu bevorzugt zur Einschätzung der energetischen Situation benutzt werden.

In einer solchen Einschätzung geht es darum, die Lebenssituation dieses Menschen zu spüren und die energetischen und physischen Muster zu erkennen, welche die aktuelle Situation prägen. Dabei spielt auch die Wahrnehmung der Polaritäten von Fülle und Leere, Kyo und Jitsu eine Rolle.

In der Befundung von Hara und Rücken bieten sich immer mehrere unterschiedliche mögliche Behandlungs-Themen an. Die Wahl beruht letztendlich auf einer subjektiven und häufig intuitiven Entscheidung. Gerade in der Subjektivität liegt eine große Kraft, denn wir können einem anderen Menschen nur subjektiv wirklich begegnen.

Wenn wir uns von dem Anspruch oder Wunsch nach Objektivität befreien können, öffnet sich der Raum für eine empathische Wahrnehmung. Wir erlauben uns emotional in die Erlebnisweise einer anderen Person einzufühlen, um ein tieferes Verständnis zu erlangen, ohne dabei den klaren Blick für die therapeutische Situation zu verlieren. In der Regel fällt dann die Entscheidung für ein energetisches Organ, das eine für uns bedeutsame Fülle oder Leere in ihrer Diagnosezone zeigt.

Die Kunst besteht darin, trotz aller bereits erhaltener Informationen die Berührungsdiagnose mit neutraler Gelassenheit durchzuführen, um nicht automatisch im Hara wieder zu finden, was wir uns eh schon gedacht haben.

Der Prozess der energetischen Einschätzung ist mit dem Finden zweier energetischer Organe nicht abgeschlossen. Vielmehr geht es darum, die Informationen, die im Gespräch und bei der Betrachtung der Person gesammelt worden sind, mit der Berührungsdiagnose zu einem umfassenderen Bild zusammenfließen zu lassen. Wir sind eingeladen, unsere zu Beginn eher mental-wahrnehmende Haltung durch die sinnlich-berührende Wahrnehmung von Hara oder Rücken und den dortigen Diagnosezonen zu erweitern. Über den energetischen Zustand des Körpergewebes und der Art, wie die Zonen auf die Berührung reagieren, erhalten wir weitere Eindrücke.

So erlaubt uns die Berührungsdiagnose, die bisher gesammelten Informationen neu zu interpretieren. Beispielsweise kann Müdigkeit ein Ausdruck der energetischen Situation der Wasserenergie sein, ebenso aber auch ein Hinweis auf die Leberenergie, oder ein Zeichen für die Lungen-, Herz- oder Erdenergie sein. Die Berührungsdiagnose gibt uns eine Auskunft, welches energeti-

1

sche Organ sich in einen bedeutsamen Fülle- oder Leerezustand befindet und (in diesem Beispiel) mit der Müdigkeit in besonderer Verbindung steht.

Alle diese Informationen erlauben uns, das Anliegen des Klienten an die Behandlung in Hinblick auf einen sinnvollen Behandlungsauftrag neu zu interpretieren. Hierbei spielen neben dem Anliegen mögliche ursächliche Faktoren für die Situation des Klienten eine Rolle und auch, was Shiatsu zu bewirken vermag.

Auf diese Weise wird sich im Prozess der Diagnose der bisherige Zugang zu der empfangenden Person noch einmal verändern. Es können Aspekte auftauchen, die wir bisher nicht gesehen haben, oder es kann eine andere Gewichtung entstehen, und andere Dinge treten in den Vordergrund.

Schließlich tragen auch die in der Behandlung gewonnenen Eindrücke zum Prozess der Diagnose bei. Der physische wie energetische Zustand von Punkten, Meridianabschnitten und Körperbereichen, die einen spürbaren Bezug zu dem gewählten Behandlungsfokus haben, geben uns weitere Informationen. Ebenso wichtig sind die Eindrücke aus der Berührung wie auch aus dem gemeinsamen Raum, der mit dem Klienten entstanden ist. Dies mögen beispielsweise emotionale Stimmungen und Nöte sein, der spürbare Druck unter Stress oder biographische Eindrücke von diesem Menschen.

Auch eine eventuelle vorübergehende Verstärkung von Symptomen (Erstverschlimmerung) bietet wichtige Hinweise. In unserem Verständnis kommt es vor, dass ein durch tiefer gelegene Stagnationen bedingter Schmerz durch oberflächliche Stagnationsmuster quasi zugedeckt wird. In der Folge werden Beschwerden weniger stark, ggf. auch gar nicht erlebt. Lösen sich derartige „Schutzmuster" unter der Behandlung, so stehen die tiefen Muster sozusagen nackt da, und Beschwerden können vorübergehend verstärkt erlebt werden. Meist löst sich eine solche Konstellation allerdings innerhalb von 24–48 Stunden auf, weil der (energetische und physische) Körper entweder zum alten Muster zurückgekehrt ist oder eine andere, bessere Lösung gefunden hat.

Alle diese vielfältigen Eindrücke lassen in uns ein zunehmend differenzierteres Bild von dem Menschen entstehen, der zu uns kommt. So entstehen vielfältige, der Situation angepasste Behandlungsoptionen. Im Shiatsu gilt: Diagnose heißt Verstehen.

1.3.5 Ein Beispiel aus der Praxis

Die Meridianarbeit spielt in vielen Shiatsu-Ausbildungen eine wichtige Rolle und vermutlich gibt es so viele unterschiedliche Vorgehensweisen wie es Praktizierende gibt. Das folgende Beispiel soll unsere gegenwärtige Auseinandersetzung mit diesem Thema wiedergeben und zeigen, was uns wichtig ist und uns im Shiatsu Freude bereitet.

Frau S. ist Mitte Dreißig als sie wegen eines Prämenstruellen Syndroms in meine Shiatsu-Praxis kommt. Sie ist von mittlerer Größe und hat einen schlanken Körperbau, der sowohl ihre Zartheit ausdrückt als auch deutliche Kraft und Durchsetzungsvermögen. Ich erfahre von ihr, dass sie sich in ihrer langjährigen Beziehung wohl fühlt, ihren Partner als unterstützend erlebt und keine Kinder hat. Beruflich arbeitet sie pflegerisch mit kranken Kindern und erlebt immer wieder emotional herausfordernde Phasen mit den Kindern und deren Angehörigen.

Ihre Symptomatik beschreibt sie folgendermaßen. Nach ihrer Menstruation fühlt sie sich klar und gut. Mit dem Eisprung beginnen die Symptome, die die zweite Zyklushälfte bestimmen. Das Hauptsymptom ist Erschöpfung, die von einem Nachlassen der Konzentration sowie einem Anstieg der Körpertemperatur begleitet wird. Es entsteht ein latentes Krankheitsempfinden als würde sie fiebrig werden. Morgens können Kopfschmerzen hinzukommen, die unter Umständen auch nicht durch Schmerzmittel gelindert werden. Außerdem erlebt sie deutliche Stimmungsschwankungen. Diese Beschwerden können bis zur Regelblutung andauern, ohne sich zu verändern.

Schmierblutungen kündigen das Einsetzen der Regelblutung an, die dann von Bauchkrämpfen begleitet wird, während die prämenstruellen Symptome nachlassen. Die Menstruation dauert zwischen fünf bis sieben Tagen und ist in den ersten Tagen sehr stark.

Des Weiteren kennt sie Nahrungsmittelunverträglichkeiten, Blähungen und Übelkeit. Sie hatte einen Bandscheibenvorfall am Übergang der Lendenwirbelsäule zum Kreuzbein und eine Bandscheibenvorwölbung zwischen dem dritten und vierten Lendenwirbel, die mit akuten Schmerzen verbunden ist.

Aus Sicht der Traditionellen Chinesischen Medizin (TCM) sind an der Menstruation und dem Prämenstruellen Syndrom die energetischen Organe von Leber, Milz und Niere beteiligt. Das harmonische Zusammenspiel dieser drei sorgt dafür, dass das „Himmlische Wasser" beschwerdefrei fließen kann.

Die Energie der Leber speichert Blut und reguliert die Blutzirkulation. Sie verteilt das Blut nach Bedarf und speichert es in den Ruhephasen. So unterstützt sie das harmonische Fließen des Ki im gesamten Organismus, sowie den freien Fluss der Emotion und ist der Sitz der Wanderer-Seele Hun. Über die Fähigkeit Ki zu lenken und, wo notwendig, auch Blockaden zu bilden, ist sie in der Lage den Fluss von Ki und Emotionen zu kontrollieren, zu unterbinden bzw. stagnieren zu lassen.

Von der Symptomatik, die Frau S. beschreibt, lassen die Stimmungsschwankungen, die Kopfschmerzen, die Regelkrämpfe, aber auch die Blähungen, die Situation der Bandscheiben und die akuten Schmerzen in der rechten Hüfte an die Leberenergie denken.

Die Milzenergie ist über die Ernährung zuständig für die Qualität des Blutes, hält die Flüssigkeit in ihren Bahnen und die Organe an ihrem Platz. Im Becken sorgt sie für eine ausgewogene Feuchtigkeit, die es einem befruchteten Ei erlauben würde, sich einzunisten. Eine zu starke oder zu schwache Regelblutung weist darauf hin, dass die Milzenergie ihre Aufgabe, die Flüssigkeiten in den Bahnen zu halten, nicht genug oder zu sehr erfüllt. In diesem Zusammenhang berichtet Frau S. von Schmierblutungen sowie einer langen und starken Regelblutung.

Die Nieren als der Sitz der Lebenskraft Jing sind Teil der Basisenergie und zuständig für Vitalität, Antriebskraft und der Reinigung des Blutes. Sie gehören dem unteren Erwärmer an, kontrollieren das Erbgut, das Wachstum, die Fortpflanzung und die sexuelle Energie. Schmerzen im unteren Rücken, z. B. bei der Menstruation, Kälteempfindungen im Becken, beständig kalte Füße, Müdigkeit und Antriebsschwäche können Hinweise auf eine Behandlungsbedürftigkeit der Nierenenergie sein.

Auch die Situation im unteren Rücken der Klientin mit dem Bandscheibenvorfall, der Vorwölbung und den akuten Schmerzen, könnte aus Sicht der TCM in Verbindung mit der Nieren- und Leberenergie stehen. Der untere Rücken spiegelt den Zustand der Nierenenergie, während die Leberenergie durch den Aufbau von Blockaden die Versorgung der Bandscheiben mit Nährstoffen und Flüssigkeiten noch weiter beeinträchtigt. Nicht selten haben Beschwerden im unteren Rücken mit einem Empfinden von Überforderung oder Angst zu tun. Die Beschwerden können also auch eine emotionale Komponente besitzen.

Ihre Erschöpfung mit der nachlassenden Konzentration könnte als ein Mangel an Vitalität, also als ein Ausdruck der Nierenenergie verstanden werden. Auch die Stagnation der Leberenergie kann zu Müdigkeit führen, die dann als Erschöpfung empfunden wird. Es kann aber auch ein Hinweis auf den oberen Erwärmer mit den energetischen Organen von Lunge, Herz und Perikard sein. Die Lungenenergie trägt über die Atmung und die Aufnahme des universellen Ki zu unserer Vitalität bei. Die Herzenergie hat eine Beziehung zu unseren Emotionen, zur Ruhe und Klarheit des Geistes, der Konzentration und unserer Fähigkeit mit uns selbst und unserer Umwelt in Resonanz zu treten. Hier erahne ich eine Verbindung zu der manchmal belastenden Arbeitssituation mit den kranken Kindern.

Es erscheint wichtig, mit unserer Aufmerksamkeit möglichst viele der unterschiedlichen Seiten des Körpers und der Persönlichkeit zu erfassen. So erhalten wir ein größeres Bild von der Person, wodurch es leichter wird, sich auf einen wesentlichen Aspekt zu fokussieren. Die Fähigkeit hierzu wächst mit zunehmender Behandlungserfahrung.

Bei der Betrachtung der ganzen Person fällt mir unter anderem eine Anspannung im oberen Erwärmer auf. Die Atmung wirkt zurückgehalten, die Schultern ziehen leicht nach vorne als würden sie den oberen Brustkorb schützen. Da sich die energetischen Organe nicht nur im Körper sondern auch in der Atmosphäre ausdrücken, die während des Gesprächs im Raum entstanden ist, können wir eine Ahnung erhalten, was das tiefere, vielleicht nicht ausgesprochene Anliegen sein könnte. In mir reift die Vermutung, als würde Frau S. noch nicht wissen, wie sie mit einer emotionalen Schwere in sich umgehen kann. Dazu gehört auch, dass es ihr schwerfällt, Worte für ihr inneres Erleben zu finden. Zu einem späteren Zeitpunkt der Behandlungsserie spricht sie davon, dass sie ihr Herz manchmal als verschlossen erlebt und dann nicht weiß, was ihr Freude macht oder sie inspiriert.

Für die Behandlung bitte ich die Person selbst zu entscheiden, ob sie auf dem Bauch oder Rücken liegen möchte. Frau S. entscheidet sich bei vielen Behandlungen dieser Serie für die Rückenlage, so dass ich mit einer Hara-Diagnose beginnen kann. Manchmal gehe ich sofort durch die Diagnosezonen und manchmal lege ich meine Hand in einem entspannten Kontakt in das untere Hara, um mit der inneren Technik *den ganzen Körper berühren* zu beginnen. Wie in Kapitel 1.2.4 bereits beschrieben, ruht meine Aufmerksamkeit in meinem Körperinneren und dehnt sich über meine Schulter bis in meine Hand und in den Raum des Hara meiner Shiatsu-Partnerin und evtl. in ihren gesamten Körperraum aus.

Am einfachsten beginnt man die Erforschung mit der Frage, ob sich alles gleich anfühlt. Dadurch werden erste Unterschiede wahrnehmbar. Die größte Herausforderung besteht für mich darin, nicht nach etwas zu suchen, sondern abzuwarten, was sich zeigt. Meine Aufmerksamkeit stolpert sozusagen über einzelne energetische Wahrnehmungen. Diese energetischen Wahrnehmungen können etwas mit hell oder dunkel zu tun haben, mit dicht oder ausgedehnt, und können vollständig von anatomischen Strukturen abweichen. Auf diese Weise bekomme ich Informationen über Körperbereiche, die ebenfalls für die Behandlung wichtig sein können.

Das Hara fühlt sich bei Frau S. insgesamt angespannt an, trotzdem sind Unterschiede in der Anspannung wahrnehmbar. Das obere Hara wirkt prall und kraftvoll. Von den Hara Diagnosezonen sind Leber und Lunge am stärksten jitsu. Die Herzzone hat die sanfteste Spannung. Interessanterweise wirkt die Leberzone praller und fester als die Gallenblasenzone. Häufig erlebe ich es eher umgekehrt, eben dass die Leberzone die sanftere von beiden ist. Diese Situation macht mich neugierig. Ich entscheide mich in dieser Behandlung für die Arbeit mit der Leberenergie und wähle das Zuhause der Leberenergie hinter dem rechten Rippenbogen als Fokusbereich.

Als Fokusbereich bezeichnen wir in unserer Ausbildung einen physischen Bereich, der sehr deutlich mit dem Thema der Behandlung verbunden ist. In meinem Beispiel wähle ich den Bereich hinter dem rechten, unteren Rippenbogen einschließlich der Leberzone im Hara, weil ich dort Informationen über den Zustand der Leberenergie erhalte. Während der Behandlung des Leber-Meridians nehme ich wahr, wie sich der energetische Zustand dieses Bereichs verändert. Diese Veränderungen betrachte ich als eine Möglichkeit, die Effektivität der Behandlung einschätzen zu können.

Für die Meridianarbeit wähle ich eine erforschende Frage, die mein Verständnis von der Person vertiefen kann. In diesem Fall möchte ich erforschen, wie Frau S. mit ihrer Leberenergie umgeht. Ich gehe also davon aus, dass die unterschiedlichen Spannungszustände und die verschiedenen Reaktionsweisen auf meine Berührung etwas mit Frau S. und ihrer Lebenssituation zu tun haben. Die verschiedenen Antworten, die ich im Verlauf der Behandlung wahrnehme, habe ich zum besseren Verständnis in die Beschreibung der Behandlung integriert und am Ende noch einmal zusammengefasst.

Neben dem Gespräch und meiner Wahrnehmung der Person, setze ich den diagnostischen Prozess in der Behandlung fort. Mein Verständnis von der Person entwickelt sich durch unterschiedliche Wahrnehmungskanäle, indem ich sie höre, sehe und spüre. Auf diese Weise lasse ich mich immer mehr auf sie ein, was wiederum meine Berührung beeinflusst.

Nun stellt sich die Frage, wie ich die Behandlung aufbauen möchte. Bei der Wahrnehmung der drei Brennkammern erscheint der mittlere Erwärmer als kraftvoll, aber auch undurchlässig, als würde er eine deutliche Trennlinie zwischen dem Ober- und dem Unterkörper bilden. Der untere Erwärmer wirkt schwer und ruhig und der obere Erwärmer ist angespannt, zusammengezogen, schützend und angestrengt. Da meine Aufmerksamkeit vom Hara zum Kopf gezogen wird, entscheide ich mich dafür, mit der Behandlung des Leber-Meridians in dieser Richtung zu beginnen.

Meine Mutterhand liegt in einem warmen und schmelzenden Kontakt auf dem rechten Rippenbogen und der Leberzone im oberen Hara und die wandernde direkt daneben. In mir entsteht die Empfindung, als würde ich die Leberenergie in einem Nest halten. Meine Mutterhand ruht weiterhin auf der Zone, während die wandernde in den Leber-Meridian an der Seite des Rumpfes einsinkt. Mein Daumen berührt eine oberflächliche Spannung. Diese Spannung fühlt sich voll an und das Zentrum der Berührung ist oberflächlich. Bewusst dehne ich meinen Daumen und meine Aufmerksamkeit in die Berührung hinein aus, werde durchlässiger. Gleichzeitig muss ich auch den Winkel der Berührung in meiner Mutterhand verändern, damit beide Hände einen gemeinsamen Raum berühren. Diese Verbindung beider Hände ist eine weitere innere Technik, die wir in unserer Ausbildung unterrichten. Es ist ein Spiel mit der Aufmerksamkeit, die die Qualität der Berührung beeinflusst.

Meine Aufmerksamkeit folgt meinem Daumen in die Tiefe bis der Punkt erreicht ist, an dem ich eine Verbindung zwischen meinen beiden Händen wahrnehmen kann. Ich habe ein Gefühl, als würden beide Hände mit einem kleinen Raum im Körper der Person in Kontakt kommen. Dieser Raum ist nicht nur körperlich. Er trägt wichtige Informationen des Menschen in sich und ermöglicht ein tieferes Verstehen der Seiten dieses Menschen, die sich in diesem Raum darstellen. In diesem Fall bekomme ich eine Ahnung davon, wieviel Zartheit und Verletzlichkeit Frau S. durch eine oberflächliche Anspannung und Härte zu schützen versucht.

Die berührten Bereiche beginnen stärker zu schwingen und miteinander zu kommunizieren. Jedes erneute Einsinken versucht, diesen schwingenden Raum zu vergrößern und immer neue Körperbereiche hinzuzufügen.

Der Leber-Meridian am Brustkorb bleibt weiterhin in dem bereits beschriebenen kraftvollen Zustand. Je weiter ich zur Schulter komme, desto mehr verändert sich meine Empfindung. An der Schulter, im Unterrand des Brustmuskels, erlebe ich eine deutliche Anspannung unter meinem Daumen, aber nun befindet sich das Zentrum der Berührung tiefer. Die Anspannung ist mit Anstrengung und einer energetischen Leere verbunden. Ich halte den Kontakt etwas länger in der Tiefe, damit Frau S. Zeit hat auf die Berührung zu reagieren. Dieser Bereich erscheint mir empfindlicher und schmerzhafter als der bisherige Verlauf. Gleichzeitig lausche ich auf die Reaktionen unter meiner Mutterhand auf dem rechten Rippenbereich. Die Verbindung meiner Hände wird deutlicher und die Reaktionen meiner Shiatsu-Partnerin werden insgesamt intensiver. Ihre Atmung erscheint freier, sie sinkt deutlicher in den Futon ein, muskuläre

Anspannung lässt im gesamten Körper nach und ihre Energie kann nach unten sinken. Es entsteht mehr Verbindung zwischen ihrem Kopf und dem Hara. Häufig führt die Berührung energetisch wichtiger Punkte in der richtigen körperlichen Tiefe zu einem spontanen Durchatmen und innerem Loslassen.

Der Verlauf des Leber-Meridians am Oberarm wirkt wieder kraftvoll, während die energetische Fülle am Unterarm immer weiter nachlässt. Der Bereich des Handgelenks wirkt zart und zurückgezogen, fast schon etwas hilflos. Dies sind meine energetischen Wahrnehmungen und sie müssen nicht mit dem Empfinden der Person übereinstimmen. Gleichzeitig kann ich vermuten, dass Frau S. ähnliche Erfahrungen macht. Vermutlich kennt sie Phasen, in denen sie sich kraftvoll und handlungsfähig fühlt, aber auch Zeiten der Erschöpfung, die auch ihr emotionales Erleben anstrengender werden lassen. Im Shiatsu brauche ich mit diesen Empfindungen nichts machen. Ich berühre sie auf eine Weise, dass sich der energetische Ausdruck verändert. Dies kann eine physische Veränderung sein, es kann mehr Verbindung im Meridian wahrnehmbar werden und gleichzeitig kann sich die Stimmung zwischen uns verändern. Diese Wahrnehmungen zeigen, dass die Selbstregulation der Person wieder aktiv wird und der Organismus in seine Homöostase findet.

Bei der Behandlung am Nacken begegnet mir eine sehr feste Anspannung, die nur langsam auf meine Berührung reagiert. Auch wenn das Zentrum der Berührung sich oberflächlich anfühlt, wirkt die Anspannung eher erstarrt als kraftvoll. Ich berühre mit einem deutlichen, aber freundlichen Kontakt beider Hände. Unter meinem Daumen stelle ich mir vor, dass sich meine Energie über meinen Daumen in den Körper ausdehnt und dort der Schwingung des Leber-Meridians begegnet. Bewusst bieten meine Hände einen Kontakt an, in dem sich Frau S. gehalten fühlen kann. Langsam entsteht mehr Verbindung zwischen ihrem Kopf und ihrem Rumpf und die Anspannung des oberen Erwärmers wird weicher. Gleichzeitig erweitert diese sinnliche Erfahrung mein Verständnis für ihre Neigung zu Kopfschmerzen, die sie im Anamnesegespräch erwähnt hat. Ich kann nachvollziehen, dass hier eine innere Dynamik vorliegt, die mehr braucht als Schmerztabletten. Vermutlich geht es um einen inneren Prozess, in dem sie Wege findet, sich sicher und gehalten zu fühlen, um auch in herausfordernden Situationen gelassen zu bleiben.

Im Nachgespräch berichtet Frau S., dass sie die Anspannung in ihren Schultern und im Nacken mit Angst in Verbindung bringt. Wenn äußere Situationen mit Verunsicherungen oder Überforderung verbunden sind, dann zieht sie dort ihre Kraft zusammen. Die Intensität der Anspannung und die Langsamkeit in der Veränderung lassen mich vermuten, dass ihr dieses Verhalten recht vertraut ist.

Bei der Behandlung des Leber-Meridians am Bein erlebe ich eine abwehrende Anspannung, die mir den Zugang zum Meridian erschwert, fast versperrt. Ich muss verschiedene Winkel des Einsinkens ausprobieren, bis ich das Gefühl habe mit dem Meridian in Kontakt zu kommen. Außerdem scheint sich die Tiefe immer wieder zu verändern, die mir das Empfinden vermittelt, im Zentrum des Meridians angekommen zu sein.

Während ich mit meinem Daumen der Kraft in der starken Anspannung des Leber-Meridians begegne, sinkt auch meine Mutterhand tiefer, damit beide Hände wieder etwas Gemeinsames berühren. In diesem tiefen Kontakt dehnt sich mein Oberkörper aus, als würde ich beim Bogenschießen den Bogen spannen. So entsteht Raum zwischen meinen Armen und ich kann der Anspannung im Meridian mit innerer Weite begegnen statt mit Druck. Wenn ich auf diese Weise einen Meridianabschnitt behandelt habe, überprüfe ich die Verbindung zwischen meinen Händen. Diese Aufmerksamkeit führt evtl. zu dem Bedürfnis, einzelne Punkte auf dieser Strecke noch ein weiteres Mal zu berühren und zu erleben, wie die Verbindung zunehmend freier wird.

Insgesamt habe ich in einem sehr ruhigen, langsamen Rhythmus gearbeitet. Dies hat einerseits damit zu tun, dass ich selbst Zeit gebraucht habe, um über verschiedene Winkel und Tiefen einen Kontakt zum Meridian herzustellen und eine Verbindung zwischen meinen Händen zu spüren. Auch die Wahrnehmung der Wirkung auf meinen Fokusbereich im rechten Rippenbereich stellte sich nur langsam ein.

Aus meiner Erfahrung kann sich der Leber-Meridian auch anders anfühlen oder zeigen. In dieser Behandlung hat sich mir der Leber-Meridian an manchen Stellen kraftvoll und angespannt gezeigt, dann auch leer und zart und im Nacken sehr verschlossen und unsicher, ob er meiner Berührung vertrauen sollte. Diese verschiedenen Wahrnehmungen sind also ein Ausdruck meiner Klientin und ihrer Lebensumstände. Meine Interpretation geht in eine Richtung, dass Frau S. den Umgang mit ihrer Energie und ihren Emotionen als komplex und vielschichtig erleben könnte, nicht als klar und einfach. Dies könnte sie so verunsichern, dass sie viel Anspannung in sich aufbaut, um sich selbst zu beruhigen und weiterhin handlungsfähig zu fühlen.

In einer Behandlungsserie bin ich daran interessiert, über die verschiedenen Informationen und Eindrücke ein Gesamtbild von der Person zu erfassen. Auch die Symptomatik trägt dazu bei, die inneren Spannungsfelder zu entdecken, weshalb die gegenwärtigen Schwierigkeiten die momentan sinnvollste Lösung des Gesamtorganismus darstellen. Diese Formulierung beschreibt, dass Symptome oder Beschwerden die Möglichkeit unseres Körpers darstellen, Missstände zu kommunizieren. Unter den gegebenen Umständen findet er keine bessere Lösung, um uns auf Schwierigkeiten in unserem Lebensstyl oder auf innere Konflikte hinzuweisen. Daher wird jeder nachhaltige Heilungsprozess von Veränderungen in der Beziehung zu sich selbst begleitet sein.

Zusammen mit den Berührungsdiagnosen im Hara und Rücken kann ein Bild von den inneren Spannungsfeldern eines Menschen entstehen. Häufig können wir diese Spannungsfelder nicht selbst verändern, weil sie ein Ausdruck einer inneren Not und damit unbewusst sind. Sie stellen einen inneren Konflikt dar, der im Shiatsu berührt werden und sich dadurch verändern kann. Häufig führen die Berührung und die Regulation bei den Klienten zu neuen Sichtweisen und Erkenntnissen.

In der konkreten Behandlung vermute ich, dass sich Frau S. in vielen Bereichen ihres Lebens nicht sicher genug fühlt, um ihre Zartheit und Verletzlichkeit anderen zu zeigen und Unterstützung zu erfahren. Sie versucht sich selbst zu halten, für andere da zu sein und erlebt Überforderung, die sich unter anderem in Rückenbeschwerden, Kopfschmerzen und PMS ausdrücken. Da die Leberenergie mit dem Erleben von Druck verbunden ist, vermute ich, dass es eine deutliche Tendenz geben könnte sich selbst unter Druck zu setzen, die von negativen Selbsteinschätzungen begleitet wird.

Die energetische Situation der Milzenergie lässt mich neugierig werden, wie gut Frau S. Unterstützung zulassen könnte, wenn sie ihr angeboten wird, in welchem Maße sie das Zusammensein mit anderen als nährend erleben kann. Die Emotion der Nierenenergie ist Angst. Auch hier stellt sich die Frage, welche Rolle Ängste bei ihrer Symptomatik spielen und was sie unterstützen könnte, mehr Vertrauen in sich zu entwickeln.

Dies bedeutet für das Anliegen der Klientin, dass ich in der Behandlungsserie aus mehreren Blickwinkeln mit ihr gearbeitet habe, um die verschiedenen Dynamiken, die an ihrer Symptomatik beteiligt sind, zu berühren. Am offensichtlichsten scheint die Leberenergie behandlungsbedürftig zu sein. In der beschriebenen Behandlung habe ich einen ersten Eindruck davon erhalten, wie Frau S. mit dem freien Fluss der Energie auf körperlicher und emotionaler Ebene umgeht. Ich bin mit ihrer Kraft und Ausdauer genauso in Kontakt gekommen wie mit ihrer Zartheit und der inneren Erstarrung, wenn innere oder äußere Anforderungen bedrohlich erscheinen. Die von ihr beschriebene Symptomatik wird für mich greifbarer, weil ich sie nicht nur theoretisch verstehe, sondern in ihrer Gesamtheit kennenlernen kann. Daher habe ich in dieser Behandlungsserie neben den Meridianen von Leber, Niere und Milz verstärkt mit emotionalen Themen gearbeitet.

Aus unserer Erfahrung unterstützt eine klare energetische Einschätzung die eigene Aufmerksamkeit und Wachheit, um an dem Thema der Behandlung zu bleiben. Manchmal entwickelt sich der Zugang zu einem Menschen erst langsam und es braucht einige Behandlungen, um ein tieferes Verständnis zu erreichen. Daher möchten wir einige Hilfsmittel beschreiben, die sich in unserer Praxis bewährt haben.

Die eigene Gelassenheit ist eine der Grundvoraussetzungen für die professionelle Arbeit mit anderen. Im Shiatsu lernen wir, eine Präsenz in unserem Körperraum zu entwickeln, wobei dem Hara eine besondere Bedeutung zukommt. Unsere Aufmerksamkeit ruht in diesem Raum und kann sich von dort zu der empfangenden Person ausdehnen. Es ist eventuell ein langer Prozess, diese Fähigkeit zu entwickeln, und in Momenten, in denen wir keinen leichten Zugang zu jemandem finden, durchaus schwierig.

Mir hilft in solchen Situationen die Vorstellung, mich in einen bequemen Sessel zurückzulehnen und bewusst den Reaktionen meines Körpers Raum zu geben. Es geht dabei weniger um das Bild des Sessels als mehr darum, dass ich das Gefühl von Unterstützung und Halt in meinem Rücken genieße und eventuell einen tieferen Atem passieren lasse. Mit ein wenig Übung kann man das Bild völlig weglassen, bewusst eine Aufmerksamkeit für den rückwärtigen Raum des Körpers entwickeln und den unteren Rücken entspannen.

Wenn wir gut zentriert sind, entsteht ein gemeinsamer Raum mit dem Klienten, in dem auch unsere eigenen Gefühle Platz haben. Manchmal sind gerade sie es, die uns einen tieferen Zugang zu der anderen Person erlauben, weil wir erfahren, wie sich die energetischen Organe im Raum ausdrücken. Es geht daher weniger darum einen objektiven Standpunkt zu finden, sondern berührbar zu sein und gleichzeitig eine therapeutische Distanz zu wahren.

Manchmal neigen wir dazu, die gesprochenen Informationen anhand unseres Wissens über die Wandlungsphasen zu interpretieren und machen dann die Erfahrung, dass die Berührungsdiagnose eventuell nicht dazu passt. Wir empfehlen vor der Entscheidung für einen Behandlungsfokus erst die Berührungsdiagnose abzuwarten und anhand der Kyo-Jitsu-Reaktion das Behandlungsthema zu wählen. Wir brauchen den Mut, der Berührungsdiagnose zu vertrauen, aber es eröffnet eventuell ein neues Verständnis. Wenn das Thema der Behandlung deutlich wird, sollten wir uns dafür entscheiden, wirklich damit zu arbeiten, es wirklich berühren zu wollen. Eventuell ist es gar nicht so wichtig, ob es sich um das bedeutsamste Thema handelt; dadurch, dass wir uns dafür entscheiden und uns darauf einlassen, kann jedes Thema einer Behandlung zu einem wichtigen werden.

Masunaga weist in seinem Buch darauf hin, das Echo des Lebens zu berühren. Dieses Echo finden wir im Ausdruck der energetischen Organe im Körper. Danach können wir unser Wissen um die Wandlungsphasen verwenden, um dieses Ergebnis zu interpretieren.

Und als letzten Punkt empfehlen wir, die Spuren der Behandlung wahrzunehmen. Dabei ist sowohl interessant, was sich während der Behandlung verändert, welche Körperbereiche reagieren, als auch was sich am Ende der Behandlung verändert hat, wo vielleicht mehr Verbundenheit oder Lebendigkeit entstanden ist. Diese Veränderungen passieren einfach während einer Behandlung, denn wenn Ki freier schwingt, entsteht Verbindung im Körper und es fühlt sich gut an.

2
Lu

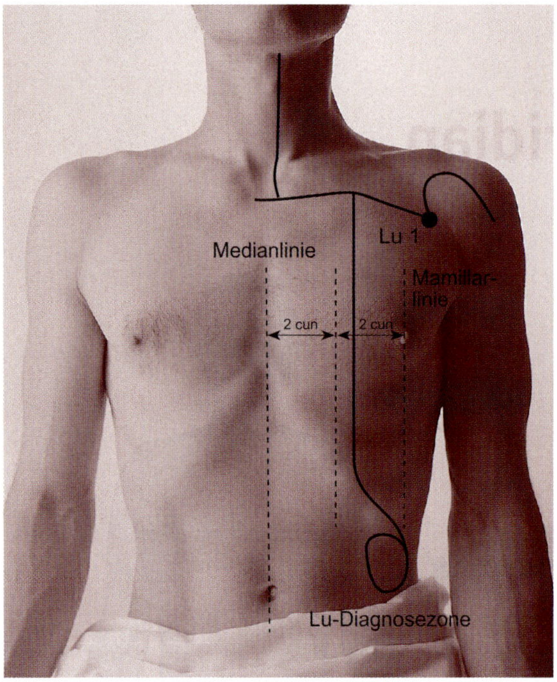

Abb. 2.1

2.1 Am Brustkorb

Die Beschreibung beginnt an der Diagnosezone der Lungen-Energie im seitlichen Hara unterhalb des Rippenbogens. Von dieser Zone aus „klettert" der Lungen-Meridian über den Rippenbogen nach oben auf die Vorderseite des unteren **Brustkorbs.** Von dort folgt er dem Rand des Rippenbogens in einem Abstand von zunächst etwa einer Daumenbreite – später etwas mehr – in Richtung Körpermitte und nach oben.

Auf diesem Weg nähert er sich der Körpermittellinie bis auf knapp 3 Daumenbreit, biegt dann nach oben ab und bewegt sich etwas weniger als 3 Daumenbreit lateral (seitlich) der Mittellinie zwischen den Meridianen der Niere und des Magens in Richtung Hals.

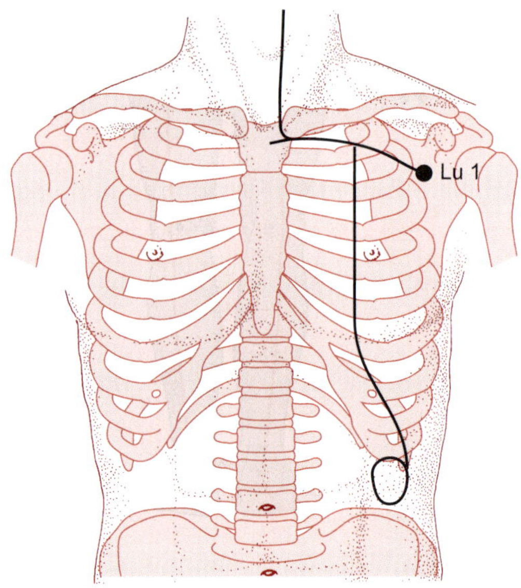

Abb. 2.2

Am oberen Brustkorb erreicht der Meridian beinahe das Schlüsselbein. Etwa 1 Fingerbreit darunter jedoch schwenkt er zur Seite ab und zieht unterhalb des Schlüsselbeins in nahezu horizontalem Verlauf nach lateral und biegt dann in Richtung von Lu 1 nach unten ab. Dieser Punkt befindet sich 6 Daumenbreit lateral der Mittellinie meist unterhalb der 2. Rippe (das ist die erste tastbare Rippe unterhalb des Schlüsselbeins).

Mitunter wird hier ein anderer, tiefer gelegener Verlauf angegeben: vom Brustbein aus folgt der Lungen-Meridian nach dieser Vorstellung dem Zwischenraum zwischen der 2. und 3. Rippe und gelangt so zu Lu 1.
Die Qualität des Abschnitts unter dem Schlüsselbein und das Gefühl, das an dieser Stelle beim Einsinken in die Tiefe entsteht, geben Aufschluss über den allgemeinen Zustand der Lungen-Energie. Dieser Bereich kann sich z. B. voll anfühlen oder leer, er mag angespannt, verquollen oder auch „traurig" erscheinen.

2.2 An Schulter und Arm

Ausgehend von Lu 1 verläuft der Lungen-Meridian zunächst nach oben zur Grube medial (näher zur Mittellinie hin gelegen) des Rabenschnabelfortsatzes (Lu 2), überquert dann die Vorderseite der **Schulter** im oberen Rand bis 1 Daumenbreit oberhalb (kranial) der horizontalen Rinne, welche ca. 2 Daumenbreit oberhalb des Vorderrandes der Achselhöhle von Deltamuskel und Großem Brustmuskel (M. pectoralis major) gebildet wird.

Die Art und Weise, wie die Arme neben dem Körper abgelegt werden und wie sie z. B. über den Lungen-Meridian mit dem Oberkörper verbunden erscheinen, kann wertvolle Hinweise auf die Situation der Lungen-Energie geben. So mag z. B. bei eng angelegten Armen die Lungen-Energie angespannt wirken und auch die Atmung flach oder angestrengt erscheinen.

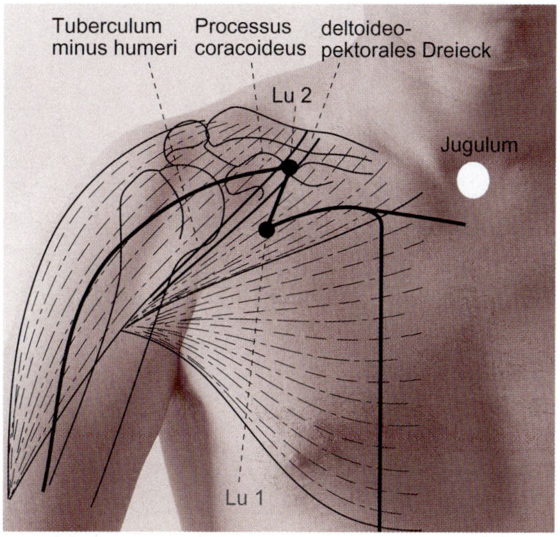

Abb. 2.3

Am **Oberarm** verläuft der Lungen-Meridian radial (daumenseitig) des M. biceps brachii. Er hat dabei keinen Kontakt mit dem Muskel selber, vielmehr findet man den Meridian häufig eher in einer Rinne, in deren Tiefe nicht selten, vor allem im mittleren Abschnitt, der Oberarmknochen zu tasten ist.

Auch dieser Bereich am Oberarm zeigt oft deutlich, in welcher Situation sich die Lungen-Energie dieses Menschen befindet.
Das Gefühl in der Tiefe der Rinne am Oberarm ist typisch für die Lungen-Energie und kann helfen, den Meridian in seinem weiteren Verlauf am Arm genauer zu lokalisieren.
Dicht neben oder am Rand des Biceps verläuft der Milz-Pankreas-Meridian.

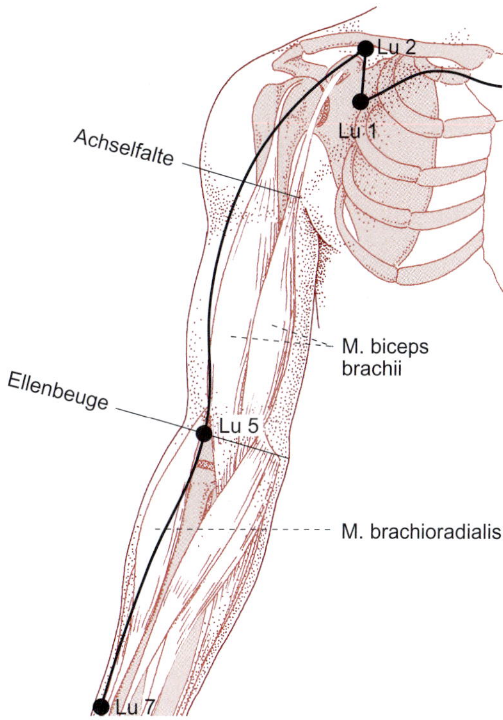

Abb. 2.4

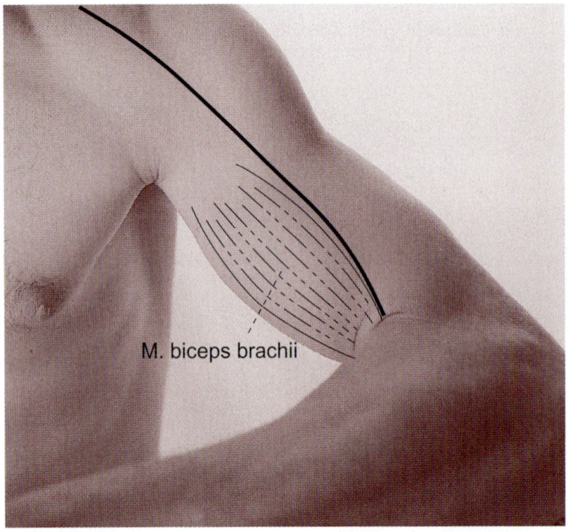

Abb. 2.5

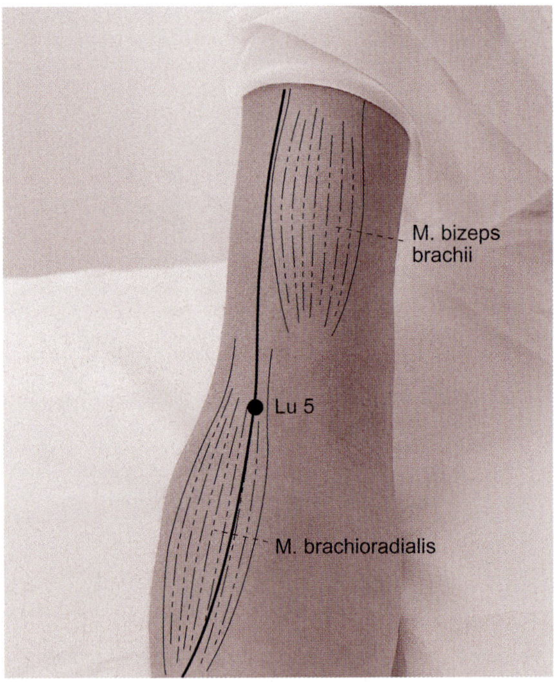

Abb. 2.6

Die **Ellenbeuge** durchquert der Meridian auf dem M. brachioradialis im radialen Rand der Grube, die sich radial der Sehne des M. biceps findet (Lu 5).

Auch am **Unterarm** folgt er dem Brachioradialis. Anfangs befindet er sich in dessen kräftigem Muskelbauch. Handgelenksnah verläuft er auf der Sehne des Muskels, die sich hier wie ein Knochen anfühlt. Lu 7 befindet sich sehr dicht neben der Sehne auf dem Radius, knapp oberhalb der knöchernen Verdickung am handgelenksnahen Ende dieses Knochens.

Manchmal scheint es, als habe der Lungen-Meridian handgelenksnah noch „Yin-Anteile", die weiter zur Mitte der Unterarminnenseite in dem „weichen" Bereich zwischen Radius und Sehne des M. flexor carpi radialis verlaufen.

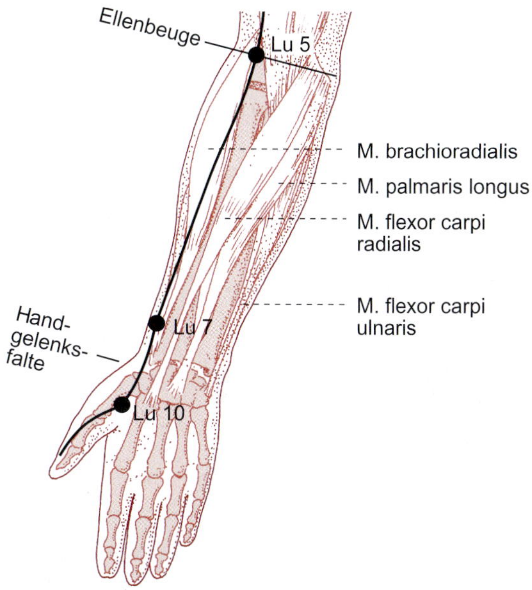

Abb. 2.7

Am **Handgelenk** orientiert sich der Lungen-Meridian wieder näher zur Mittellinie hin und verläuft knapp medial der Sehne des M. abductor pollicis longus zum Gelenk zwischen Handwurzel und 1. Mittelhandknochen.

Probleme im Daumengrundgelenk zwischen 1. Mittelhandknochen und Handwurzel stehen häufig in Zusammenhang mit einem Ungleichgewicht der Lungen-Energie (ebenso auch mit Dickdarm und Blase).

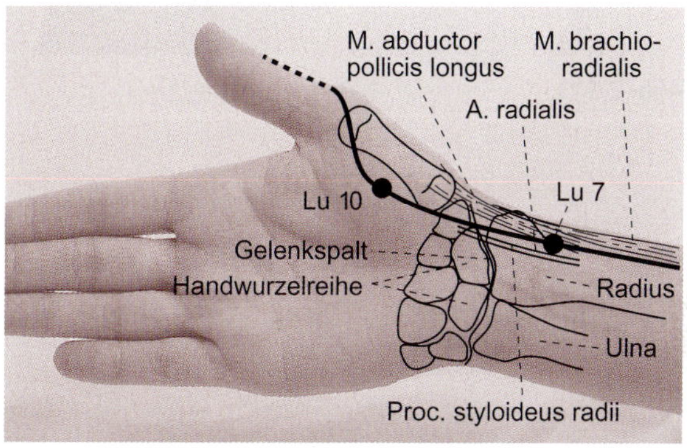

Abb. 2.8

Durch die Muskulatur des Daumenballens (Lu 10) ganz nahe dem 1. Mittelhandknochen zieht der Meridian zu den Fingerknochen des Daumens. Er läuft am Umschlag zwischen Rück- und Außenseite des Daumens und endet am äußeren (radialen) Nagelwinkel (Lu 11).

Muskulatur und Hautfarbe des Daumenballens geben Hinweise auf die Situation der Lungen-Energie. So kann z. B. eine bläulich-livide Verfärbung auf eine energetische Kältesituation und Stagnation der Lungen-Energie hinweisen.

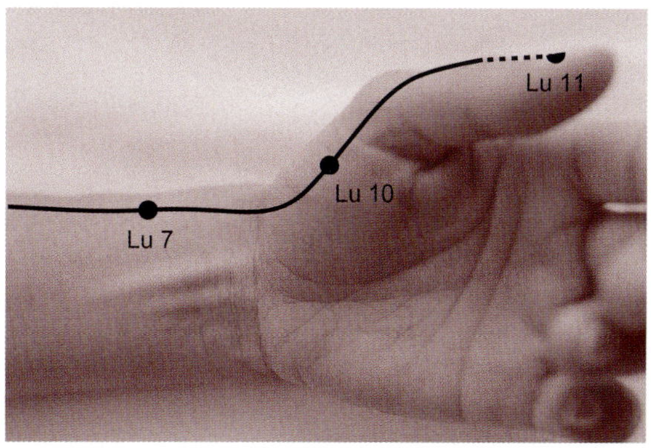

Abb. 2.9

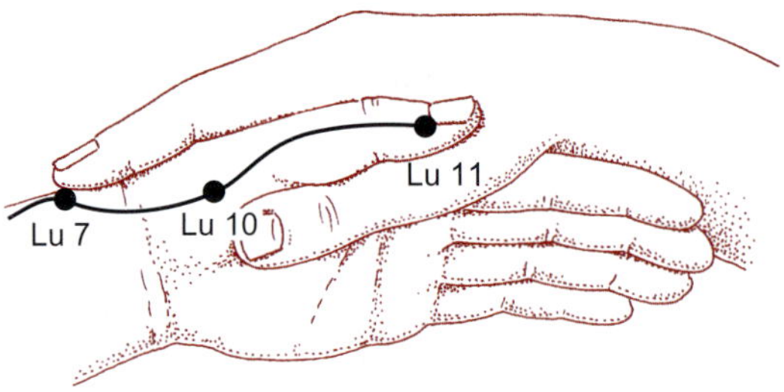

Abb. 2.10

Der Meridian verlässt den physischen Körper entlang dem radialen Nagelfalz des Daumennagels.

Die Meridianabschnitte entlang dem seitlichen Nagelfalz an Fingern und Zehen werden von Masunaga nicht beschrieben. Unserer Erfahrung nach können sie bei allen entsprechenden Meridianen einen sehr wichtigen Bereich des Verlaufs darstellen.

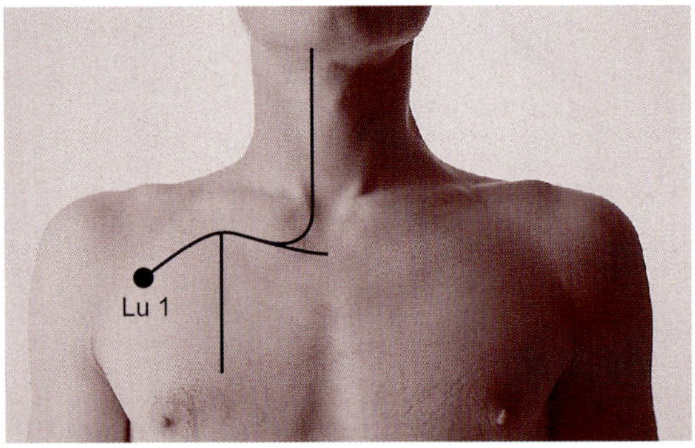

Abb. 2.11

2.3 An der Vorderseite des Halses

Von seinem Teilungspunkt leicht unterhalb und seitlich von Ni 27 (von dort zieht wie oben beschrieben der horizontale Ast zu Lu 1) verläuft ein Ast Richtung Körpermittellinie und trifft sich auf dem oberen Teil des Brustbeins etwa 2 Fingerbreit unter dem Jugulum mit dem Ast der Gegenseite.

Der Verlauf auf dem oberen Brustbein wird von Masunaga nicht beschrieben. In diesem Bereich werden im Besonderen emotionale Energien gespeichert – die der Lunge trifft sich mit der des Perikards und des Herzens. In der Behandlung kann das wichtig werden.

Von diesem horizontalen Ast aus ziehen wiederum 2 Äste medial am Sternoclaviculargelenk vorbei durch das Jugulum an der Luftröhre nach oben. Diese kurzen Äste enden am Umschlag des Halses in den Mundboden.

Jugulum: Fossa jugularis, die Grube oberhalb des Brustbeins zwischen den Köpfchen der Schlüsselbeine.
Sternoclaviculargelenk: das Gelenk zwischen Brustbein und Schlüsselbein.
Der Meridian verläuft auf der Luftröhre recht oberflächlich und es genügt ein leichter Druck, um mit ihm in Kontakt zu treten.

2.4 An Gesäß und Beinen

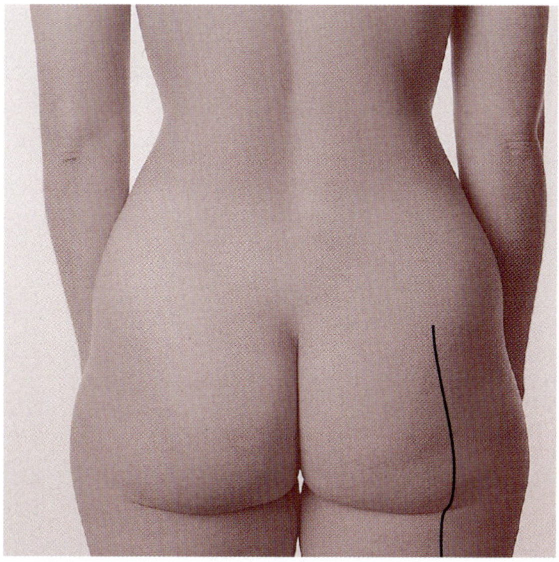

Abb. 2.12

Lateral der Mitte des Gesäßes zieht der Lungen-Meridian 2 Daumenbreit medial des hinteren Randes des Trochanter major senkrecht nach unten auf die Oberschenkelrückseite. Auf der Rückseite des Gesäßes liegt der Meridian zwischen denen von Dickdarm und Dünndarm.

Der Verlauf am Gesäß wurde erst nach dem Tod Masunagas in die von seinem Tokioter Iokai-Institut vertriebenen Meridiankarten eingefügt. Wir finden, dass dies eine sinnvolle Ergänzung ist.

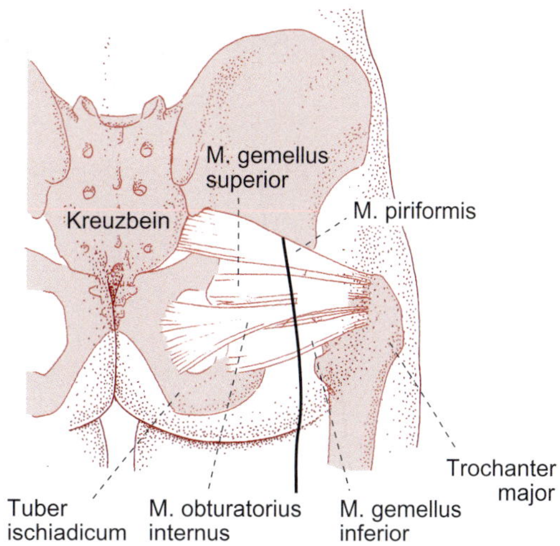

Abb. 2.13

Ab dem unteren Rand des **Gesäßes** verläuft der Lungen-Meridian über die gesamte Länge des Beins bis zum Fußgelenk lateral und parallel zum Blasen-Meridian.

Der Lungen-Meridian am Bein stellt ebenso wie der Herz-Meridian die wichtige Verbindung zum Boden dar, die das energetische Organ erdet und stabilisiert. Unterbrechungen in diesem Bereich können das Gleichgewicht seines Zentrums im Oberen Erwärmer stören.

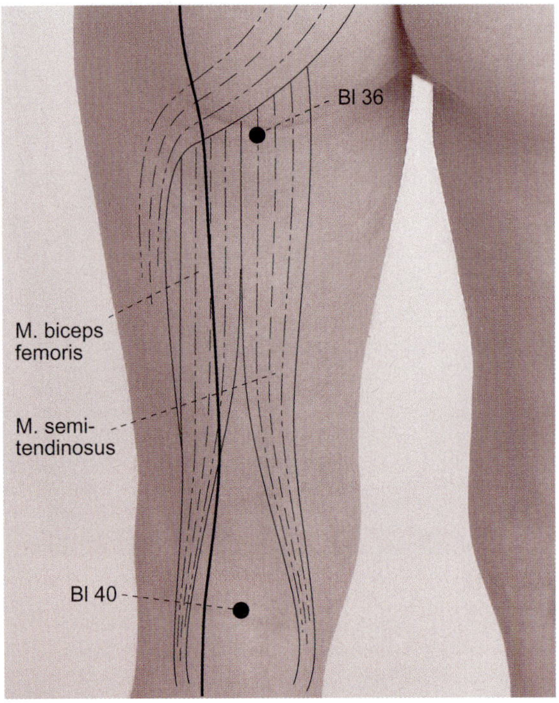

Abb. 2.14

Am **Oberschenkel** befindet sich der Lungen-Meridian etwa 1½ Daumenbreit lateral vom Blasen-Meridian, wobei der Abstand im oberen Bereich des Oberschenkels etwa 2 Daumenbreit, im unteren Bereich nahe des Knies hingegen nur mehr 1 Fingerbreit ist. Das Zentrum des Flusses liegt in den tiefen Lagen des M. biceps femoris.

Während der Blasen-Meridian eine recht „laute" und auch vom Unerfahrenen gut wahrnehmbare energetische Qualität hat, ist der Lungen-Meridian eher „leise". Man kann den Meridian am Oberschenkel zwischen den Verläufen von Niere und Blase u. U. sogar an der typischen „Stille" erkennen.

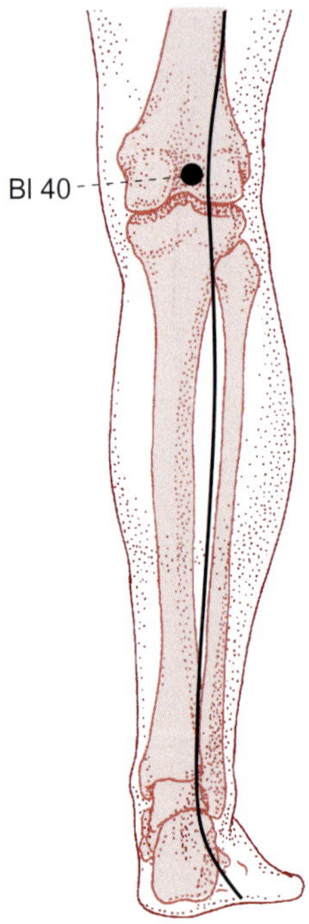

Abb. 2.15

Der Meridian durchquert die **Kniekehle** 1 Fingerbreit lateral des Blasen-Meridians (also auch lateral des in der Tiefe spürbaren Pulses).

Wie an den meisten Gelenkinnenflächen verlaufen die Meridiane auch in der Kniekehle oft relativ oberflächlich. Häufig ist nur ein leichter Kontakt notwendig, um an dieser Stelle effektiv zu behandeln.

Am **Unterschenkel** verläuft der Lungen-Meridian in den lateralen Anteilen des M. gastrocnemius. Entsprechend dem von oben nach unten abnehmenden Durchmesser des Unterschenkels rückt der Meridian auf dem Weg nach unten näher an die Mittellinie und damit an den Verlauf des Blasen-Meridians heran. Im oberen Bereich beträgt der Abstand etwa 1½ Fingerbreit, nahe dem Fußgelenk dagegen weniger als 1 Fingerbreit.

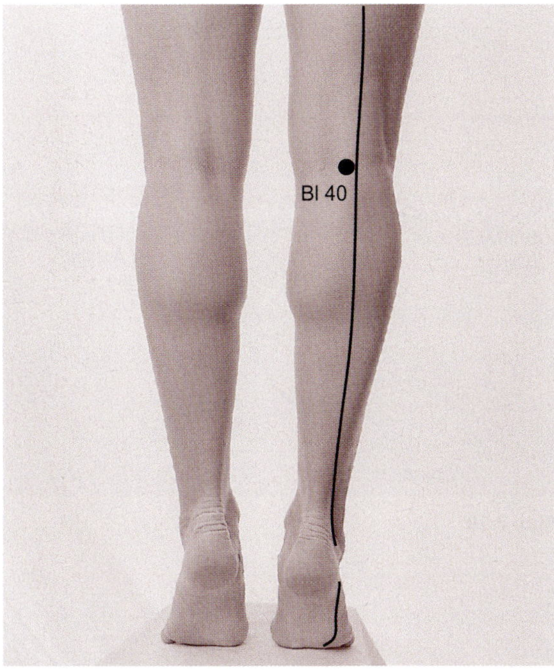

Abb. 2.16

M. gastrocnemius: Zwillingsmuskel des Unterschenkels.
Am Unterschenkel verläuft der Lungen-Meridian zwischen den Meridianen von Blase und Dickdarm. Die genaue Kenntnis der Verläufe dieser beiden Begleiter des Lungen-Meridians ist sehr hilfreich. Wenn man z. B. in der Tiefe unter den Muskeln die Rückseite des Wadenbeins spürt, liegt man in den oberen zwei Dritteln des Unterschenkels für den Lungen-Meridian bereits zu weit lateral. Der Verlauf des Lungen-Meridians im unteren Bereich des Unterschenkels entspricht beinahe dem traditionellen Verlauf des Blasen-Meridians.

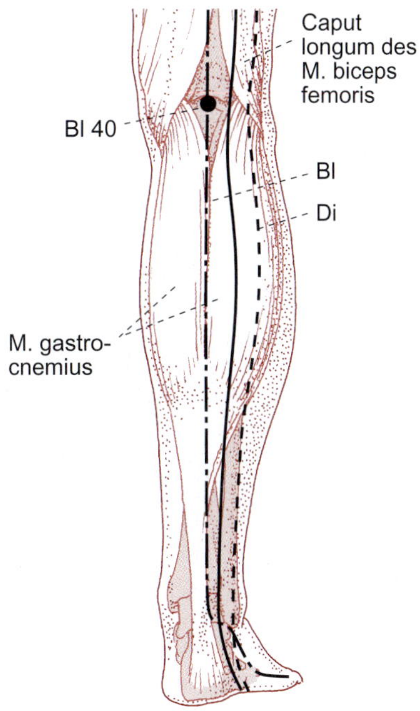

Abb. 2.17

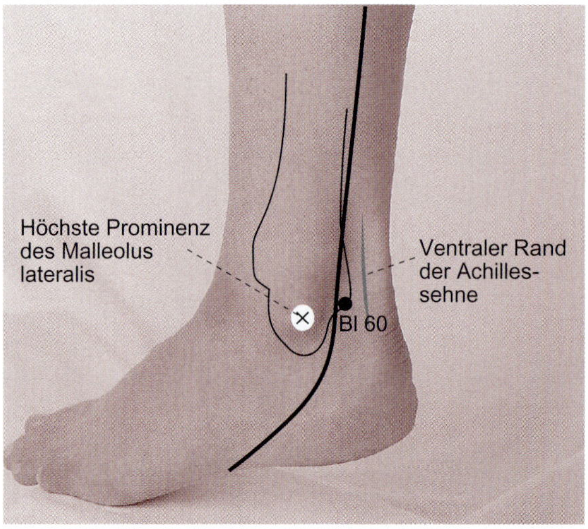

Abb. 2.18

Hinter dem Außenknöchel des **Fußgelenks** kommen sich Blasen- und Lungen-Meridian sehr nahe. Ein wenig weiter unten kreuzen sie sich, wenn der Blasen-Meridian nach vorne zu Bl 62 unterhalb des Außenknöchels und der Lungen-Meridian hinunter zum lateralen Fußrand zieht.

Im unteren Bereich des Unterschenkels und am Fuß verlaufen Lungen- und Dickdarm-Meridian parallel zueinander in knapp 1 Fingerbreit Abstand.

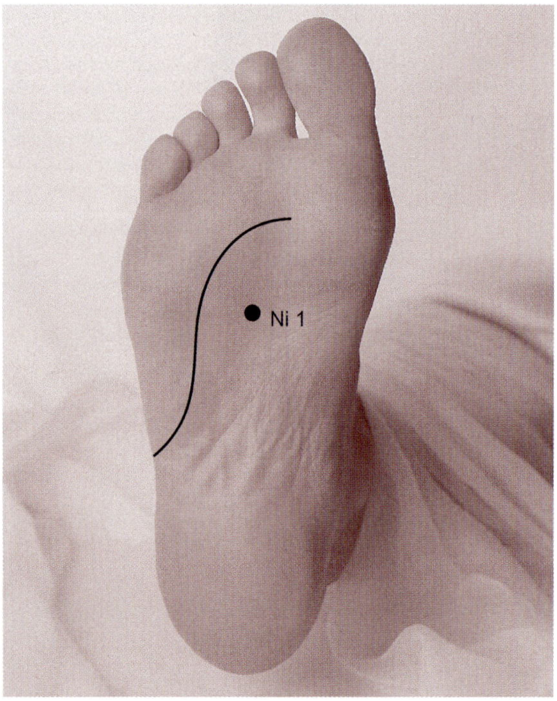

Abb. 2.19

In der Tiefe der Einsenkung, die am lateralen Fußrand die Ferse von den vorderen zwei Dritteln des Fußes trennt, wechselt der Lungen-Meridian zur **Fußsohle**. Dort zieht er am medialen Rand des Wulstes unter dem lateralen Fußrand nach vorne, biegt dann unter den Zehenballen nach medial ab und endet in dieser Linie zwischen den Zehenballen der großen und der 2. Zehe.

Im Verlauf entlang dem medialen Rand dieses Wulstes liegen – vor allem nahe der Zehenballen – häufig wichtige Kyo-Bereiche der Fußsohle, die manchmal auch mit dem Gallenblasen-Meridian im Fußrücken zu kommunizieren scheinen.

2.5 Alternativer Verlauf von Lunge am Bein

Einige Shiatsu-Praktiker, darunter auch einer der Autoren dieses Buches, sehen den Verlauf des Lungen-Meridians am Bein nicht wie hier beschrieben auf der Rückseite, sondern auf der Innenseite von Ober- und Unterschenkel. Nach dieser Vorstellung verläuft er dort zwischen Perikard und Milz-Pankreas – entsprechend dem Verlauf des Dünndarm-Meridians nach Masunaga. Am Fuß zieht er durch die „tiefste" Stelle des inneren Fußgewölbes vor der Ferse unter die Fußsohle, dann zwischen dem 1. und 2. Mittelfußknochen nach vorn unter den Zehenballen hindurch zur Spitze der 2. Zehe. Shiatsu stellt bei diesem Verlauf eindeutig die Verbindung zur Lungen-Energie her; allerdings sind hier andere Seiten des Lungen-Meridians wahrnehmbar als im Verlauf auf der Rückseite des Beines.

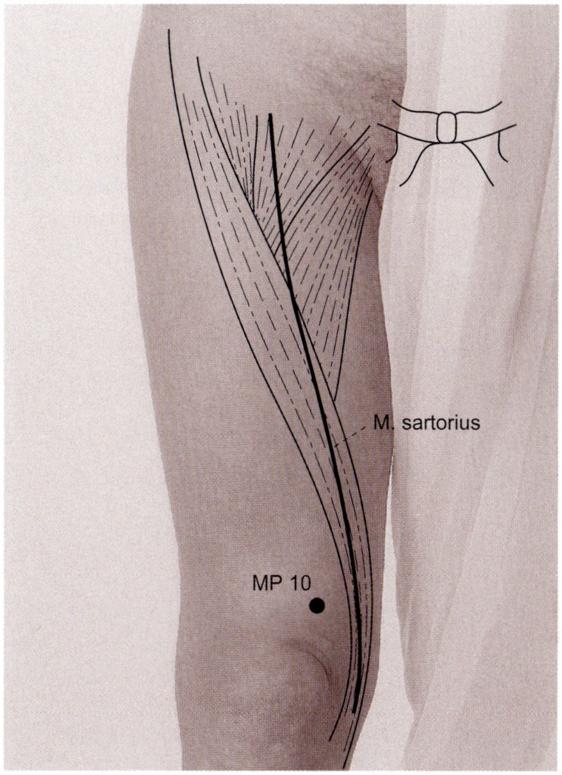

Abb. 2.20

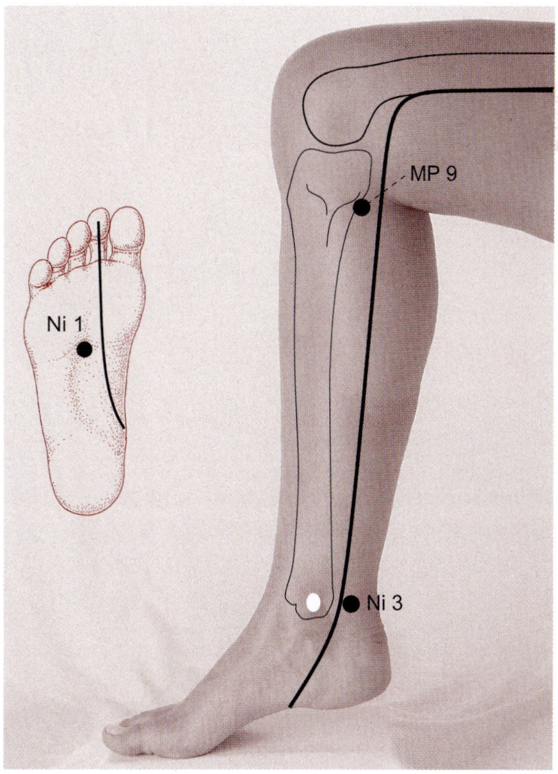

Abb. 2.21 a und b

KAPITEL

3 Dickdarm-Meridian

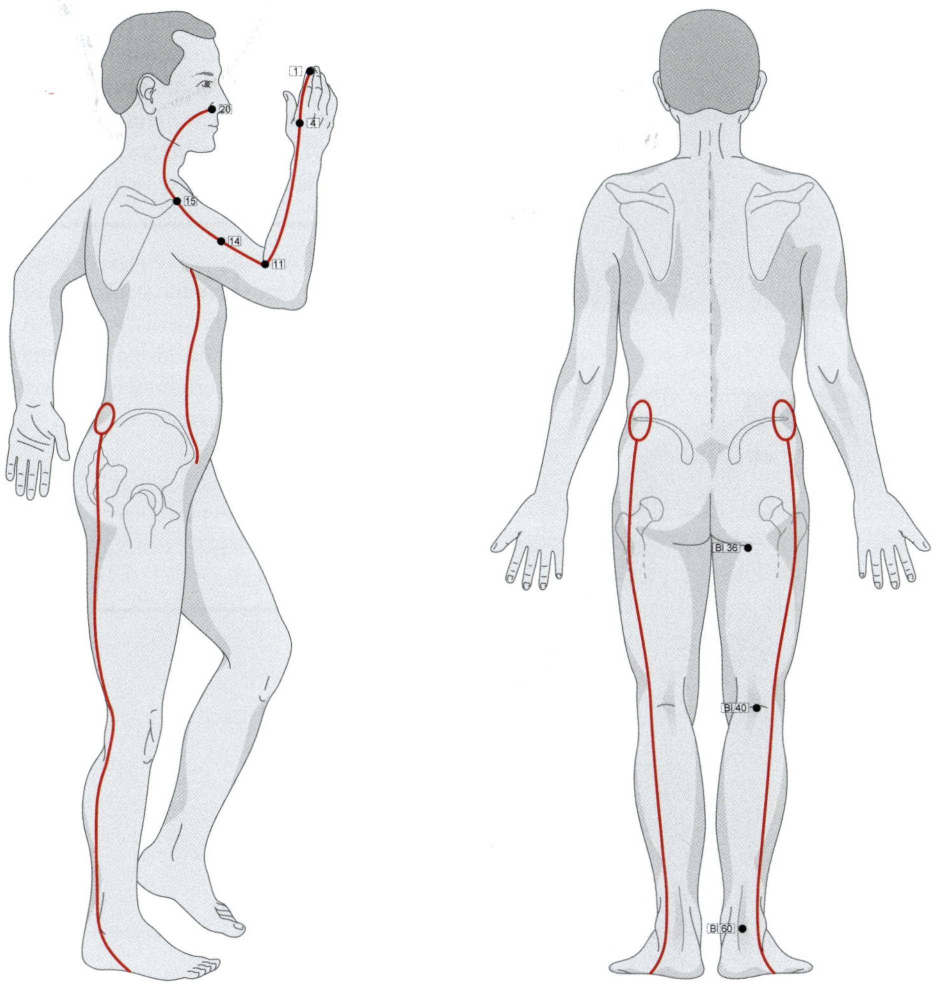

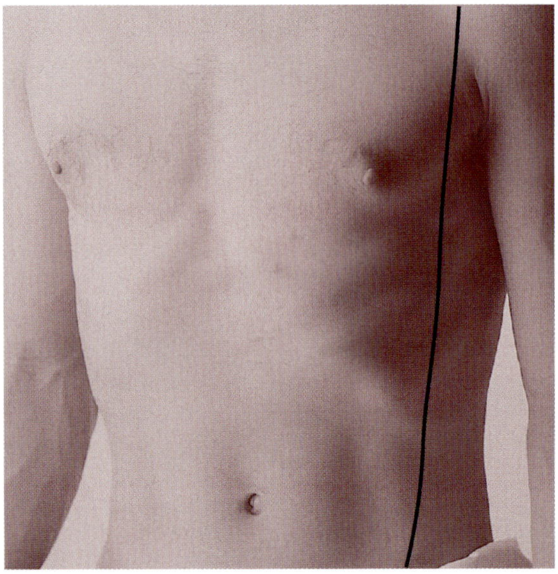

Abb. 3.1

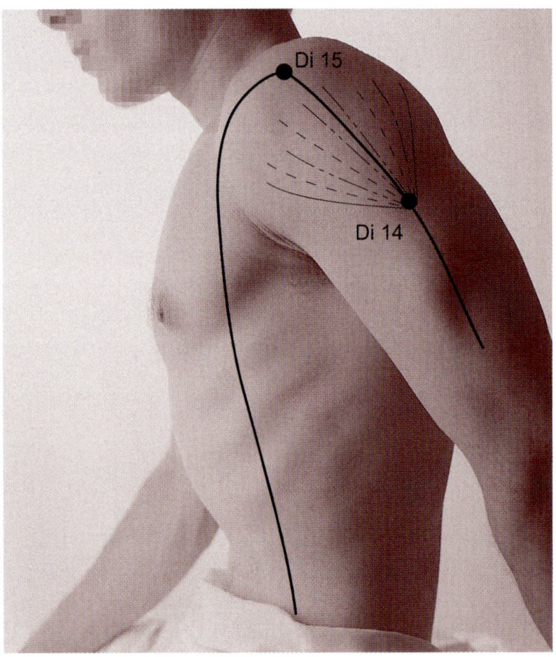

Abb. 3.2

3.1 An der Vorderseite des Rumpfes

Aus seiner Diagnosezone im seitlichen unteren Hara zieht der Dickdarm-Meridian durch die Lungen-Diagnosezone nach oben auf den **Brustkorb**. Hier verläuft er ziemlich weit seitlich (lateral), etwa am Übergang zwischen Seite und Vorderseite des Rumpfes. In der Verlängerung geht diese nahezu gerade Linie in einer leichten Auswärtskurve vorn über die **Schulter** zu Di 15. Dieser Punkt liegt zwischen dem Acromion des Schulterblatts und dem Kopf des Oberarmknochens (Humerus) in der Tiefe der seitlichen Rinne des Deltamuskels.

Der Dickdarm-Meridian ist in diesem Übergangsbereich zwischen vorderem und seitlichem Brustkorb am weitesten lateral gelegen. Medial (näher zur Mittellinie hin gelegen) des Dickdarm-Meridians verlaufen in einem deutlich stärker gekrümmten Bogen die Meridiane von Leber und Milz-Pankreas.

Acromion: das „Dach der Schulter", Verlängerung der Schulterblattgräte (Spina scapulae) zum lateralen Rand der Schulter hin, so dass sie den Kopf des Humerus zum größeren Teil bedeckt.

3.2 An Schulter, Hals und Kopf

Von Di 15 zieht der Meridian zunächst zur Mitte und nach hinten in die Spitze des Winkels, der von Schulterblattgräte (Spina scapulae) und Schlüsselbein gebildet wird. Sehr nah (nur etwa 5 mm medial) an der Spitze dieses Winkels liegt dicht vor der Schulterblattgräte Di 16.

Um Di 16 zu erreichen, ist der Druck dicht vor der Schulterblattgräte von oben in die Schulter in Richtung der Füße zu richten.

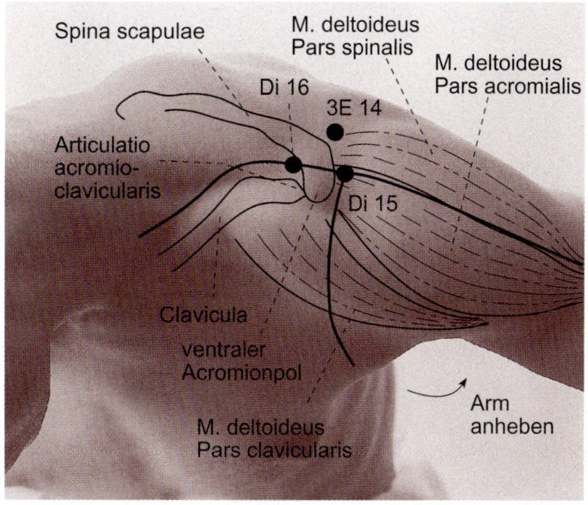

Abb. 3.3

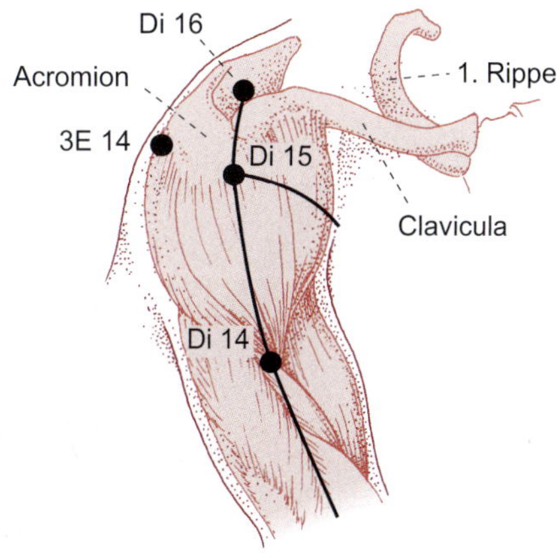

Abb. 3.4

Auf dem Weg zum Hals zieht der Meridian nun quer über die **Schulter**, indem er in etwa 1 Daumenbreit Abstand dem geschwungenen Verlauf des Schlüsselbeins folgt. Dabei überkreuzt er den Vorderrand des Trapezmuskels. Oberhalb des Ansatzes des lateralen Sternocleidomastoideus am Schlüsselbein zieht er nach oben und überquert dadurch diagonal den frontolateralen (vorderen seitlichen) **Halsbereich** und den Sternocleidomastoideus auf halber Höhe (Di 18).

M. sternocleidomastoideus: Kopfnickermuskel, läuft von Brust- und Schlüsselbein (Sternocleido) zum Warzenfortsatz (Mastoid) hinter dem Ohr.

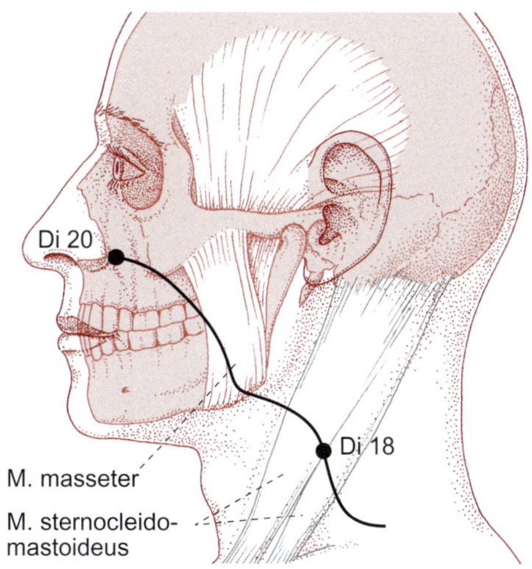

Abb. 3.5

3

Di

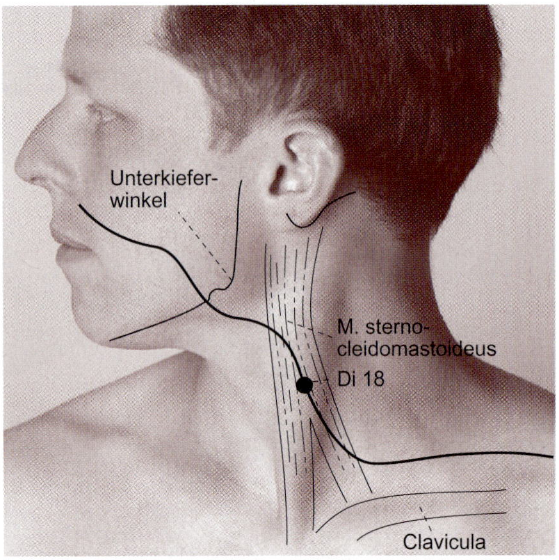

Abb. 3.6

Den **Unterkiefer** erreicht der Dickdarm-Meridian knapp vor einer flachen Grube, die sich etwa 1 Daumenbreit vor dem Unterkieferwinkel am Unterrand dieses Knochens befindet. Von hier zieht er im **Gesicht** diagonal über die untere Wange nahezu direkt zu Di 20 am Oberrand der Grube seitlich neben den Nasenflügeln.

Masunaga beschreibt noch eine Verbindung beider Punkte (Di 20) direkt unterhalb der Nase.

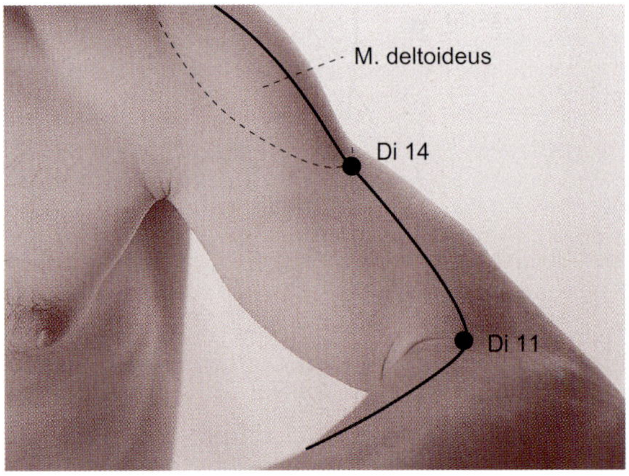

Abb. 3.7

3.3 Am Arm

Von Di 15 an der Schulter verläuft der Meridian seitlich am **Oberarm** nach unten. Ein guter Orientierungspunkt ist hier die Spitze des Deltamuskels. Di 14 liegt etwa auf halber Höhe des Oberarms dicht hinter der Spitze des Deltamuskels.

Von dort aus zieht der Meridian zu Di 11. Man findet diesen Punkt am Ende der speichenseitigen (radialen) Beugefalte bei ca. 90° gebeugtem **Ellenbogen**.

Di 11 liegt recht tief im Ansatz des Oberarm-Speichen-Muskels (M. brachioradialis) am Oberarm. Obwohl der Punkt in der Ellenbeuge liegt, wird der Druck zum Oberarm hin gerichtet.

Am **Unterarm** wandert er von Di 11 kommend in nahezu gerader Linie auf dem radialen Rand der Rückseite des Unterarms. Läuft er anfangs noch auf den Muskeln (Mm. extensor carpi radialis longus und brevis), so hat man am unteren (distalen) Unterarm in der Regel knöchernen Kontakt zur Speiche. Auf dem Weg zum Handgelenk durchquert er hier noch einen Muskelbauch, der diagonal über dem Knochen verläuft, den langen Daumenabspreizer (M. abductor pollicis longus).

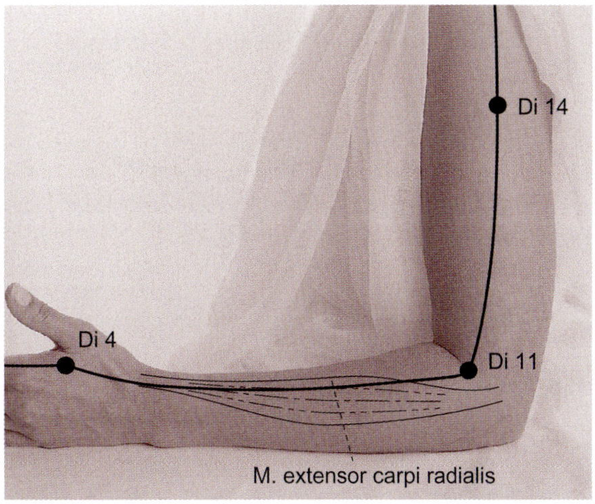

Abb. 3.8

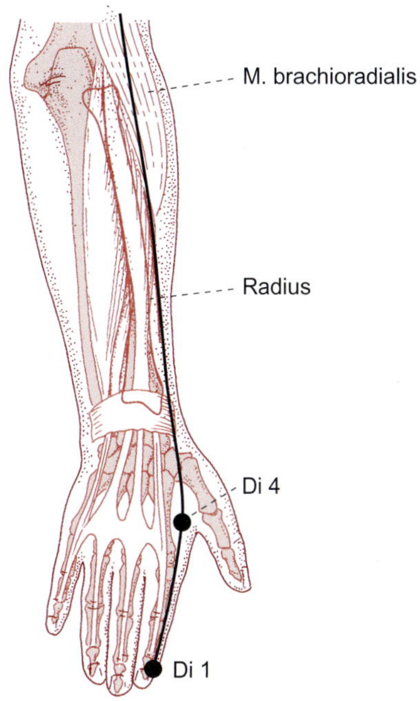

Abb. 3.9

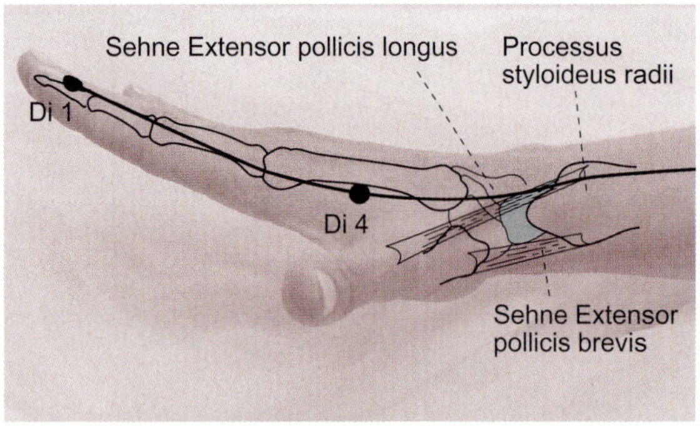

Abb. 3.10

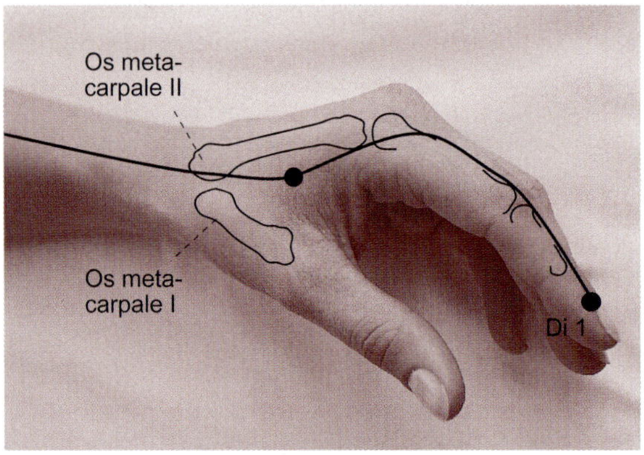

Abb. 3.11

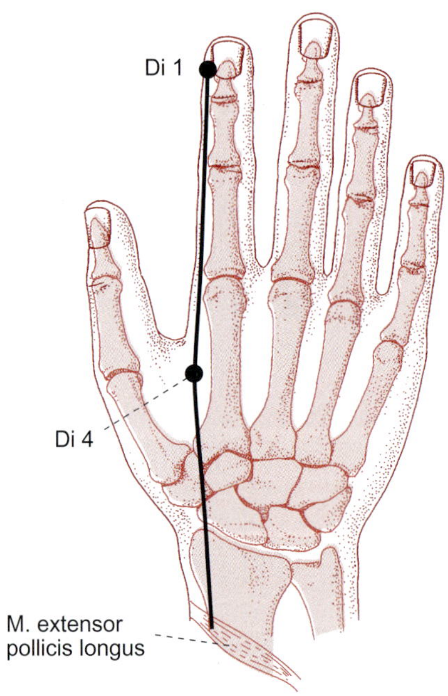

Abb. 3.12

Auf der Kante zwischen Rück- (Dorsalseite) und Radialseite – und über der Sehne des langen Daumenstreckers (M. extensor pollicis longus) – überquert der Meridian das **Handgelenk**, folgt dann radial dem 2. Mittelhandknochen. Nach einem Abstecher zu Di 4 im Muskelbauch zwischen dem 1. und 2. Mittelhandknochen läuft er auf dem Zeigefinger ebenfalls auf der Kante zwischen Dorsal- und Radialseite zum radialen Nagelwinkel (Di 1) und radialen Nagelfalz.

Anders als in den traditionellen Verläufen der TCM geht der Dickdarm-Meridian am Handgelenk nicht durch die Tabatière, die Grube auf der Radialseite des Handgelenks, sondern folgt dem dorsalen Rand dieser Grube.

3.4 An Becken und Bein

Von der Diagnosezone am Rücken im seitlichen-unteren Lendenbereich läuft der Dickdarm-Meridian über das **Becken** abwärts zum Oberschenkel. Man findet ihn hier ca. 8 Daumenbreit seitlich der Mittellinie in einem Bereich, den man als Kante zwischen Seite und Rückseite bezeichnen könnte.

Die Dickdarm-Diagnosezone liegt im unteren Lendenbereich (L 2–4) lateral des Rückenstreckers. Sie erstreckt sich auch auf den oberen Rand des darunter liegenden Beckenkamms.

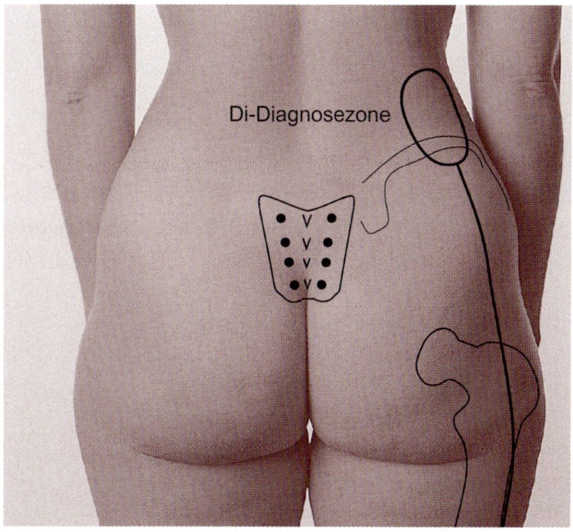

Abb. 3.13

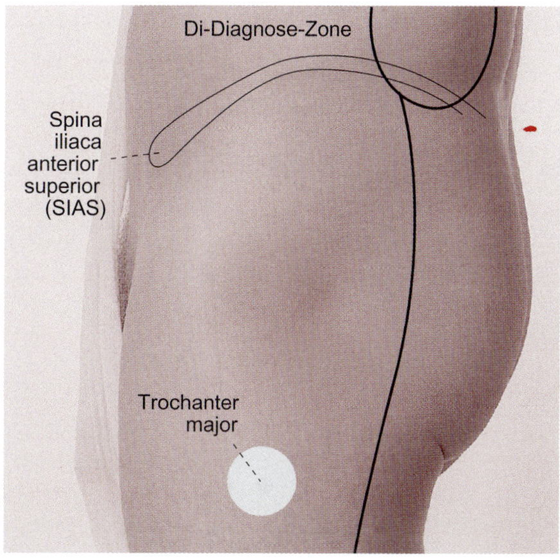

Abb. 3.14

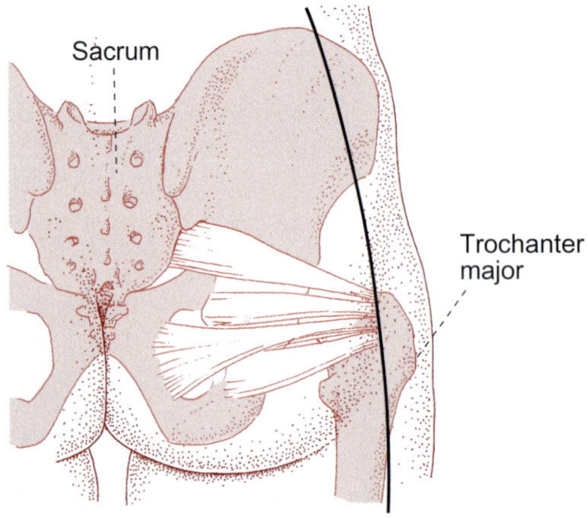

Abb. 3.15

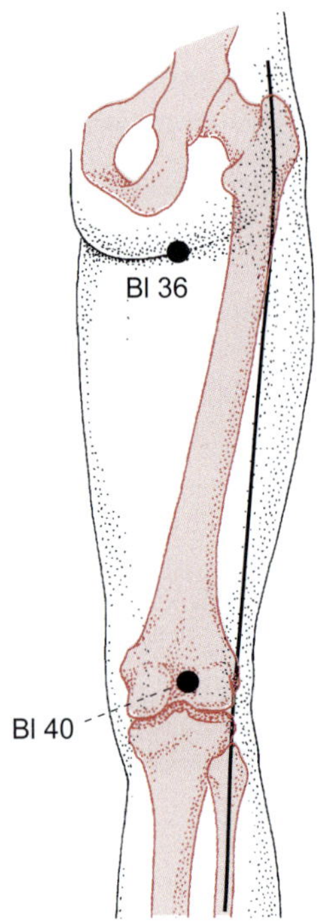

Abb. 3.16

Unterhalb des Beckens zieht er über die Rückseite des großen Rollhügels (Trochanter major) zum **Oberschenkel**, den er auf der Kante zwischen Seite und Rückseite (in bzw. teilweise auch unter den dorsalen Anteilen des bindegewebigen Strangs auf der Außenseite des Oberschenkels – Tractus iliotibialis) hinunterläuft.

Auf der Vorderseite des Trochanter major verläuft der Gallenblasen-Meridian.
Legt man bei Klienten in Bauchlage mit leicht angewinkeltem Knie den Fuß des zu behandelnden Beines über das Fußgelenk der Gegenseite, so wird die beschriebene Kante am Oberschenkel hervortreten und der Dickdarm-Meridian dort leicht zu finden sein. Achtung, der Meridianverlauf ist hier oft schmerzhaft, vor allem bei Kyo-Zuständen von Dickdarm oder Niere und Anspannung in Gallenblase!

Der Meridian überquert die **Knieregion** auf deren Rückseite, jedoch außerhalb der Kniekehle. Dort befindet sich eine flache Grube lateral der Sehne des zweiköpfigen Oberschenkelmuskels (M. biceps femoris), die den lateralen Rand der Kniekehle bildet.

Der Dickdarm-Meridian befindet sich am **Unterschenkel** auf der Rückseite des Wadenbeins mit Tendenz zu dessen medialem Rand. Vor allem zum distalen Unterschenkel hin läuft er dabei dicht neben dem Lungen-Meridian. Vor diesem Meridian überquert er das Fußgelenk über die Rückseite des Außenknöchels.

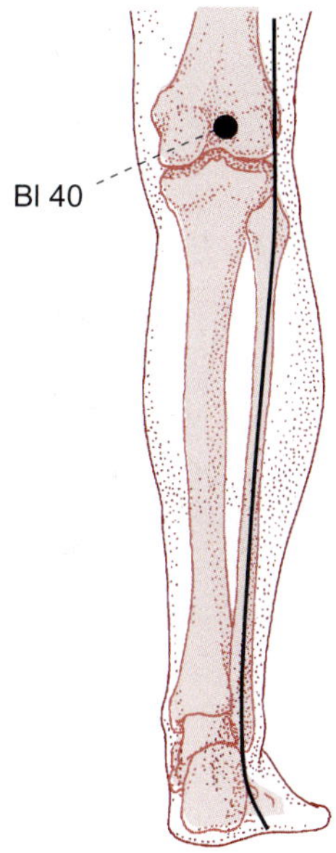

Abb. 3.17

Zur Behandlung am Unterschenkel ist es sinnvoll, das Bein wieder gerade zu legen.
Die Druckrichtung ist hier klar von hinten (dorsal) kommend nach vorne (anterior) auf das Wadenbein.
Unterhalb des Außenknöchels auf dem Weg zur Fußsohle überquert der Dickdarm-Meridian (zusammen mit dem Lungen-Meridian) den Blasen-Meridian.

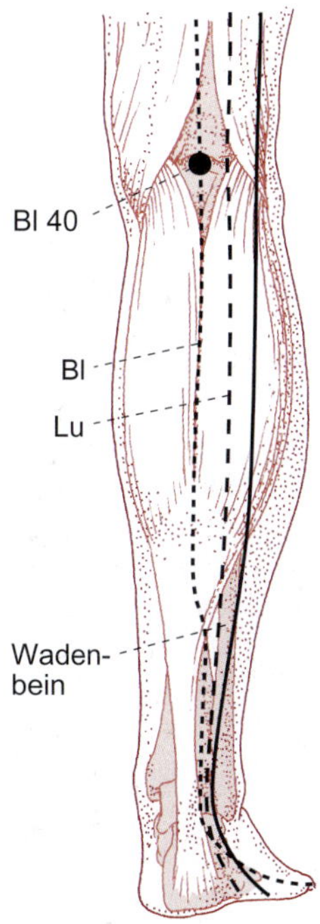

Abb. 3.18

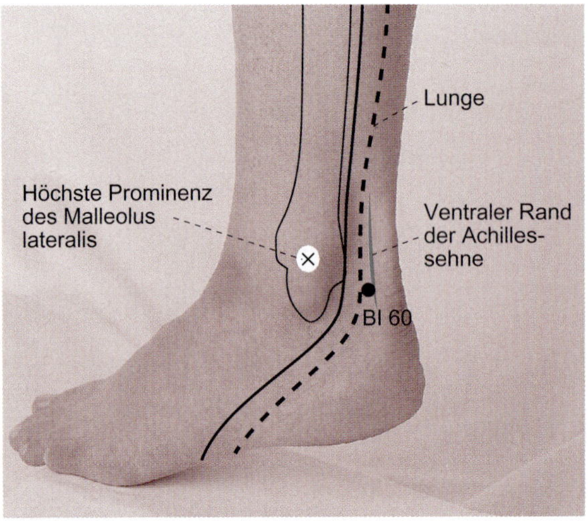

Abb. 3.19

Auch am **Fuß** verlaufen Dickdarm- und Lungen-Meridian parallel zueinander. Zunächst ziehen beide vom Fußgelenk hinter dem Außenknöchel zügig zur Außenkante des Fußes. Der Dickdarm-Meridian überquert diese anterior des Lungen-Meridians und vor der Grube, die die vorderen zwei Drittel des Fußes vom Fersenbereich trennt.

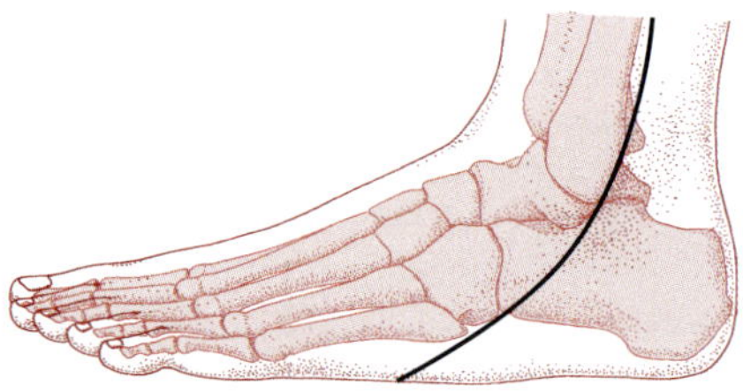

Abb. 3.20

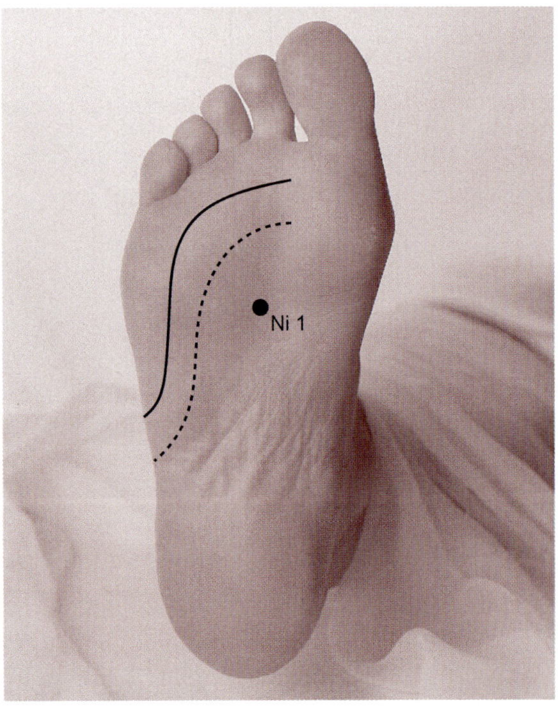

Abb. 3.21

An der **Fußsohle** verläuft der Dickdarm-Meridian in dem Wulst unter dem lateralen Fußrand, biegt kurz vor den Zehen nach medial um und zieht vor (anterior) dem Lungen-Meridian in den vorderen Bereich der Zehenballen in Richtung Großzehe. Der Meridian endet zwischen den Ballen der großen und der 2. Zehe.

KAPITEL

4 Magen-Meridian

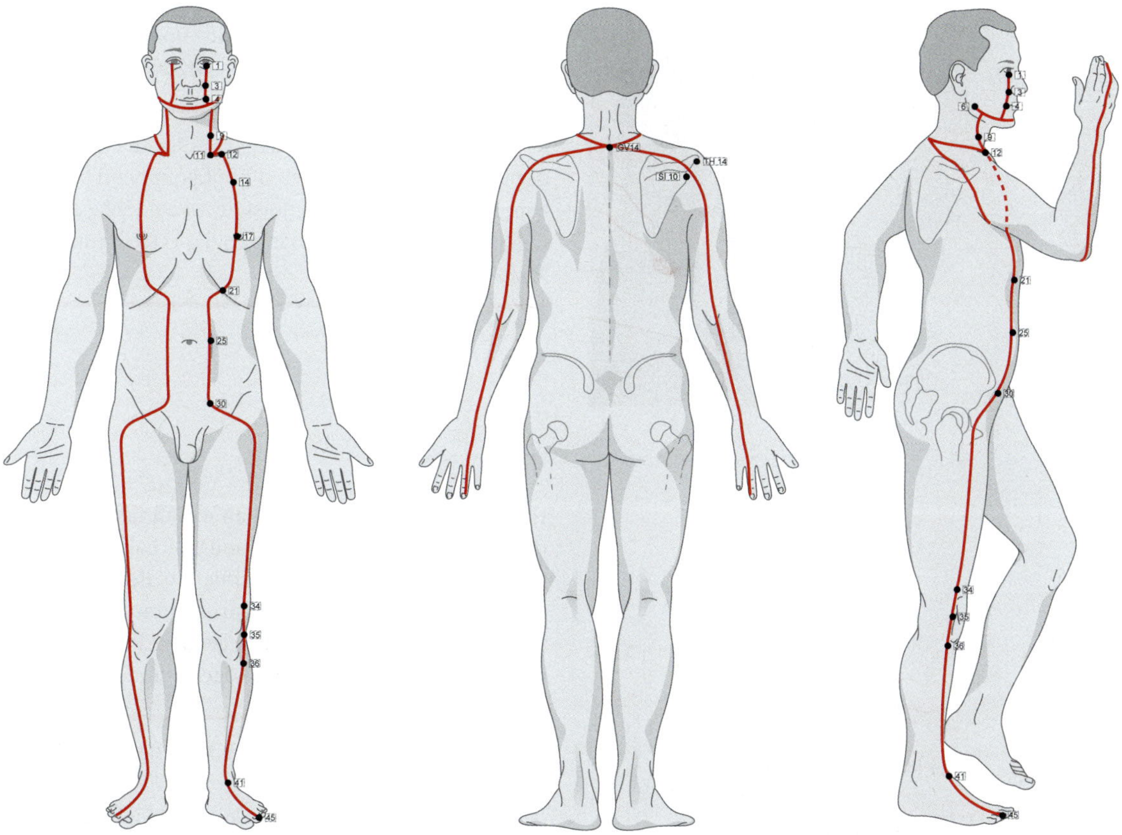

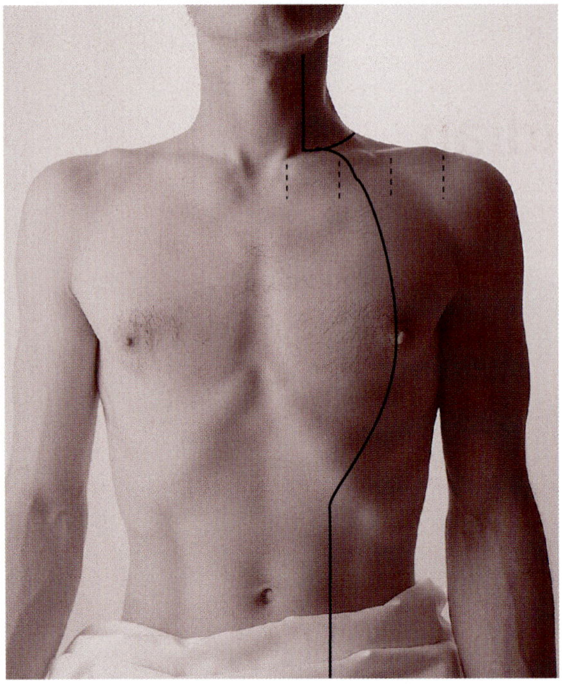

Abb. 4.1

4.1 An der Vorderseite des Rumpfes

2 Daumenbreit seitlich (lateral) der Mittellinie zieht der Magen-Meridian im Rand des geraden Bauchmuskels nach oben. Im oberen Hara befindet sich hier auf der linken Körperhälfte unterhalb des Rippenbogens die Diagnosezone des Magens. Der Meridian wendet sich nun in einem sanften Bogen zur Seite und überquert den Rippenbogen. Er gelangt so in die Mamillarlinie.

In den traditionellen Meridianverläufen der TCM wird der Magen-Meridian als vom Kopf kommend beschrieben. Er überkreuzt das Schlüsselbein auf Höhe der Mamillarlinie und läuft dann in gerader Linie hinunter zur Mamille.

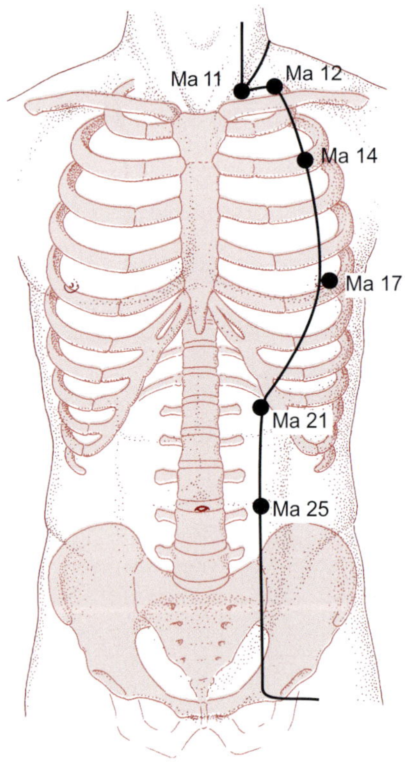

Abb. 4.2

Hier befindet sich der Meridian 4 Daumenbreit lateral der Mitte und wandert unter- und oberhalb der Mamille ein kurzes Stück in gerader Linie am **Brustkorb** nach oben. In Höhe des 3. Zwischenrippenraumes (ICR, Interkostalraum) verlässt er diese gerade Linie wieder und wendet sich in einem sanften Bogen zum Schlüsselbein.

Die Lebendigkeit oder Starre des Meridians im gesamten Brustkorb spiegelt die Fähigkeit der Person, sich lieben und nähren zu lassen und auch liebevoll Fürsorge tragen zu können.

Teilt man das Schlüsselbein in 3 gleiche Abschnitte, so überkreuzt der Meridian das Schlüsselbein am Übergang vom medialen (näher zur Mittellinie hin gelegen) zum mittleren Drittel. Unmittelbar oberhalb des Schlüsselbeins befindet sich Ma 12. Von hier zieht der Meridian ein kurzes Stück oberhalb des Schlüsselbeins nach medial zu Ma 11. In diesem Punkt teilt er sich in 2 Äste: ein Ast verläuft an der Vorderseite des Halses nach oben zum Kopf, ein anderer über die Schulter zur Rückseite des Arms.

Lateral des Magen-Meridians überqueren die Meridiane von Milz-Pankreas und Leber das Schlüsselbein.

4.2 An Hals und Kopf

Der erste Ast wandert in der Rinne oberhalb des Schlüsselbeins zunächst weiter nach medial zum hinteren Rand des Kopfnickermuskels (M. sternocleidomastoideus) und steigt dann nach oben. Am **Hals** überquert er diesen Muskel im unteren Drittel in einer diagonalen Linie von außen-unten nach oben-innen. Er gelangt so vor dessen vorderen Rand und steigt senkrecht nach oben zum Unterkiefer.

Der Magen-Meridian ist einer von 5 Meridianen auf der Vorderseite des Halses. Davon liegen Magen, Dickdarm und Lunge relativ nah an der Oberfläche, während Perikard und Niere sich in tieferen Schichten befinden. Der Herz-Meridian hingegen verläuft tief im Hals und erscheint erst unter dem Mundboden wieder an der Oberfläche.
Der Magen-Meridian befindet sich am Unterrand des Unterkiefers 1 Fingerbreit vor dem Dickdarm-Meridian, welcher knapp vor einer kleinen Rinne ca. 1 Daumenbreit vor dem Kieferwinkel den Unterrand des Kieferknochens überquert.

Am **Unterkiefer** teilt sich der Meridian erneut, dieses Mal in 3 Äste. Ein Ast folgt dem Unterkieferknochen nach medial zur Rinne unterhalb der Unterlippe und verbindet sich dort mit dem Magen-Meridian der anderen Körperseite.

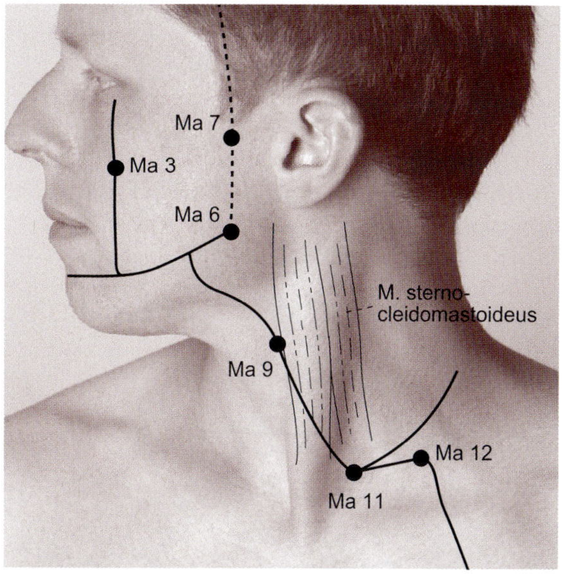

Abb. 4.3

4

Ma

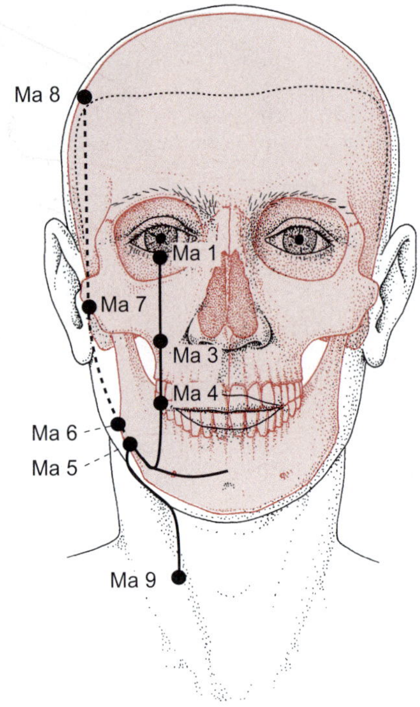

Abb. 4.4

Ein zweiter Ast wendet sich vom Unterkiefer nach innen und oben zum lateralen Mundwinkel. ½ Fingerbreit lateral des Mundwinkels zieht er senkrecht nach oben in Richtung Auge und überquert den Wangenknochen. Dicht unterhalb des Wangenknochens befindet sich Ma 3. Senkrecht ansteigend gelangt er zur Mitte des unteren Augenhöhlenrandes.

Die Lippen spiegeln nach Vorstellung der TCM den Zustand der Magen-Energie. Vor allem die Spannung der Oberlippe lässt ahnen, wie leicht und entspannt die Person in Kontakt mit ihren Mitmenschen steht.

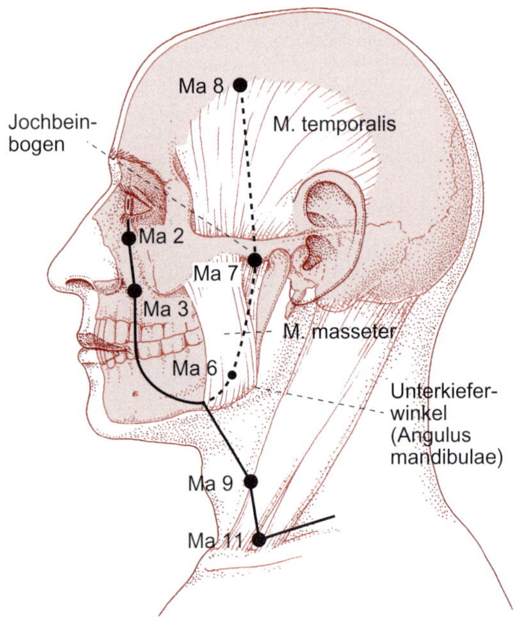

Abb. 4.5

Ein dritter Ast läuft vom Abzweigungspunkt am Unterkiefer nach hinten in Richtung Kieferwinkel. Im Punkt Ma 6 – in einer flachen Grube im Ansatz der kräftigen Kaumuskulatur (M. masseter) am Unterkiefer – verbindet er sich mit dem aufsteigenden Ast des Milz-Pankreas-Meridians.

Nach den traditionellen Verläufen ist der aufsteigende Ast des Milz-Pankreas-Meridians ein Ast des Magen-Meridians. Er spiegelt den intellektuellen Aspekt der Erd-Energie.
Vielfach wird auch die Ansicht vertreten, dass der Milz-Pankreas-Meridian in Ma 6 endet. Der Verlauf von Ma 6 zu Ma 8 lateral am Kopf nach oben ist dann als ein Teil des Magen-Meridians anzusehen. Für diese These spricht der deutliche Yang-Charakter dieser Region. Zudem finden sich in diesem Bereich häufig wichtige Punkte zur Behandlung von in der oberen Körperhälfte festgehaltenem Ki (ein Yang-Zustand), beispielsweise bei Kopfschmerzen, Verstopfung, nächtlichem Zähneknirschen, bei Unruhe und großer innerer Anspannung u. a. m.

4.3 An Schulter und Arm

Vom beschriebenen Teilungspunkt Ma 11 oberhalb des Schlüsselbeins legt sich ein weiterer Ast auf der **Schulter** wie eine Perlenkette dicht um den Halsansatz. Er überquert den Vorderrand des M. trapezius medial von Gb 21 und zieht dann zur Vertiefung zwischen den Dornfortsätzen des 7. Hals- und 1. Brustwirbels (LG 14).

Im Punkt LG 14 trifft sich der Magen-Meridian mit den Meridianen von Dünndarm und Blase.

Von diesem Punkt aus wandert der Meridian in der Muskulatur vor der Schulterblattgräte (Mm. trapezius und supraspinatus) zur Seite, wobei er sich der Gräte immer mehr annähert. Schließlich läuft er auf diesem Knochen und zieht dann hinunter zum Arm durch eine angedeutete Vertiefung im rückwärtigen Rand des Acromion, ca. 1 Daumenbreit medial der Ecke, unter der sich 3E 14 befindet.

Auf der Schulter befindet sich der Magen-Meridian relativ dicht hinter dem Verlauf des Dreifachen Erwärmers.

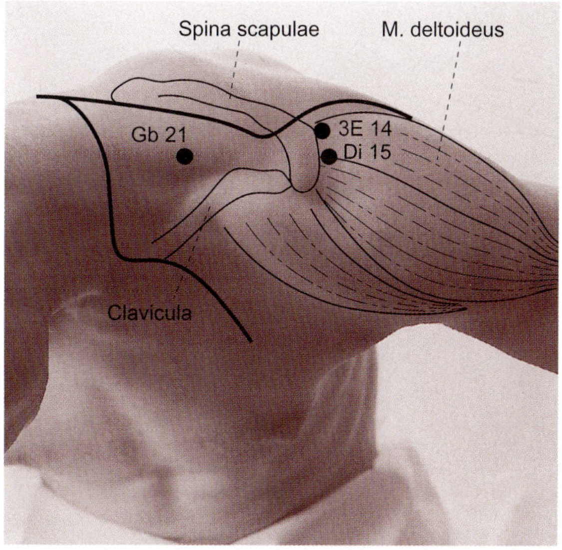

Abb. 4.6

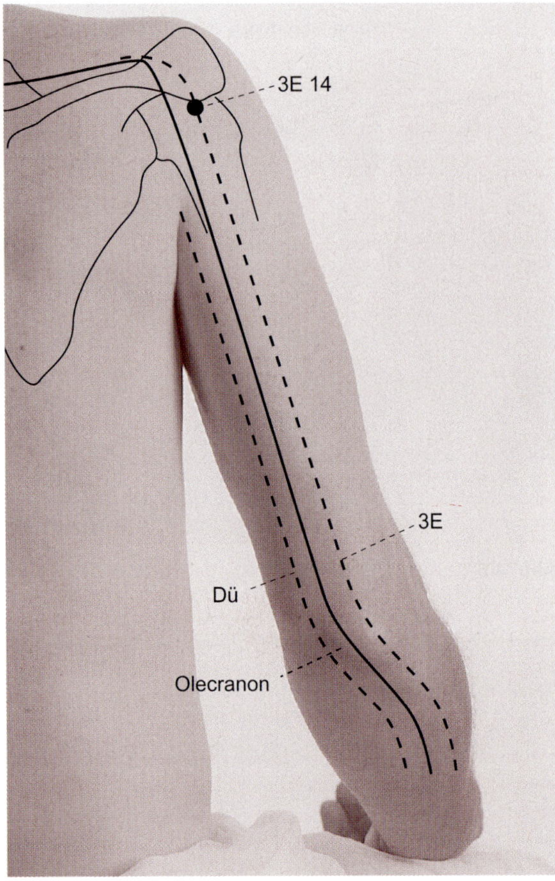

Abb. 4.7

Er überquert die Rückseite der Schulter über den rückwärtigen Anteil des Deltamuskels. Auf der Rückseite des **Oberarms** befindet sich der Magen-Meridian zwischen den Verläufen von Dünndarm und Dreifachem Erwärmer. Auf den kleinfingerseitigen (ulnaren) Anteilen des M. triceps zieht er ulnar der Mittellinie des Oberarms in Richtung **Ellenbogenspitze**. Zwischen Dünndarm- und Dreifachem-Erwärmer-Meridian verlaufend nähert er sich zum Ellenbogen hin stärker dem Dreifachen Erwärmer an und überquert den Ellenhaken (Olecranon) dicht daumenseitig der Spitze des Ellenbogens.

Die Meridianqualität am Oberarm ist oft ähnlich der am Oberschenkel und an der Schulterblattgräte. Es kann daher hilfreich sein, am Oberarm nach ähnlichen Energiequalitäten Ausschau zu halten.
Wie die meisten hier verlaufenden Meridiane hat auch der Magen-Meridian im oberen Bereich des Oberarms oft wichtige Kyo-Bereiche.

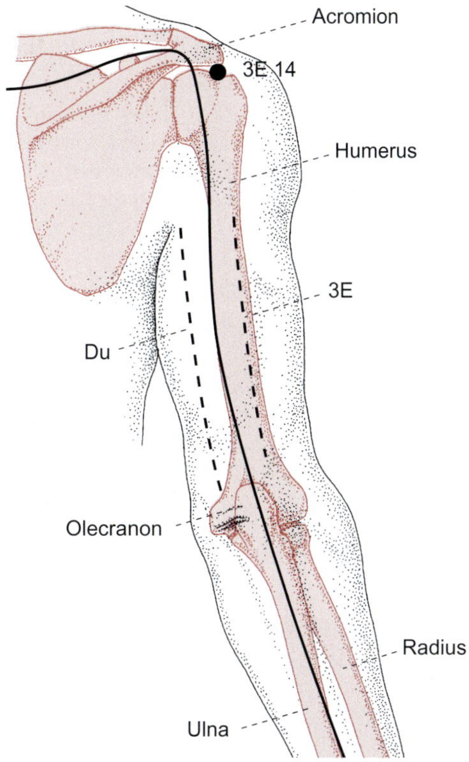

Abb. 4.8

Am **Unterarm** verläuft der Meridian parallel und ca. 1 Fingerbreit ulnar des Dreifachen Erwärmers zum Handgelenk. In Ellenbogennähe befindet er sich dabei zunächst noch auf der Elle, zieht aber sehr bald zu deren dorsalem Rand.

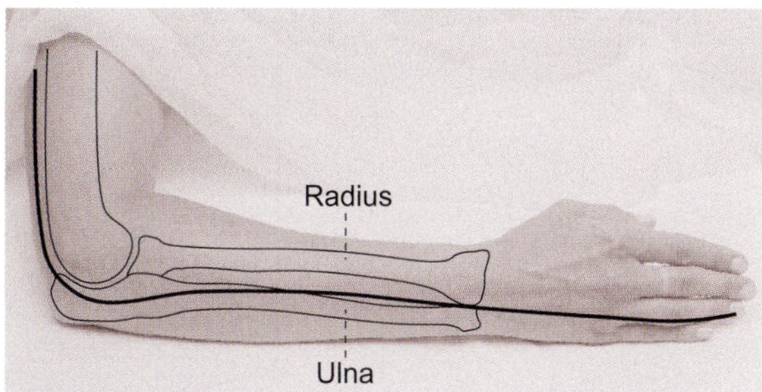

Abb. 4.9

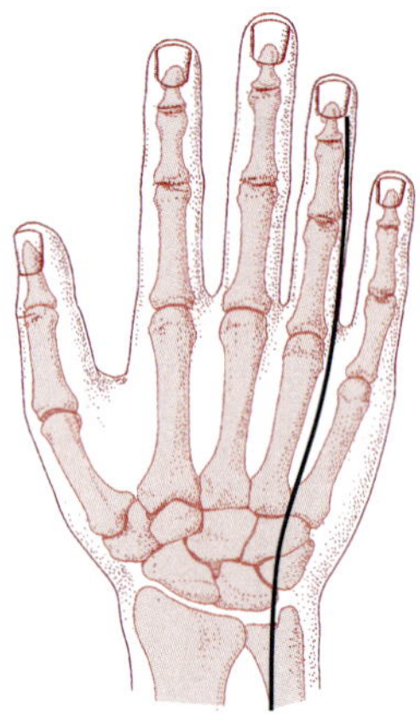

Abb. 4.10

Am **Handgelenk** passiert er den radialen Rand des Ulnaköpfchens und wandert über die kleinfingerseitige Handwurzel zum Raum zwischen dem 4. und 5. Mittelhandknochen im Handrücken. Hier befindet sich der Meridian dicht neben dem ulnaren Rand des 4. Mittelhandknochens. Über die obere ulnare Kante des 4. Fingers gelangt er zu dessen kleinfingerseitigem Nagelwinkel und schwingt dort über den physischen Körper hinaus.

In den traditionellen Meridianbeschreibungen beginnt am äußeren ulnaren Nagelwinkel des 4. Fingers der Dreifache-Erwärmer-Meridian. Nach Masunaga läuft dieser Meridian durch den daumenseitigen (radialen) Nagelwinkel des 4. Fingers.

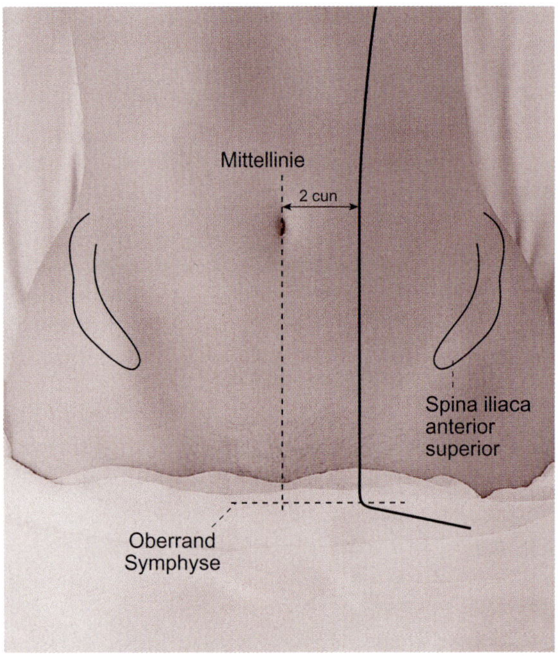

Abb. 4.11

4.4 Vom Hara in die Beine

Im **Hara** verläuft der Magen-Meridian im lateralen Rand des geraden Bauchmuskels, 2 Daumenbreit lateral der Mittellinie in Richtung Schambein. In Höhe von dessen Oberrand wendet sich der Meridian nach lateral und unten und überquert die Leiste in dem sehnigen Bereich deutlich unterhalb des vorderen oberen Darmbeinstachels.

In Höhe des Bauchnabels finden wir in Ma 25 (Bo-Punkt Dickdarm) die nährende Verbindung der Wandlungsphase Erde zur Wandlungsphase Metall. Im Verlauf von Ma 27–Ma 30 zeigt sich ein Bezug zum weiblichen Zyklus und zur Fruchtbarkeit.

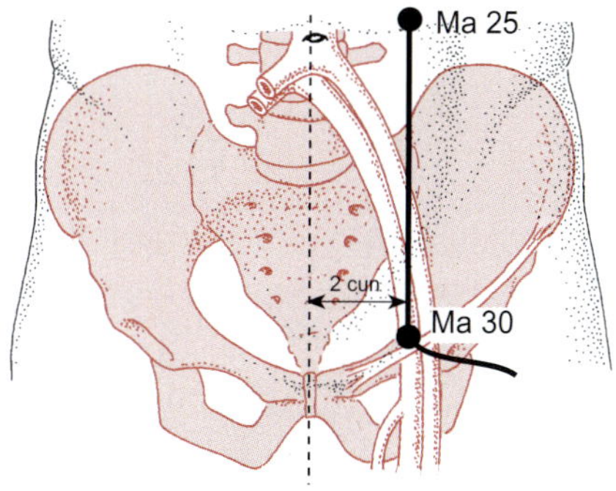

Abb. 4.12

Am **Oberschenkel** verläuft der Magen-Meridian auf der Vorderseite relativ weit lateral im kräftigen, lateralen Rand des geraden Oberschenkelmuskels (M. rectus femoris) und dann im Bauch des äußeren Kopfes des Oberschenkelmuskels (M. vastus lateralis).

Der Magen-Meridian am Bein kann z. B. anzeigen, wie viel Kraft oder auch Anstrengung jemand aufbringt, um sich zu holen, was er/sie braucht.

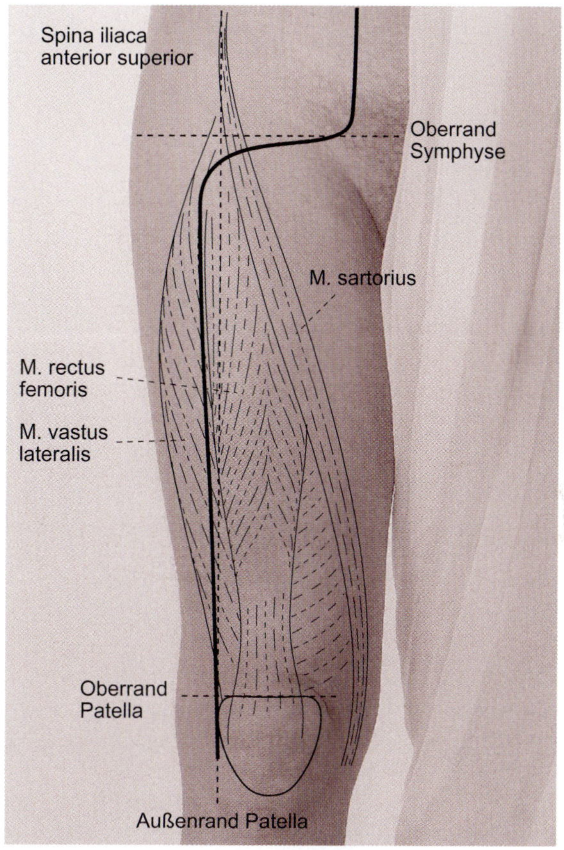

Abb. 4.13

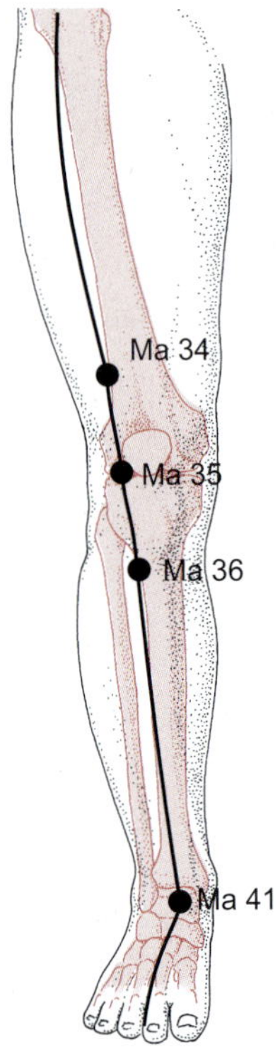

Abb. 4.14

Er überquert das **Knie** lateral der Kniescheibe. In der Grube unterhalb der Kniescheibe und lateral der kräftigen Kniescheibensehne befindet sich Ma 35.

Ma 35 kann ein wichtiger Punkt bei Kniebeschwerden sein und ist dann häufig Kyo.

Auf dem Weg zum Unterschenkel überquert der Meridian den lateralen Schienbeinkopf. Unterhalb des Schienbeinkopfes befindet sich der wichtige Punkt Ma 36.

Ma 36 befindet sich 1 Fingerbreit lateral der Vorderkante des Schienbeins in Höhe des Unterrandes der rauen Verdickung auf der Vorderseite des Schienbeinkopfes (Tuberositas tibiae).

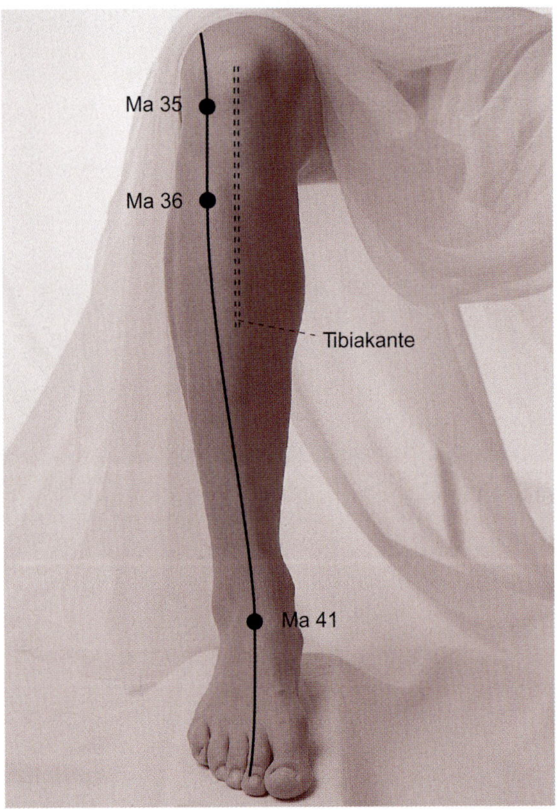

Abb. 4.15

Am **Unterschenkel** verläuft er im Bauch des vorderen Schienbeinmuskels (M. tibialis anterior), 1 Fingerbreit lateral der Schienbeinvorderkante.

Bevor er das **Fußgelenk** erreicht, wendet sich der Meridian ein wenig zur Mitte und läuft genau über die Mitte des oberen Sprunggelenks zwischen den beiden kräftigen Sehnen hindurch: Ma 41.

Im unteren Bereich des Unterschenkels und auf der Vorderseite des Fußgelenks (Ma 41) befinden sich häufig wichtige Kyo-Bereiche.

4 Ma

Er verläuft in gerader Linie über den **Fußrücken** und die Fußwurzelknochen (Os naviculare und Os cuneiforme mediale) in den Raum zwischen dem 2. und 3. Mittelfußknochen. Hier befindet er sich dicht am 2. Mittelfußknochen. An der 2. Zehe bleibt der Meridian an der oberen lateralen Kante und gelangt zum lateralen Zehennagelwinkel. Er verlässt den physischen Körper durch die Rinne zwischen Nagel und Hautfalte.

Wenn der 2. Zeh deutlich länger ist als der 1. oder deutlich kleiner als die ihn umgebenden Zehen, weist das auf eine konstitutionelle Betonung im Erd-Element hin.

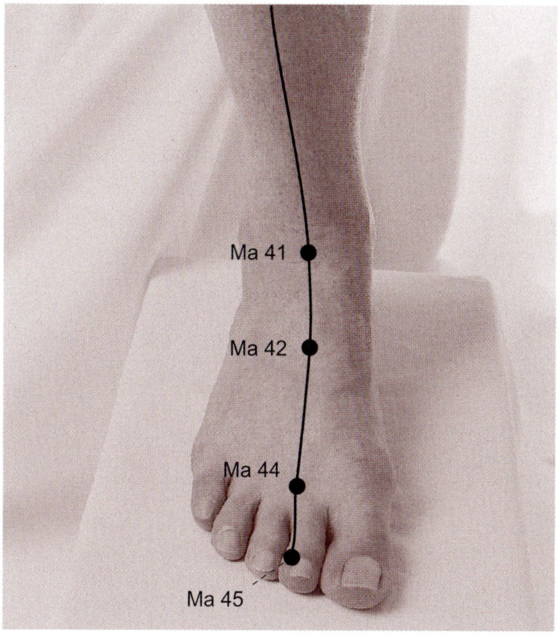

Abb. 4.16

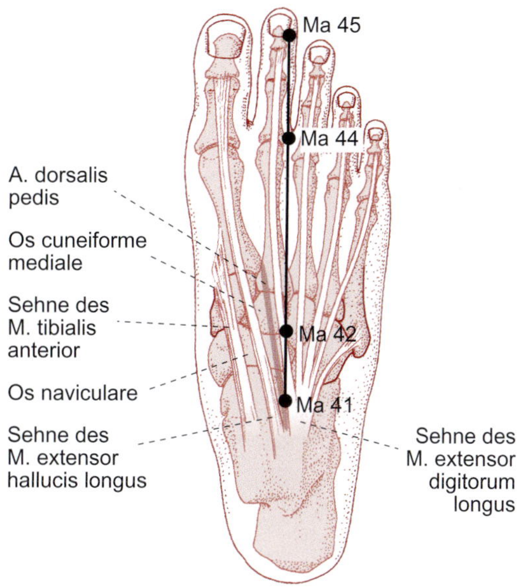

Abb. 4.17

KAPITEL

5 Milz-Pankreas-Meridian

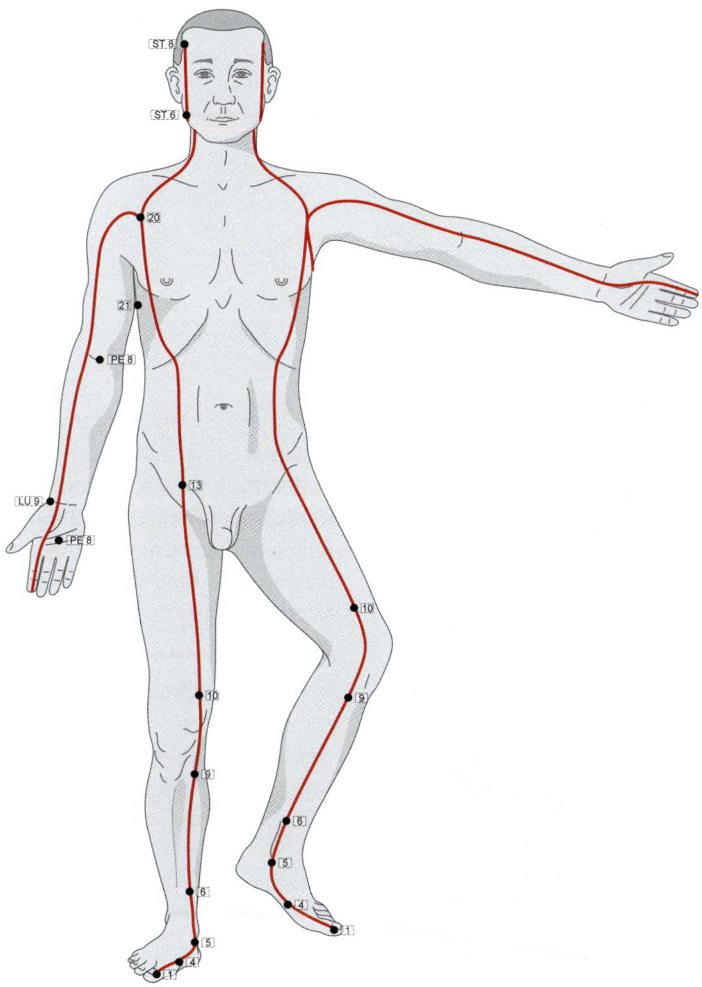

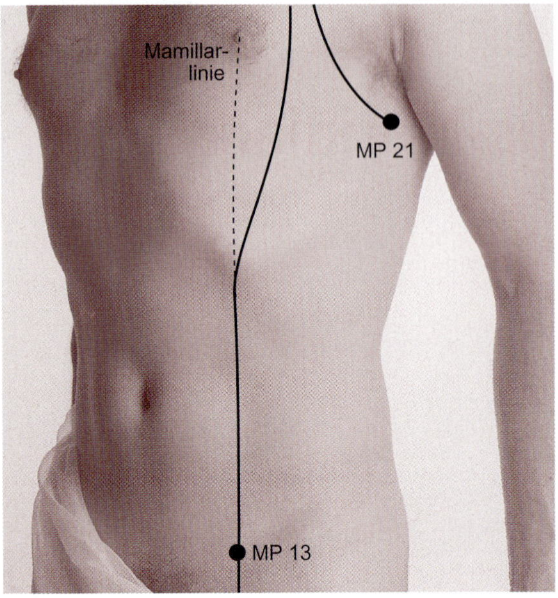

Abb. 5.1

5.1 An Hara und Brustkorb

Der Milz-Pankreas-Meridian verläuft auf der Vorderseite des Haras 4 Daumenbreit seitlich (lateral) der Mittellinie nach oben.

Mit der gleichen Berechtigung kann man sagen, dass der Meridian nach unten läuft.
Der Milz-Pankreas-Meridian verläuft am Hara 2 Daumenbreit lateral des Magen-Meridians.

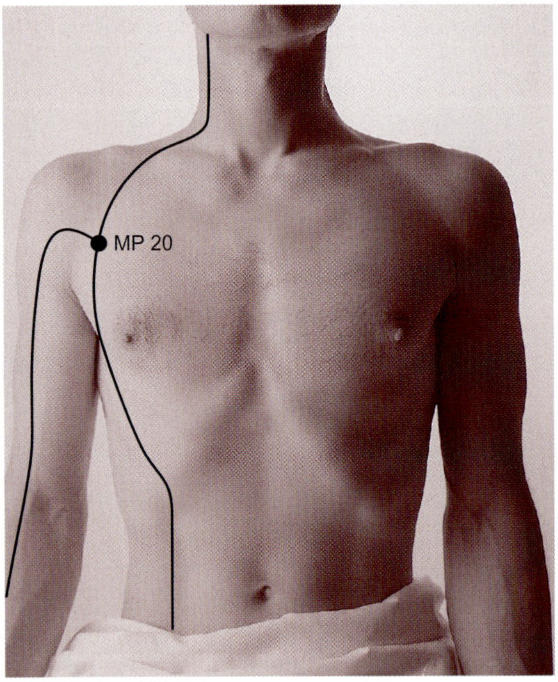

Abb. 5.2

Sobald er den knöchernen **Brustkorb** erreicht, führt er seinen Weg nach oben seitlich in einer lang gezogenen weiter nach außen führenden Kurve fort. Auf dieser Kurve findet er sich etwa 2 Daumenbreit lateral der Mamillen und erreicht 6 Daumenbreit seitlich der Mittellinie am Unterrand der 3. Rippe einen oftmals wichtigen Verzweigungspunkt, MP 20.

In den Darstellungen der TCM wird sein Verlauf oft als gerade Linie nach oben 6 Daumenbreit seitlich der Mittellinie beschrieben. Die Shiatsu-Praxis zeigt, dass es einen solchen absolut geraden Verlauf nicht gibt, vielmehr eine lange, leicht geschwungene Kurve.
MP 20 befindet sich im Zwischenrippenraum (ICR, Interkostalraum) unterhalb von Lu 1.

Von diesem Punkt aus läuft ein kurzer Ast in einer Kurve auf die Seite des Brustkorbs unterhalb der Achselhöhle zu MP 21. Dieser Punkt befindet sich zwischen der 6. und 7. Rippe genau auf der Seitenlinie des Rumpfes (Axillarlinie) etwas unterhalb der Höhe der Mamillen.

Die Seitenlinie des Rumpfes wird auch als Axillarlinie bezeichnet, weil sie als Senkrechte direkt aus dem Zentrum der Achselhöhle entspringt.
MP 21 ist oft druckschmerzhaft.

Ein zweiter Ast zieht von MP 20 weiter nach oben zum Hals und Kopf. Ein dritter verläuft über die Vorderseite der Schulter in den Arm.

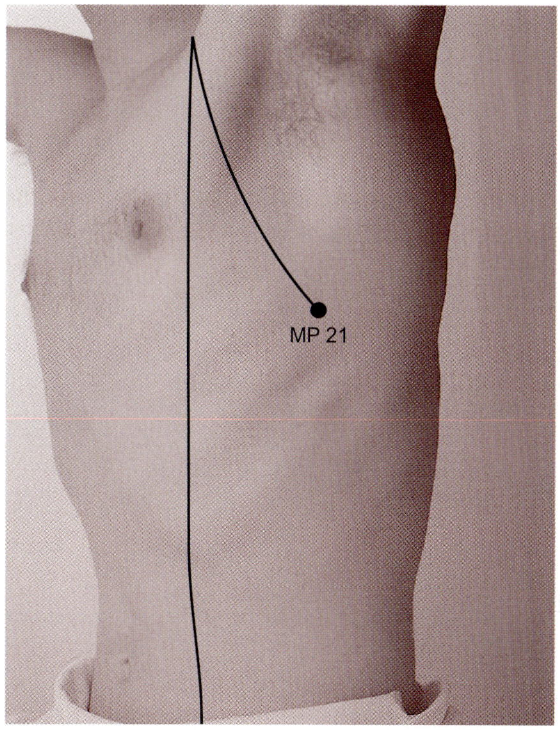

Abb. 5.3

Von dem Verzweigungspunkt MP 20 wendet sich der zweite der drei Äste auf seinem Weg zum Hals wieder leicht nach innen und erreicht medial der Schulter verlaufend in einem sanften Bogen das **Schlüsselbein**, das er etwa in der Mitte überquert.

1 Daumenbreit medial des Milz-Pankreas-Meridians überquert der Magen-Meridian das Schlüsselbein und 1 Daumenbreit lateral der Leber-Meridian.

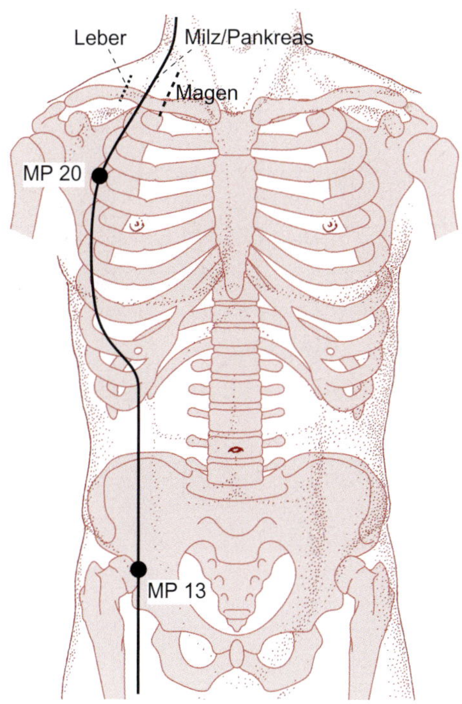

Abb. 5.4

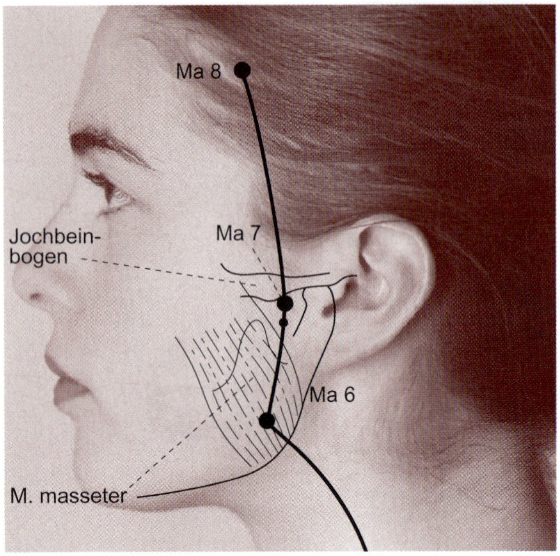

Abb. 5.5

5.2 An Hals und Kopf

Er läuft seitlich am **Hals** gut 1 Daumenbreit vor der seitlichen Mittellinie nach oben. Auf diesem Wege überkreuzt er nach etwa zwei Dritteln des Weges zum Unterkiefer den Kopfnickermuskel (M. sternocleidomastoideus) und gelangt von unten kommend auf den Kieferwinkel.

Auf der Seite des Halses verlaufen hinter Milz-Pankreas die Meridiane Dünndarm und Leber nach oben zum Kopf.

Hier liegt im Ansatz des Kaumuskels (M. masseter) Ma 6. In einer beinahe senkrechten, leicht nach vorne geneigten Linie steigt der Milz-Pankreas-Meridian an der Seite des **Kopfes** nach oben zur Schläfe. Dabei überquert er Ma 7 unterhalb des Jochbeins und endet im Punkt Ma 8, auf der deutlich fühlbaren Kante am Übergang zwischen Seite und „Dach" des Schädels, im Haaransatz bis ½ Daumenbreit dahinter

Ma 6 befindet sich in der Tiefe einer flachen Grube im Ansatz des M. masseter. Wenn man die Zähne zusammenbeißt, ist hier eine deutliche Muskelspannung tastbar.
Nach Masunaga wird oberhalb von Ma 6 ein Teil des traditionellen Magen-Meridians zum Milz-Pankreas-Meridian. Allerdings wird vielfach auch die Ansicht vertreten, dass der Milz-Pankreas-Meridian in Ma 6 endet. (Siehe auch die entsprechende Anmerkung in der Beschreibung des Magen-Meridianverlaufs am Kopf.)

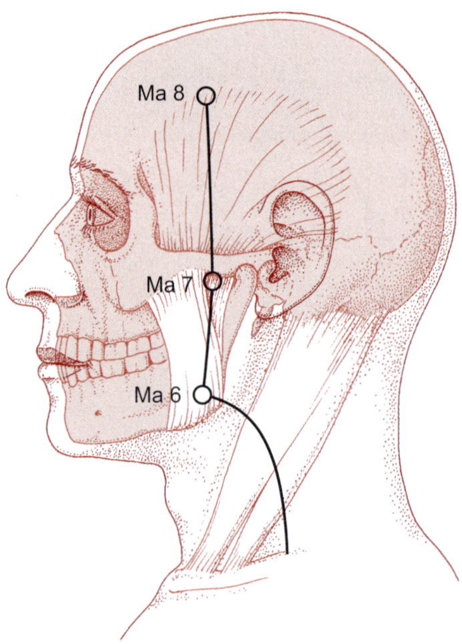

Abb. 5.6

5.3 Am Arm

Vom Verzweigungspunkt MP 20 aus geht der dritte Ast durch die Rinne auf der Vorderseite der Schulter in den Arm.

Diese Rinne ist als eine horizontale Vertiefung etwas mehr als 1 Daumenbreit oberhalb des Vorderrandes der Achselhöhle im großen Brustmuskel (M. pectoralis major) und Deltamuskel tastbar. Oberhalb dieser Rinne verläuft der Lungen-Meridian, unterhalb der Perikard-Meridian.

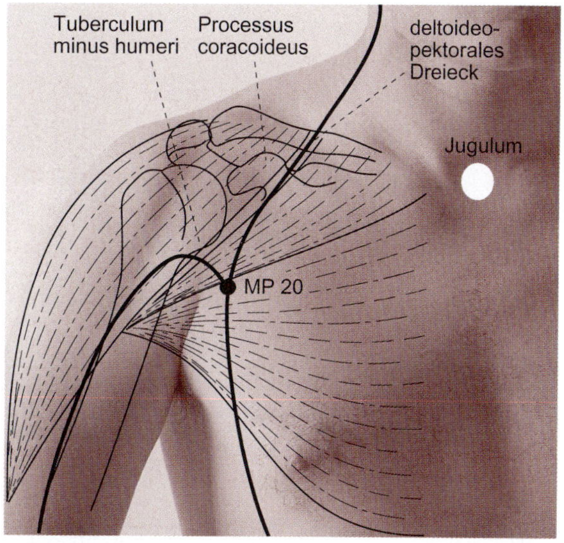

Abb. 5.7

Am **Oberarm** läuft dieser Ast im radialen Rand des M. biceps. Bei einem weniger ausgeprägten Muskel kann er auch dicht neben dessen radialem Rand verlaufen.

Bei der Behandlung des Milz-Pankreas-Meridians am Oberarm ist die behandelnde Hand stets in Kontakt mit dem Biceps, entweder auf dem radialen Rand des M. biceps oder sehr dicht daneben.

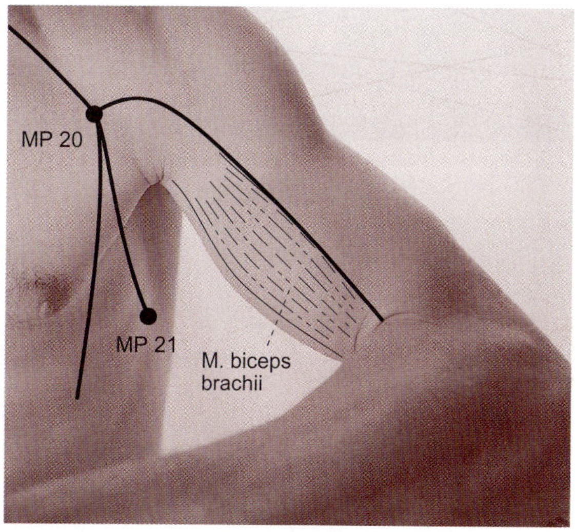

Abb. 5.8

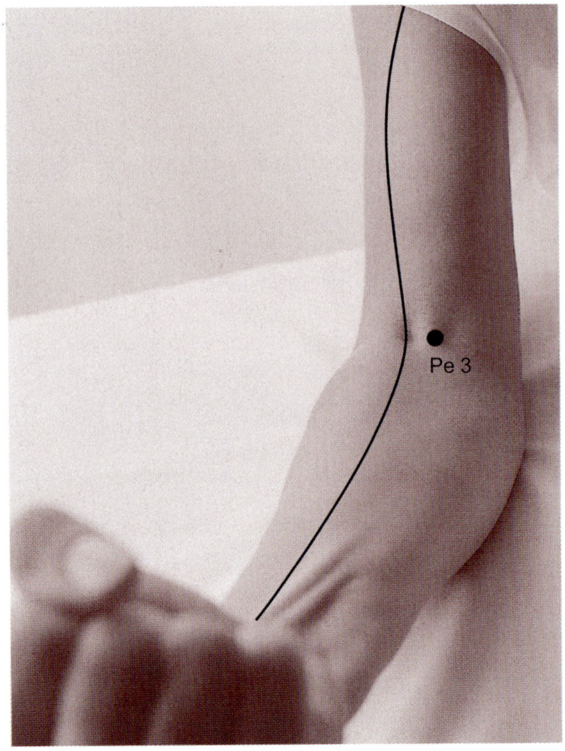

Abb. 5.9

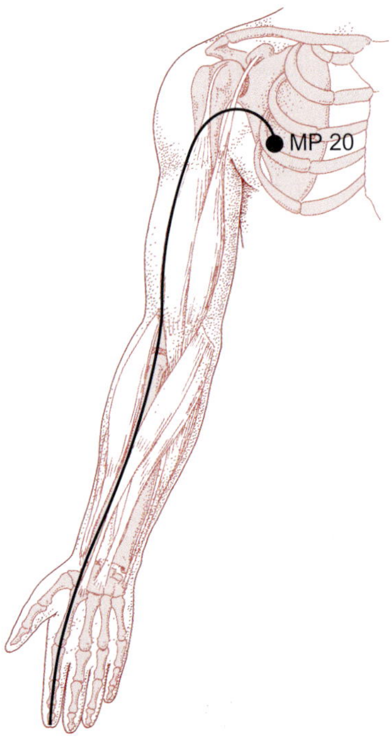

Abb. 5.10

Er durchquert die Grube radial der Bicepssehne in der **Ellenbeuge**.

Auf der Innenseite des **Unterarms** verläuft der Milz-Pankreas-Meridian radial des Perikard-Meridians und der Mittellinie. Dabei folgt er zunächst dem Innenrand des Oberarm-Speichen-Muskels (M. brachioradialis). In der Nähe des Handgelenks nähert er sich der kräftigen Sehne, die von der Mittellinie des Unterarms zum radialen Handgelenk führt (speichenseitiger Handbeuger: M. flexor carpi radialis).

Der Milz-Pankreas-Meridian liegt hier wie am gesamten Arm zwischen den Meridianen von Lunge und Perikard.

Auch die Innenseite des **Handgelenks** überquert er radial der Mittellinie zwischen Lunge und Perikard, etwa über dem Ansatz der obigen Sehne.

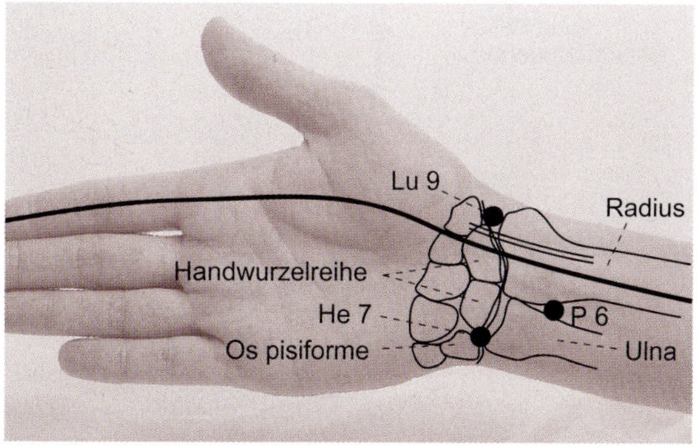

Abb. 5.11

Er läuft in einer leichten Kurve über die radiale Hälfte der Handinnenfläche, wobei er zunächst den kleinfingerseitigen (ulnaren) Anteil des Daumenballens überquert. Der Meridian zieht auf der Mittellinie der Innenseite (Palmarseite) des Zeigefingers und endet an dessen Spitze.

Im distalen (weiter vom Körper entfernt gelegenen) Rand des Daumenballens befindet sich häufig ein wichtiger Punkt im Kyo-Zustand.

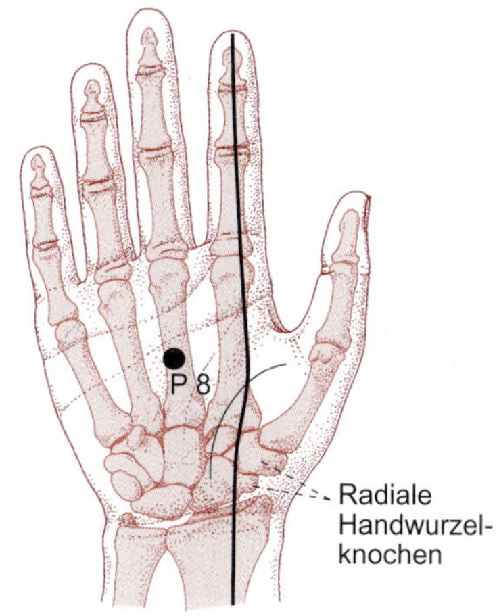

Abb. 5.12

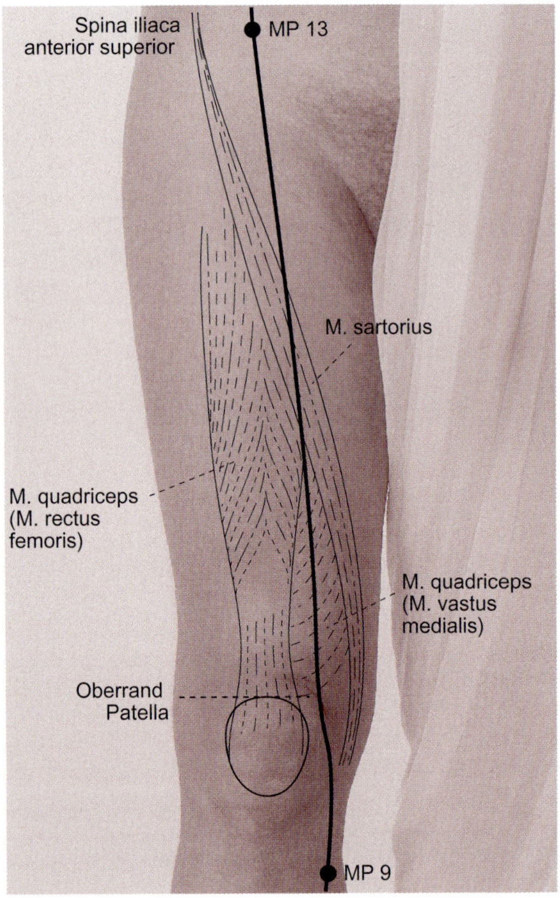

Abb. 5.13

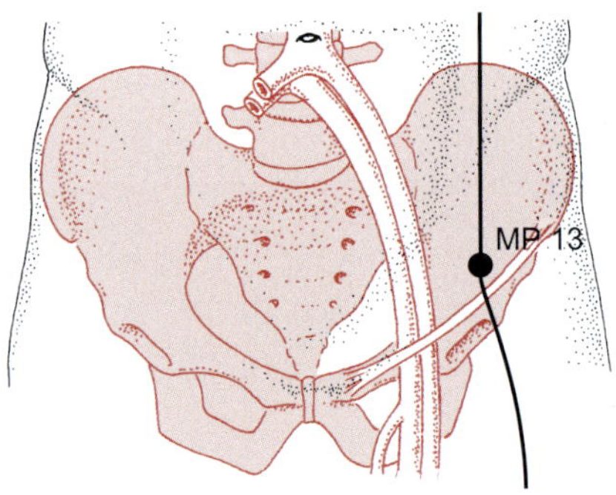

Abb. 5.14

5.4 An Leiste und Beinen

Wie oben beschrieben verläuft der Milz-Pankreas-Meridian 4 Daumenbreit lateral der Mittellinie über das Hara. Er überquert die **Leiste** 1 Daumenbreit seitlich der Leistenpuls-Taststelle (MP 12). Knapp oberhalb der Leiste findet sich 4 Daumenbreit lateral der Mittellinie in dem meist gut tastbaren Strang des Iliopsoas mit MP 13 ein wichtiger Punkt. Es lohnt sich, mit diesem Punkt vertraut zu werden.

Im Bereich der Leiste, v. a. im Punkt MP 13 (wo er sich mit dem Leber-Meridian und einem tiefen Ast des Nieren-Meridians verbindet), hat der Milz-Pankreas-Meridian einen direkten Bezug zur energetischen Situation des Beckens. Zusammen mit anderen Punkten auf dem Milz-Pankreas-Meridian des Beins kann er wirkungsvoll eingesetzt werden bei Beschwerden, die durch energetische Stagnationen im kleinen Becken ausgelöst werden, wie z. B. Schmerzen bei der Menstruation, Myom (Muskelgeschwulst in der Gebärmutter) oder Endometriose.

Am **Oberschenkel** folgt der Milz-Pankreas-Meridian zunächst dem Innenrand des großen Oberschenkelmuskels (M. quadriceps femoris). Ab etwa 1 Handlänge oberhalb des Knies läuft er durch den inneren Kopf des Quadriceps (M. vastus medialis), der sich ihm quasi in den Weg legt. 2 Daumenbreit oberhalb der Kniescheibe liegt in diesem Muskelbauch MP 10.

Die Behandlung des Meridianabschnitts am Oberschenkel bereitet vielen Studenten Schwierigkeiten, da es nicht so einfach ist, eine geeignete Position zu finden, um entspannt aus dem Hara kommend senkrecht zur Körperoberfläche einzusinken.

Der Meridian überquert das **Knie** etwa 1 Daumenbreit medial des inneren Kniescheibenrands. Auf dem Weg zum hinteren Rand des medialen Schienbeinkopfes (MP 9) zieht er in einer Kurve über die Innenseite des Knies und überquert dabei auch den Kniegelenkspalt zwischen medialem Schienbeinkopf und medialem Femurcondylus.

MP 9 ist mitunter ein wichtiger Punkt bei Problemen des unteren Rückens und der Beckenorgane.
Tief im Kniegelenkspalt befindet sich der Innenmeniskus. Schwellungen, Schmerzen und Verletzungen in diesem Bereich werden primär einer energetischen Störung von Milz-Pankreas zugeordnet.

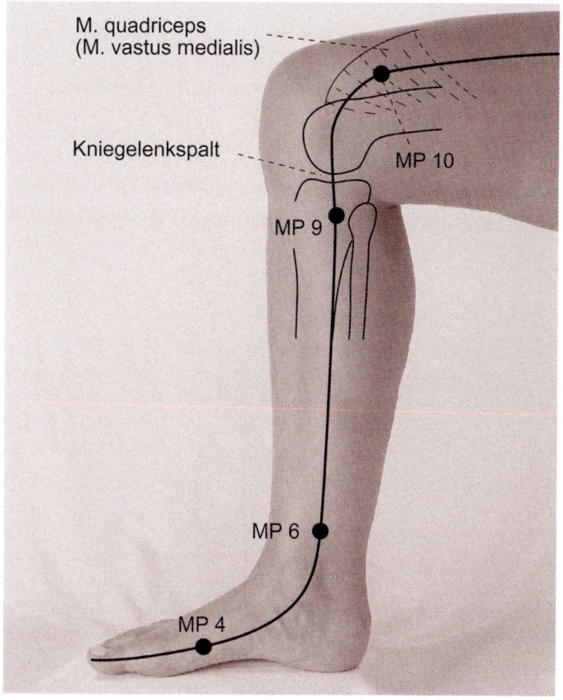

Abb. 5.15

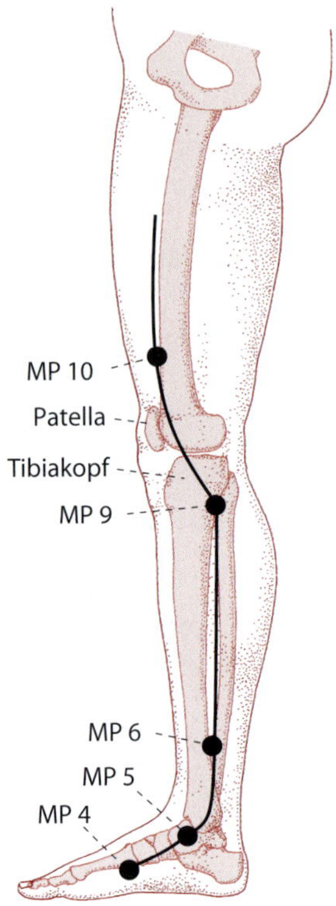

Abb. 5.16

Am **Unterschenkel** folgt der Meridian dem Innenrand des Schienbeins. Man findet ihn in der Tiefe der Rinne unmittelbar hinter der Schienbeininnenkante. In dieser Rinne findet sich auch 4 Querfingerbreit oberhalb der Spitze des Innenknöchels der wichtige Punkt MP 6.

Der Verlauf am Unterschenkel ist oft schmerzhaft. In der Behandlung zielt der Kontakt ein wenig hinter das Schienbein.
MP 6 bewegt stagnierendes Ki im Becken und kann damit ein wichtiger Punkt z. B. bei Menstruationsbeschwerden sein.

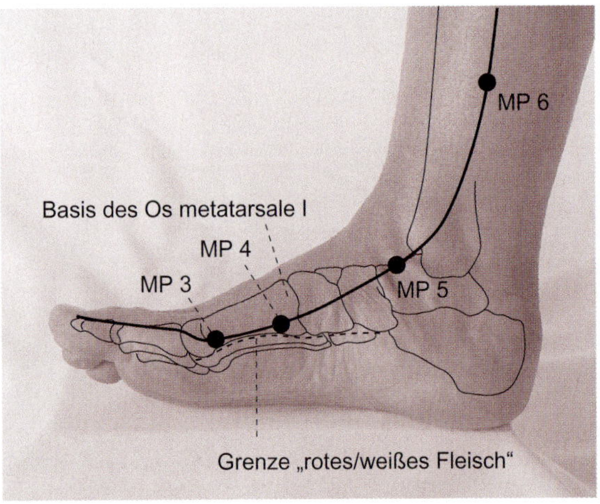

Abb. 5.17

Unmittelbar oberhalb des Innenknöchels tritt der Milz-Pankreas-Meridian aus seiner Rinne heraus und zieht auf den medialen Rand des Schienbeins. Er überquert den **Innenknöchel** dicht vor der Spitze und gelangt durch eine flache kleine Grube unterhalb dieses Knochenvorsprungs (MP 5) auf die Innenseite des **Fußes**. Von MP 4 vor der knöchernen Verdickung in der Mitte des Innenrandes des Fußgewölbes (Os cuneiforme mediale) folgt er dem 1. Mittelfußknochen zum Großzehengrundgelenk.

Der Verlauf des Milz-Pankreas-Meridians am Bein gibt Auskunft über das Yang der Milz. Mit der Frage: „Ist diese Person ein kraftvolles Bindeglied ihrer sozialen Gemeinschaft?" lassen sich wichtige emotionale und geistige Aspekte beleuchten.

An der großen Zehe befindet sich der Meridian dann weiter dorsal auf der Kante zwischen Rück- und Innenseite. Der Milz-Pankreas-Meridian endet im medialen Nagelwinkel des großen Zehs (MP 1), bzw. verlässt den physischen Körper in der Spalte zwischen Nagel und Nagelfalz.

KAPITEL

6 Herz-Meridian

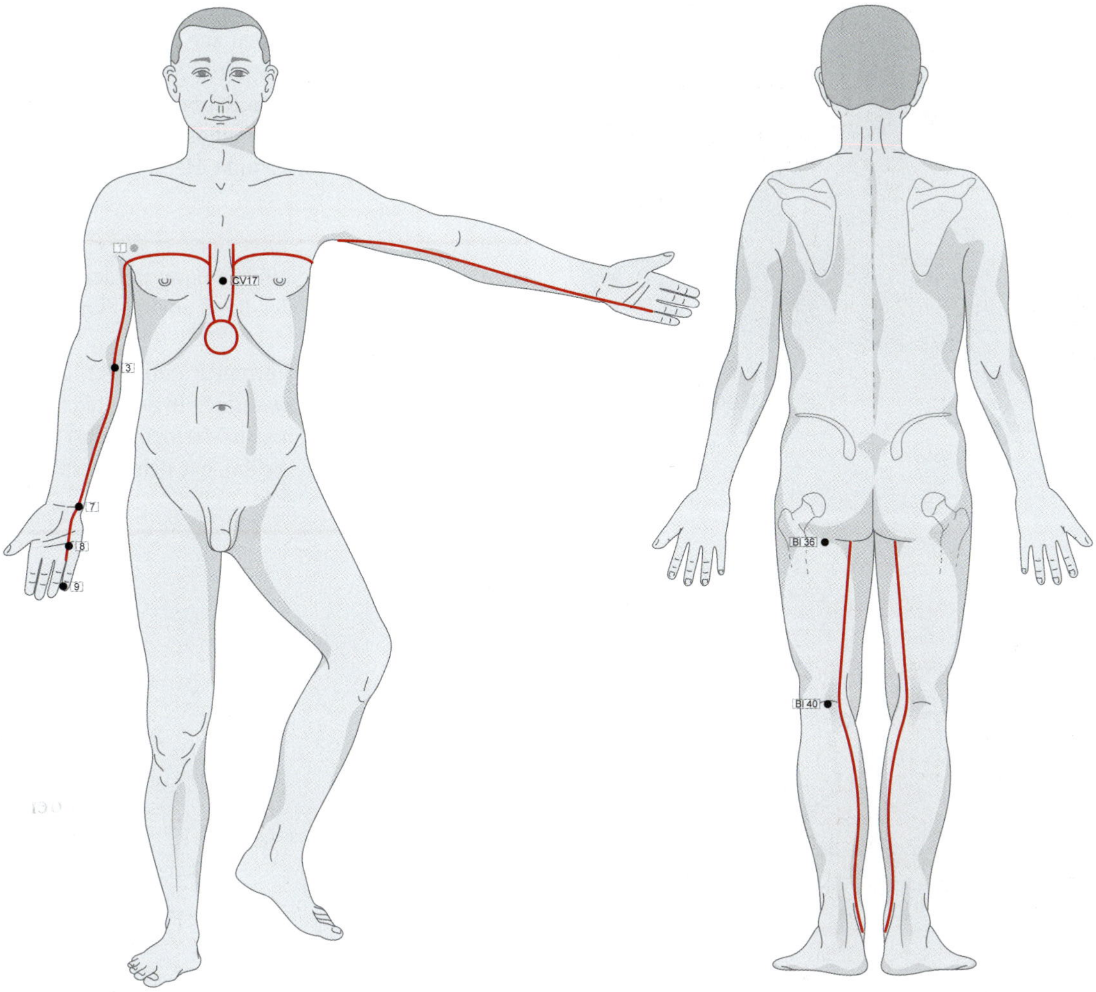

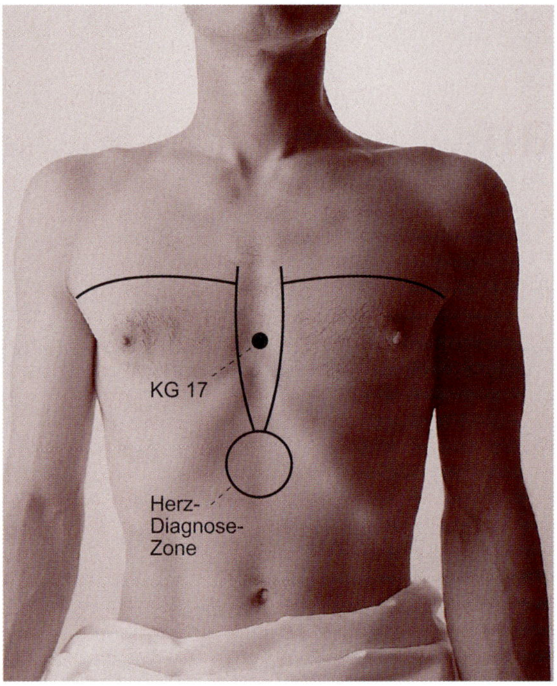

Abb. 6.1

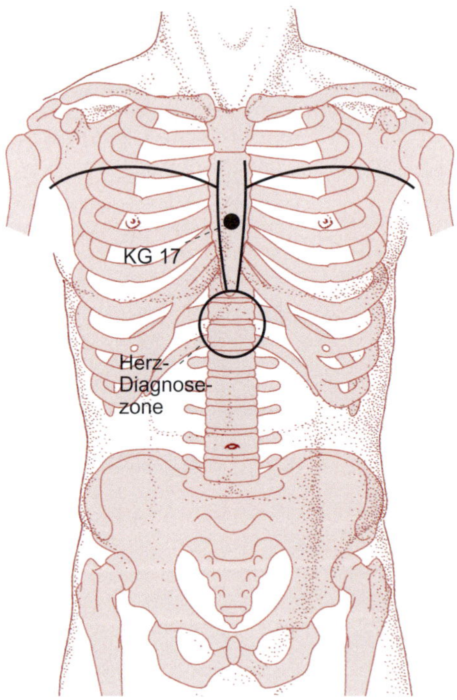

Abb. 6.2

6.1 Am Brustkorb

Der Meridianverlauf beginnt an der Diagnosezone der Herz-Energie im oberen Hara unterhalb des Schwertfortsatzes. Von dieser Zone verläuft der Meridian zunächst paarig auf dem Brustbein nach oben, beidseits etwa 1 Fingerbreit seitlich der Mittellinie. 1 Daumenbreit oberhalb von KG 17 biegt er im Raum zwischen den dort ansetzenden Rippen zur Seite ab und wendet sich in einem weiten Bogen zur Seite des Brustkorbs (mittlere Axillarlinie) in den Raum zwischen der 4. und 5. Rippe unterhalb der Achselhöhle (Axilla). Von hier aus zieht er weiter zum Punkt He 1 im Zentrum der Axilla.

Der Herz-Meridian verläuft eindeutig auf dem Brustbein und nicht am lateralen Rand oder gar knapp daneben.
Der Verlauf zum Zwischenrippenraum unterhalb der Achselhöhle findet sich zwar nicht in den üblichen Beschreibungen der Zen-Shiatsu-Meridiane (dort zieht der Meridian direkt zur Axilla), hat sich in der Praxis jedoch als wertvoll erwiesen.

6.2 An Hals und Kopf

Von der Abzweigung am Brustbein oberhalb von KG 17 aus verlaufen tiefe Äste des Herz-Meridians hinter dem Brustbein hinauf durch den Hals in den Kopf und dort zu den Öffnungen der Sinnesorgane. An der Körperoberfläche zeigt sich der Meridian noch einmal unter dem Kinn in der Unterseite des **Mundbodens,** und zwar in 2 „Linien“, die in der Umschlagfalte vom Hals in den Mundboden an die Oberfläche treten und jeweils nach vorne und innen bis knapp 1 Fingerbreit von der Mittellinie entfernt aufeinander zulaufen.

Der Mundboden wird mit den Verläufen des Herz- und Perikard-Meridians durch das Feuer-Element dominiert. In der Behandlung schlagen wir unseren Schülern vor, sich weniger an den theoretischen Verläufen dieser Energiekanäle als an ihrer eigenen Wahrnehmung zu orientieren.

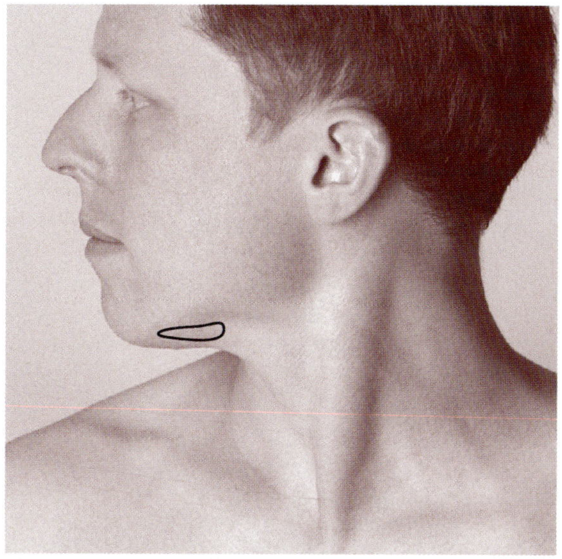

Abb. 6.3

6.3 An Armen und Händen

Von He 1 verläuft der Herz-Meridian in nahezu gerader Linie zum Punkt He 3, der sich etwa 1 Fingerbreit vom inneren **Ellenbogen**knöchel (Epicondylus ulnaris) am Ende der Beugefalte findet.

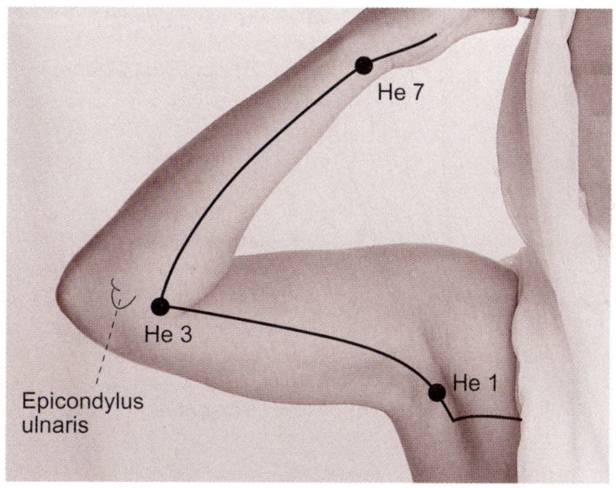

Abb. 6.4

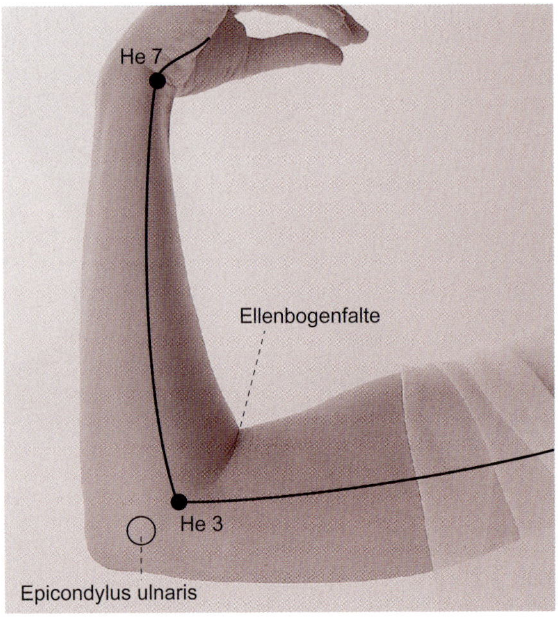

Abb. 6.5

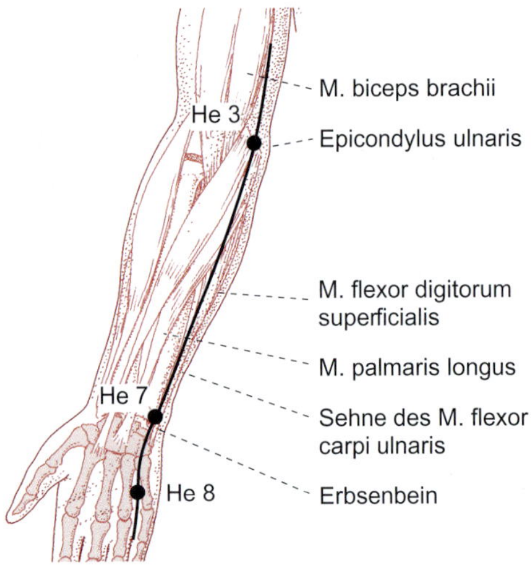

Abb. 6.6

Von hier zieht der Meridian in einem leichten Bogen zunächst über die ulnaren ellenbogennahen Muskeln des **Unterarms** (M. palmaris longus und M. flexor digitorum superficialis) und nähert sich handgelenkwärts zunehmend der Elle (Ulna) entlang der Sehne des M. flexor carpi ulnaris, die zum Erbsenbein (Os pisiforme) führt. Der Meridian erreicht He 7, der sich unter dem Ansatz dieser Sehne am Erbsenbein befindet.

In Masunagas Darstellung des Herz-Meridians verläuft er am Arm auf der Innenseite des Oberarms zusammen mit den Meridianen von Leber und Niere deutlich mehr zur Armrückseite hin. In der Praxis und in unserer Ausbildung erscheint uns jedoch der hier beschriebene traditionelle Verlauf treffender zu sein.
Im Bereich um He 3 findet sich häufig ein Jitsu-Bereich. Dies ist eine Stelle, wo der Mensch das freie Schwingen der Herz-Energie leicht zu kontrollieren vermag. Ist die Blockade ausgeprägt, können sich am ulnaren Unterarm Beschwerden entwickeln wie z. B. nächtliches „Einschlafen" des Armes bis in den kleinen Finger oder Schmerzen vom Ellenbogen in den Unterarm, dem sog. „Golfer-Arm".

Von He 7 verläuft der Meridian dicht medial am Erbsenbein vorbei durch den Kleinfingerballen in die Handinnenfläche zu He 8 im radialen Rand dieses Muskelwulstes. Dann läuft er zum inneren Rand des 5. Fingergrundgelenks und weiter über die Innenseite des kleinen Fingers zum Punkt He 9 im Nagelwinkel. Durch den radialen Kleinfingernagelfalz verlässt der Meridian den physischen Körper.

Zur Behandlung des Herz-Meridians am Arm empfiehlt Masunaga, den Arm in der Rückenlage weit nach oben neben den Kopf zu legen. Uns erscheint diese Position in vielen Fällen eine zu starke Spannung im Arm und in der Herz-Energie selber zu erzeugen. Wir halten es für sinnvoller, den Arm entspannt sinken und so seine eigene Position finden zu lassen, wobei er häufig in 90° oder sogar weniger zum Rumpf zu liegen kommt. In dieser entspannten Position ist es oft leichter, mit tiefer liegenden Anteilen des Herz-Meridians in Berührung zu kommen.

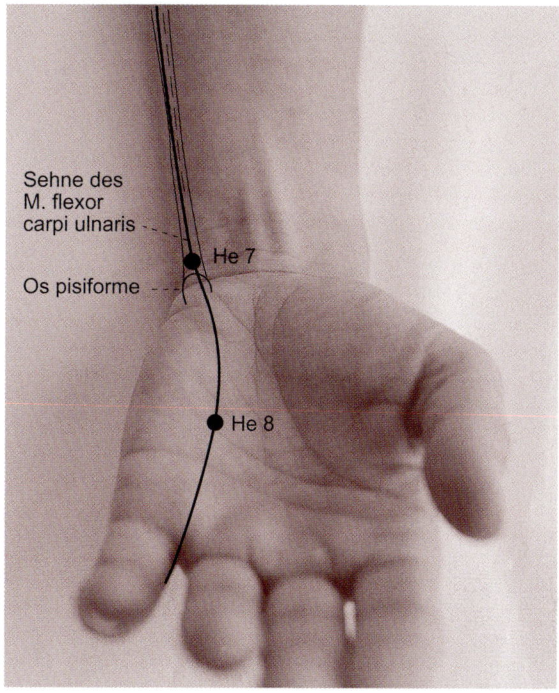

Abb. 6.7

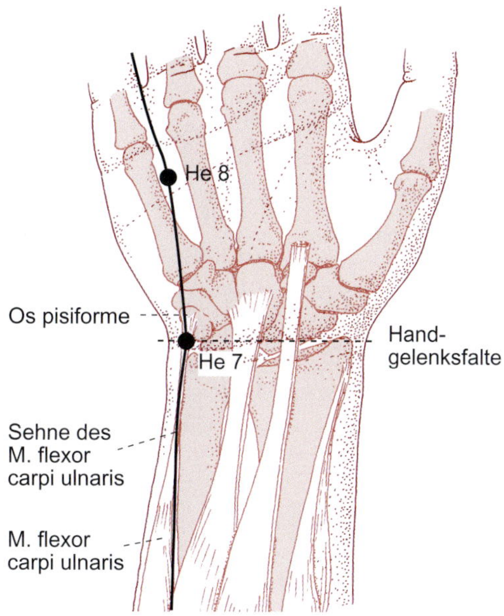

Abb. 6.8

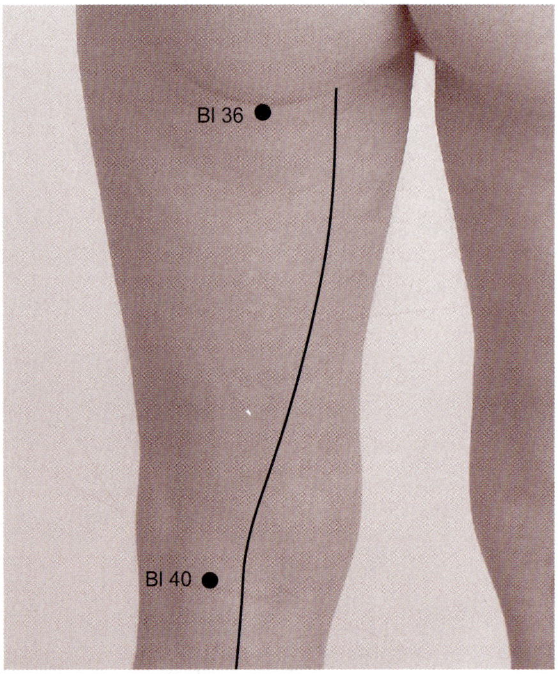

Abb. 6.9

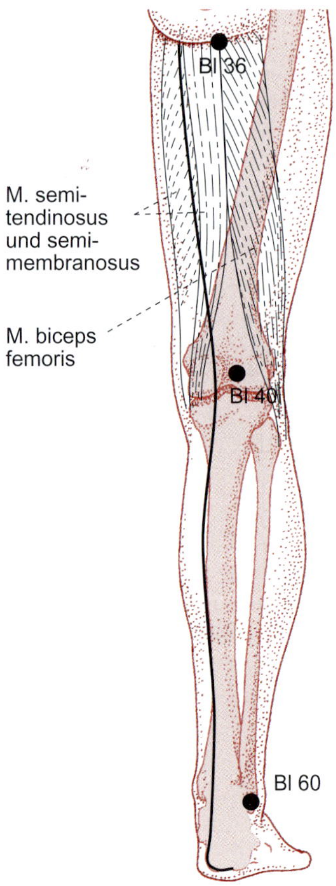

Abb. 6.10

6.4 Am Bein

Am **Oberschenkel** verläuft die Herz-Energie am hinteren medialen Muskelrand entlang. Aus der Tiefe des Beckens kommend hält sich der Meridian dabei zunächst an den meist gut spürbaren Semitendinosus. In der unteren (distalen) Hälfte des Oberschenkels läuft er zwischen den Sehnen von Semitendinosus und Semimembranosus, bevor er durch die **Kniekehle** mit der Sehne des M. semimembranosus (der im medialen Rand der Kniekehle liegt) zum Unterschenkel zieht.

Für das traditionelle Meridianverständnis der TCM kann das Vorhandensein eines Herz-Energiekanals am Bein seltsam anmuten. Wir verstehen den Verlauf hier als Ausdruck der wichtigen Verbindung des Herzens zum Boden, die seinem energetischen Zentrum im Brustkorb ein Fundament und Stabilität gibt.
Vielfach wird auch die Ansicht vertreten, dass der Verlauf des Herz-Meridians am Oberschenkel dem traditionellen Verlauf des Nieren-Meridians in der TCM entsprechen würde. Unserer Meinung nach findet sich der Herz-Meridian etwas dorsolateral (weiter hinten und seitlich) des traditionellen Nieren-Meridians und nicht ganz so tief wie dieser.
Nach einer anderen Sichtweise zieht er durch den Punkt Ni 10 zwischen den Sehnen des M. semitendinosus und M. semimembranosus, die den medialen Rand der Kniekehle bilden.

Am **Unterschenkel** begleitet der Herz-Meridian den Blasen-Meridian medial. Im oberen Bereich verläuft er dabei auf dem medialen Kopf des Gastrocnemius-Muskels. Je ausgeprägter dieser Muskel ist, umso weiter entfernt vom Blasen-Meridian fließt hier die Herz-Energie (bis zu 2 Daumenbreit).

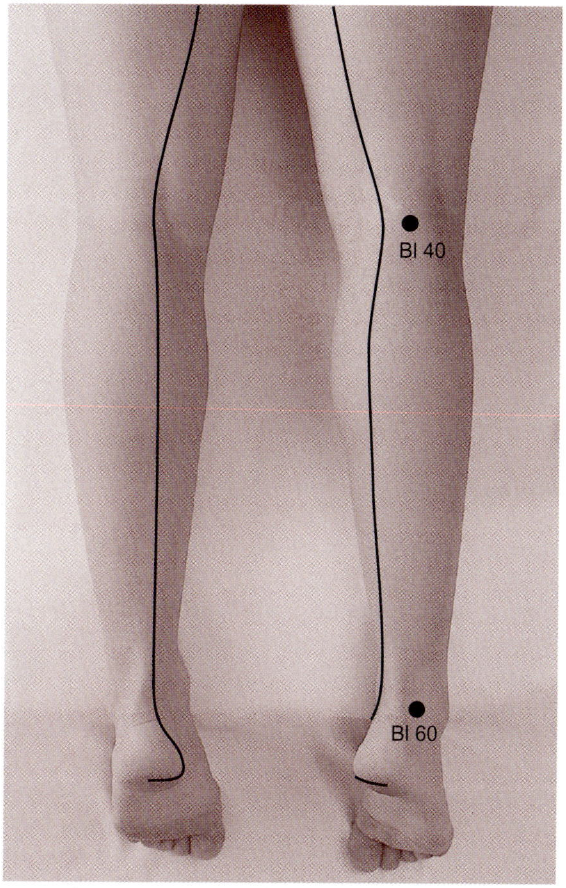

Abb. 6.11

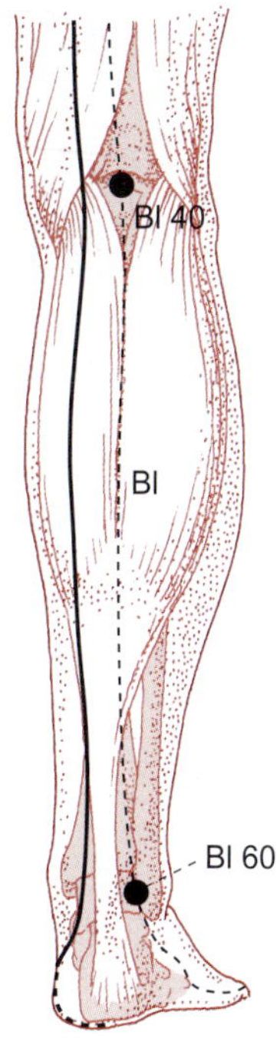

Abb. 6.12

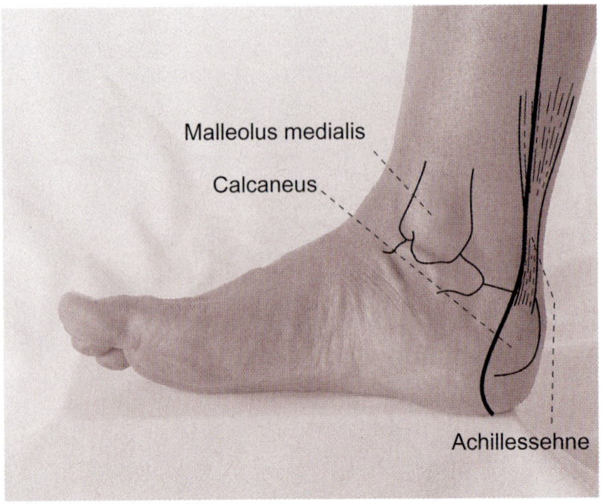

Abb. 6.13

Bei seiner Annäherung an die **Ferse** kommt der Meridian immer näher zur Mittellinie, um schließlich dicht neben der Achillessehne den Oberrand der Ferse zu erreichen. Hier macht er einen kleinen Schlenker über die Innenseite des Fersenbeins und endet im Zentrum auf der Unterseite der Ferse.

Nach der Meridiankarte Masunagas endet der Herz-Meridian etwa 1 Fingerbreit lateral des Zentrums der Ferse.
Wie alle anderen Meridiane hat auch der Herz-Meridian im unteren Bereich des Unterschenkels häufig einen oder mehrere wichtige Kyo-Punkte.
Es lohnt sich, den Verlauf an der Ferseninnenseite genau zu erforschen.

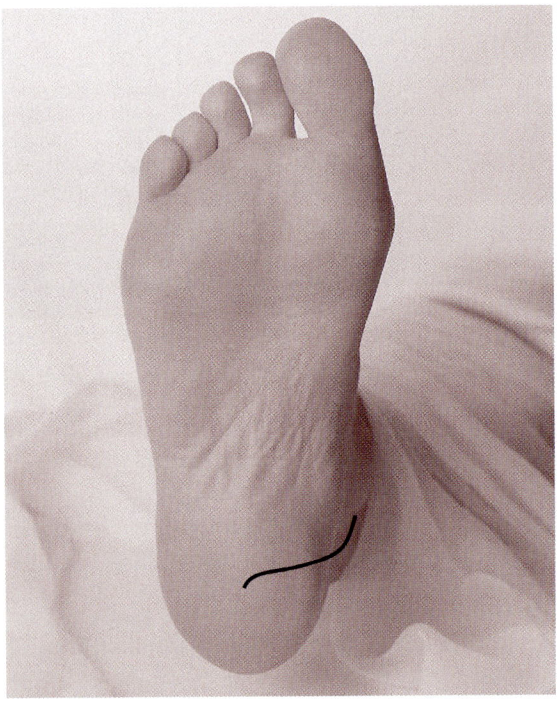

Abb. 6.14

KAPITEL

7 Dünndarm-Meridian

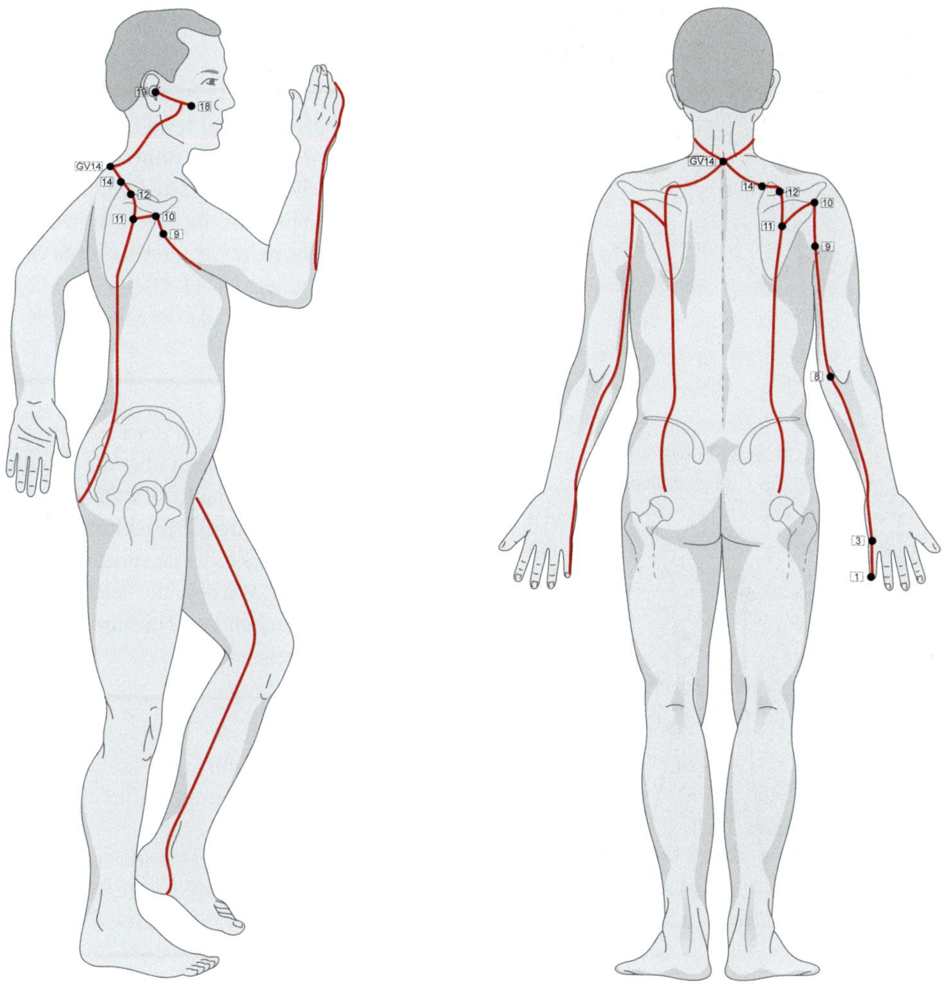

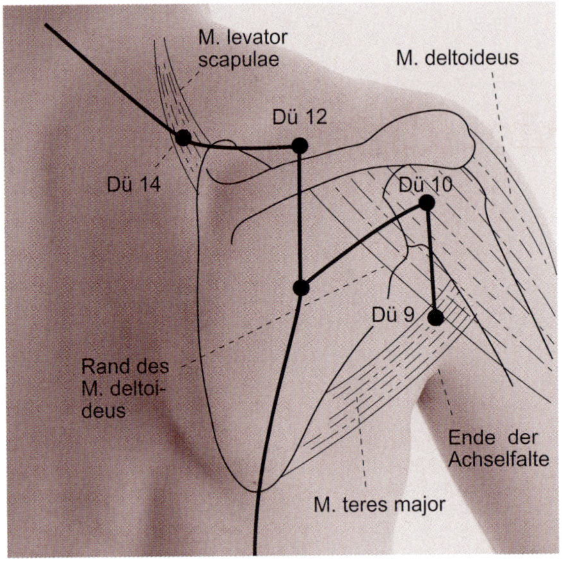

Abb. 7.1

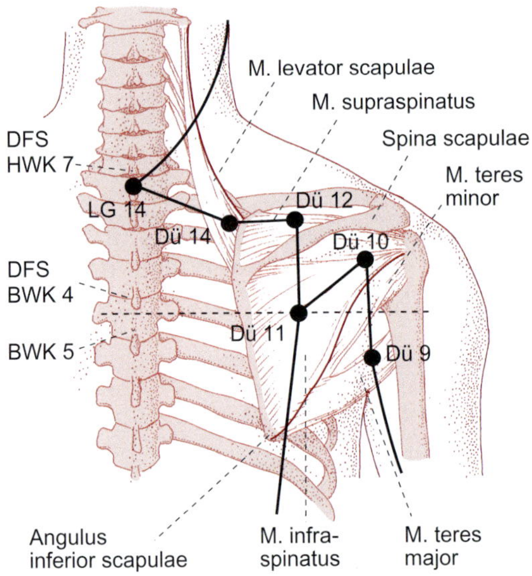

Abb. 7.2

7.1 An Schulter und Kopf

Dü 11 im Zentrum des Schulterblatts ist ein wichtiger Punkt für die Beschreibung des dorsalen (hinteren) Dünndarm-Meridianverlaufs.

Von hier aus verlaufen ein Ast über Schulter und Nacken zum Kopf, ein anderer über die rückwärtige Schulter in den Arm und ein dritter über den Rücken nach unten zum Gesäß.

Man findet Dü 11 am leichtesten, indem man das ganze Schulterblatt in die Hand nimmt. Dabei fassen die Finger oben die Schulterblattgräte (Spina scapulae) und der Handballen berührt die untere Spitze des Schulterblatts. Im Zentrum des Schulterblattdreiecks, das die Hand jetzt fühlt, liegt Dü 11. Dieser Punkt ist häufig druckempfindlicher als die Umgebung und daran zu erkennen.

Der Ast zum Kopf steigt auf der Rückseite der **Schulter** nahezu senkrecht nach oben über die Schulterblattgräte (Dü 12). Kranial (oberhalb) des Oberrandes der Spina wendet er sich nach medial (Richtung Körpermitte) zur medialen oberen Ecke der Scapula (Dü 14) und zieht dann in Richtung Wirbelsäule leicht nach oben zum Punkt LG 14 zwischen den Dornfortsätzen des 7. Hals- und 1. Brustwirbels.

Dü 14 liegt im Ansatz des Schulterblatthebermuskels (M. levator scapulae) am Schulterblatt. Der Muskel ist an dieser Stelle oft sehr angespannt als Ausdruck andauernder energetischer Dichte.
Im Punkt LG 14 trifft der Dünndarm-Meridian neben dem Lenkergefäß auch auf die Meridiane der Blase und des Magens.

7

Dü

Von LG 14 kommend verläuft der Dünndarm-Meridian nun über die kaudalen (unteren) Anteile des Nackens nach vorne, wobei er den M. trapezius überquert. Er steigt an der Seite des **Halses** nach oben, indem er in einer lang gestreckten, leicht steilen Diagonalen von unten hinten nach oben vorne zieht. Dabei kreuzt er den Kopfnickermuskel (M. sternocleidomastoideus) etwa 1½ Daumenbreit unterhalb des Ohres. Am oberen Hals findet er sich im Vorderrand des Muskels, hinter (dorsal) dem aufsteigenden Unterkieferknochenast.

Der Dünndarm-Meridian ist der mittlere von drei Meridianen auf der Seite des Halses. Vor dem Dünndarm-Meridian befindet sich der Milz-Pankreas-Meridian, während dahinter der Leber-Meridian verläuft. Insgesamt zeigen sich an Schulter, Nacken und Kopf einige Unterschiede zum traditionellen Meridianverlauf.

Über den Hinterrand des Unterkieferknochens zieht der Dünndarm-Meridian auf der Seite des **Gesichts** nach vorne oben unter das Jochbein (Dü 18), dann entlang dem unteren Jochbeinrand vor das Ohr. Dü 19 liegt unmittelbar vor dem Tragus (Knorpel vor der Gehörgangsöffnung).

Dü 18 befindet sich unterhalb des Jochbeins unter dem lateralen Augenwinkel in Höhe Di 20.
Oberhalb von Dü 19 befindet sich vor dem Ohr 3E 21, unterhalb liegt Gb 2.

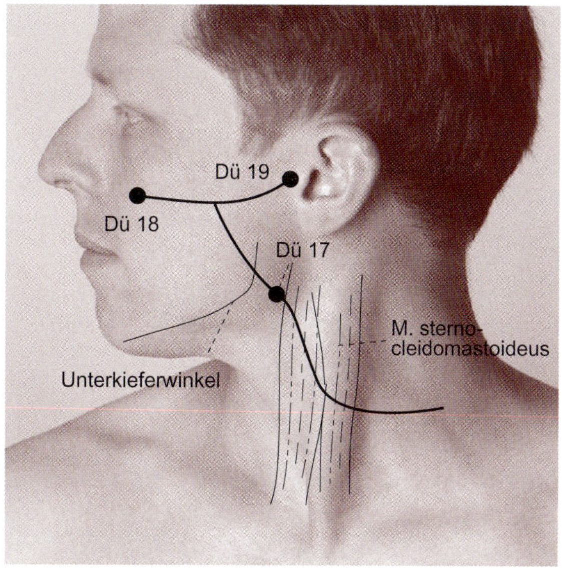

Abb. 7.3

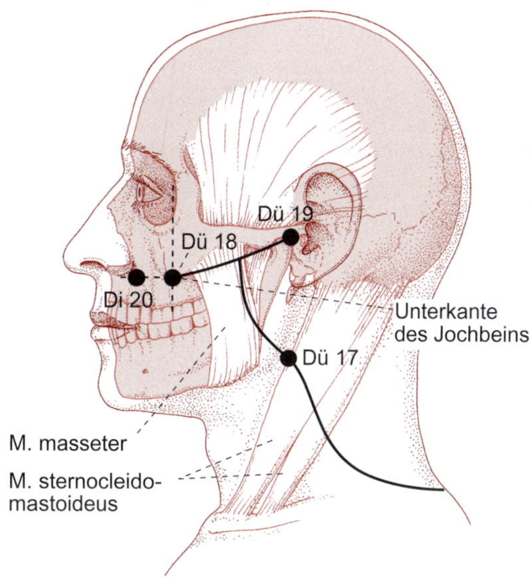

Abb. 7.4

7

Dü

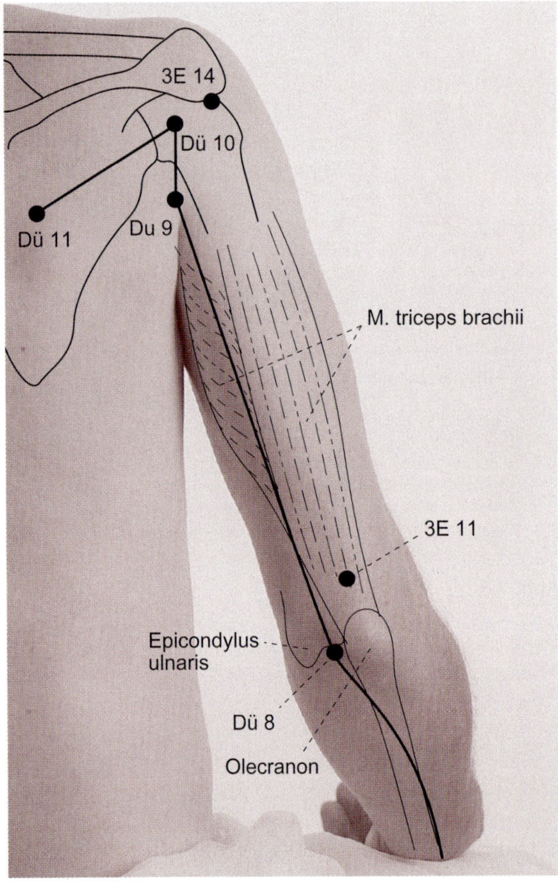

Abb. 7.5

7.2 Am Arm

Vom Verzweigungspunkt Dü 11 im Zentrum des Schulterblatts läuft ein zweiter Ast nach oben lateral (seitlich) über die Rückseite der **Schulter** in Richtung Arm. Der erste Orientierungspunkt (Dü 10) liegt in einer Grube 1 Daumenbreit unterhalb der Schulterblattgräte und genau über der hinteren Achselfalte, wenn der Arm dem Rumpf anliegt.

Dort wendet sich der Meridian nach unten, der Rückseite des Oberarms zu. Auf dem Weg dorthin liegt 1 Daumenbreit oberhalb des dorsalen Achselhöhlenrandes der Punkt Dü 9.

In Dü 9 weist der Druck in Richtung Rumpf und den dort fühlbaren Muskelbauch des M. teres major.

Am **Oberarm** findet sich der Dünndarm-Meridian auf der Rückseite im ulnaren (ellenseitigen) Rand des Triceps. Im kräftigsten Anteil dieses Muskels läuft er in einer geraden Linie auf die Rinne zwischen Ellenhaken (Olecranon) und ulnarem Epicondylus zu und überquert den **Ellenbogen** in dieser Rinne (Dü 8).

In der Tiefe dieser Rinne verläuft der stoßempfindliche N. ulnaris, der dieser Stelle den Namen „Musikantenknochen" gegeben hat.

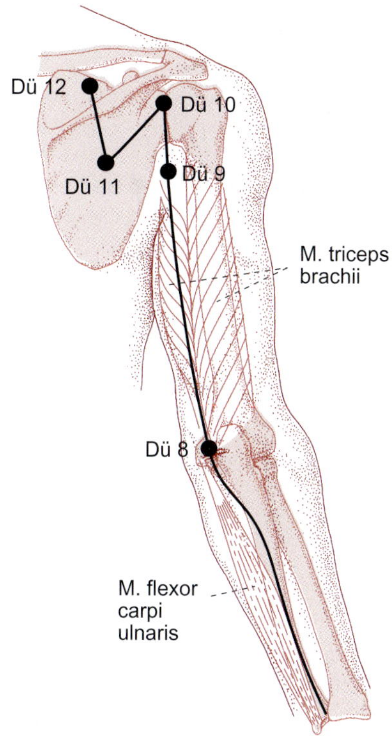

Abb. 7.6

Am **Unterarm** überquert der Meridian zunächst einen flachen muskulären Bereich, um dann der Rückseite der Elle entgegenzustreben. Er erreicht die Elle etwa im oberen Viertel des Unterarms.

Hier liegen die ulnaren Anteile des M. flexor carpi ulnaris, die manchmal kräftig ausgeprägt sind.

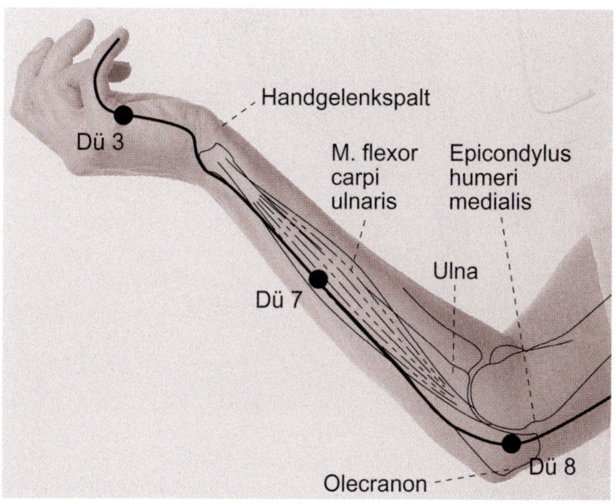

Abb. 7.7

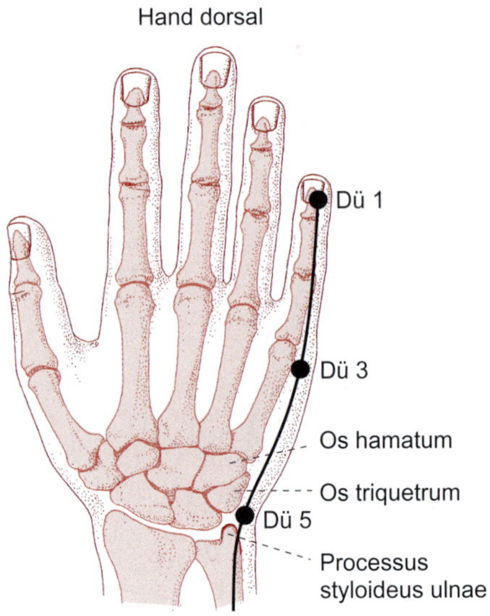

Abb. 7.8

Auf der Oberseite der Elle (zum kleinfingerseitigen Rand hin) verläuft der Meridian zum **Handgelenk** über den Griffelfortsatz der Elle und überquert das Handgelenk mit der dort fühlbaren Sehne (M. flexor carpi ulnaris) auf der dorsolateralen (hinteren seitlichen) Kante des Handgelenks (Dü 5).

Der Dünndarm-Meridian verläuft also nicht mitten durch die ulnare Kante des Handgelenks, wie es in den traditionellen Meridianverläufen der TCM beschrieben wird.

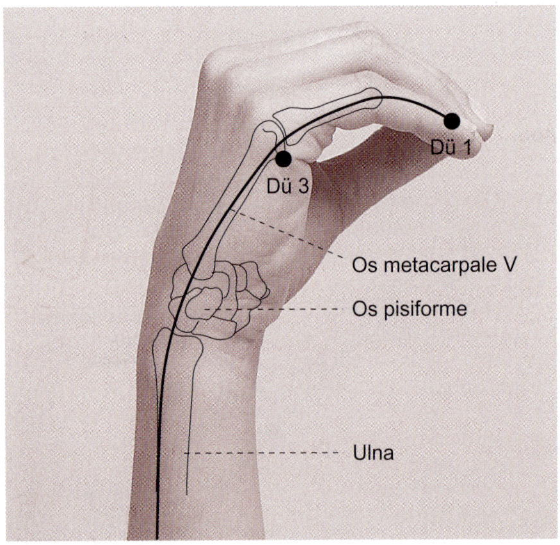

Abb. 7.9

An der Handkante befindet er sich am Unterrand des 5. Mittelhandknochens. Ein kurzer Abstecher führt zu Dü 3, der am Ende der Beugefalte liegt, die hier beim Schließen der Hand zur Faust entsteht.

Am kleinen Finger zieht der Dünndarm-Meridian weiter an der dorsolateralen Fingerkante. Er endet im ulnaren Nagelwinkel des kleinen Fingers (Dü 1) bzw. verlässt den physischen Körper durch die Rinne zwischen Nagel und Hautfalte.

7.3 An Rücken und Gesäß

Vom Verzweigungspunkt Dü 11 im Zentrum des Schulterblatts geht ein dritter Ast über die lateralen Bereiche des Rückens hinunter zum Gesäß.

Auf diesem Weg verlässt er das Schulterblatt knapp medial oder lateral der unteren Spitze (abhängig von der Lage des Schulterblatts) und läuft etwa 5 Daumenbreit lateral der Mittellinie den **Rücken** hinunter, wobei dieser Abstand mit der Annäherung an den Lendenbereich bei schmaler werdendem Körper leicht abnimmt.

Der Dünndarm-Meridian verläuft auf dem Rücken etwa 2 Daumenbreit lateral des 2. Blasen-Meridians.

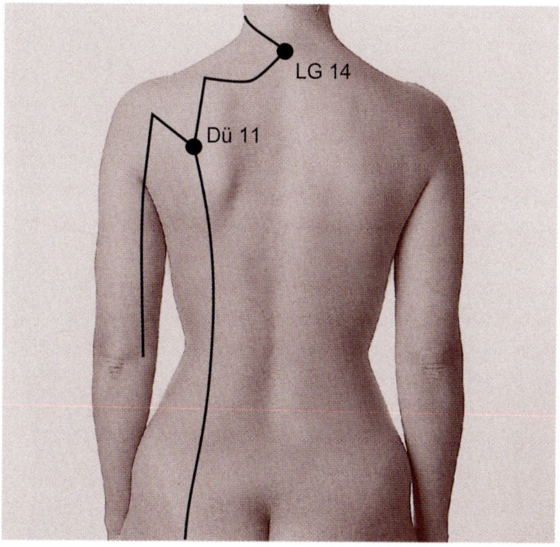

Abb. 7.10

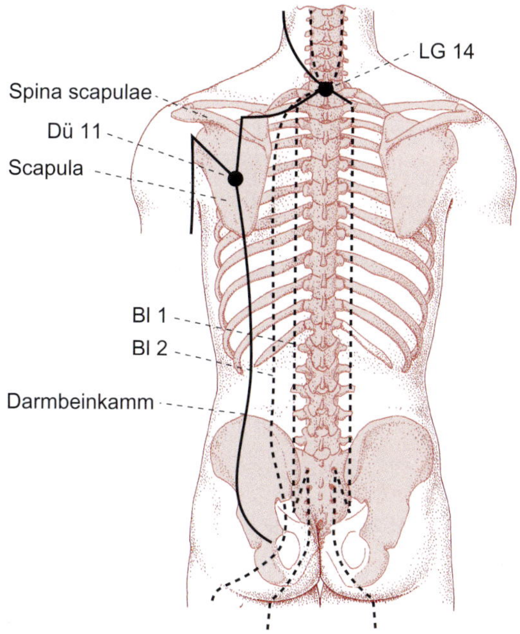

Abb. 7.11

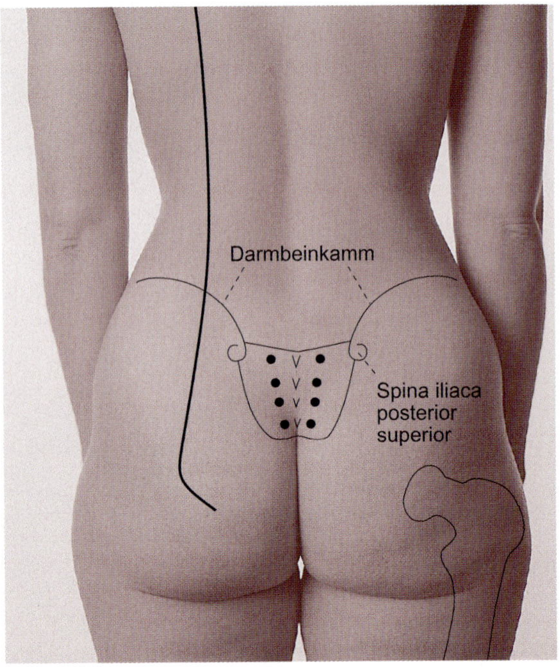

Abb. 7.12

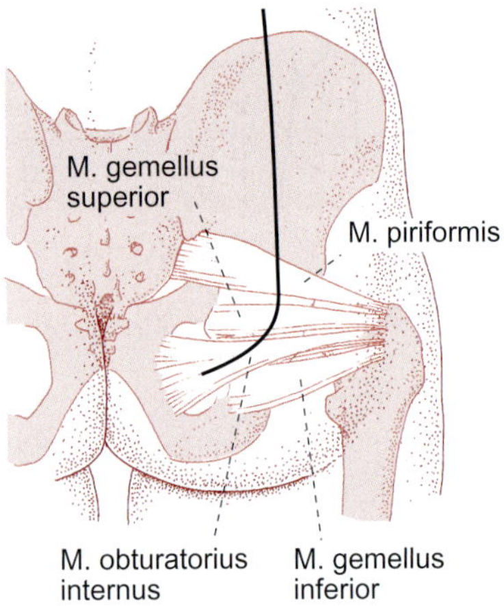

Abb. 7.13

Im **Lendenbereich** folgt er in einem Abstand von etwa 1 Daumenbreit dem lateralen Rand des Rückenstreckers.

Am Rand des Rückenstreckers im Lendenbereich ist der Druck etwa 35–40° in die unteren Schichten des Muskels gerichtet.

Er überquert den Beckenkamm etwa 1 Daumenbreit lateral des hinteren Darmbeinstachels. Darunter beschreibt er auf dem **Gesäß** nur wenig medial der Mittellinie einer Gesäßhälfte eine zum Kreuzbein hin konkave Linie, die etwa in Höhe des unteren Kreuzbeinrands im unteren Drittel des Gesäßes endet.

Anatomisch verläuft der Dünndarm-Meridian am Gesäß in den tiefen Schichten des großen Gesäßmuskels (M. gluteus maximus) bzw. in den darunter liegenden horizontalen kleinen Beckenmuskeln wie M. piriformis, Mm. gemelli und M. obturatorius internus.

7

Dü

7.4 An den Beinen

Der Dünndarm-Meridian entspringt im unteren Hara der Diagnosezone für dieses Organ. Er überquert die **Leiste** knapp lateral der Femoralarterienpuls-Taststelle.

Am oberen (proximalen) **Oberschenkel** folgt er dem vorderen Rand der Rinne, die sich an dieser Stelle zwischen dem vierköpfigen Oberschenkelmuskel (M. quadriceps femoris) und der Gruppe der Adduktorenmuskeln befindet. Am unteren (distalen) Oberschenkel findet sich der Meridian etwa im hinteren medialen Rand des inneren Kopfes (M. vastus medialis) des vierköpfigen Oberschenkelmuskels.

Am Oberschenkel geht die Druckrichtung für den Dünndarm-Meridian nach lateral zum Oberschenkelknochen (Femur) hin. Dieser ist vor allem in der distalen Hälfte des Oberschenkels in der Regel gut zu tasten. Nicht selten ist der Meridianverlauf hier druckschmerzhaft.

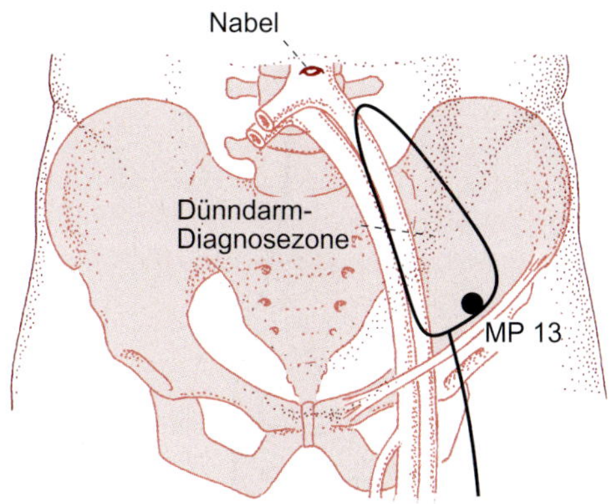

Abb. 7.14

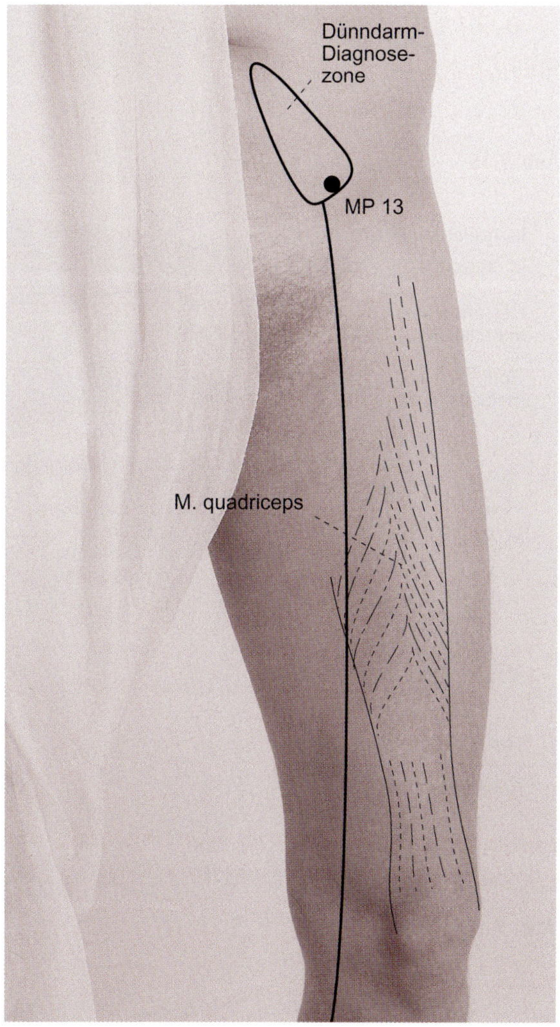

Abb. 7.15

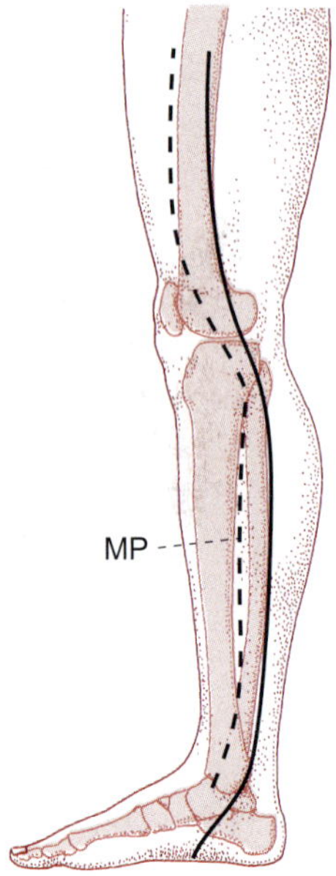

Abb. 7.16

Er überquert die Innenseite des **Knies** etwas hinter deren Mitte, biegt – kurz bevor er den Kniegelenkspalt erreicht – nach dorsal (hinten) ab und erreicht den Unterschenkel über die Rückseite des medialen Schienbeinkopfes.

An der Innenseite des Knies und am Unterschenkel läuft der Dünndarm-Meridian etwas dorsal des Milz-Pankreas-Meridians.
An der Rückseite des medialen Schienbeinkopfes befindet sich der Dünndarm-Meridian dicht hinter MP 9.

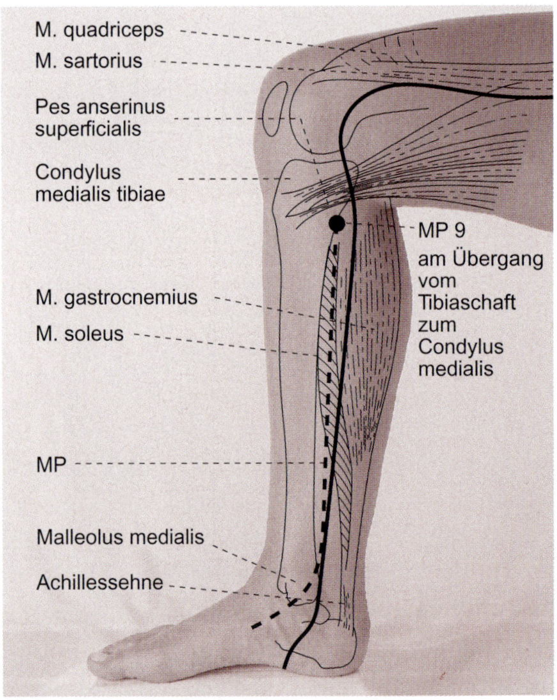

Abb. 7.17

Am **Unterschenkel** verläuft der Dünndarm-Meridian im Abstand von etwa 1 Daumenbreit hinter der Schienbeininnenkante bzw. 1 Fingerbreit dorsal des Milz-Pankreas-Meridians.

Am Unterschenkel findet sich der Dünndarm-Meridian in den medialen Zügen des Schollenmuskels (M. soleus). Die Spannung in diesem Muskel lässt den Meridianverlauf hier häufig druckschmerzhaft werden.

Er überquert das **Fußgelenk** dicht hinter dem Innenknöchel, zieht knapp vor der Ferse unter die Fußsohle und endet dort vor dem Fersenballen etwas lateral der Mittellinie des Fußes.

An der Stelle dicht hinter dem Innenknöchel kreuzt der Dünndarm-Meridian den Perikard-Meridian.

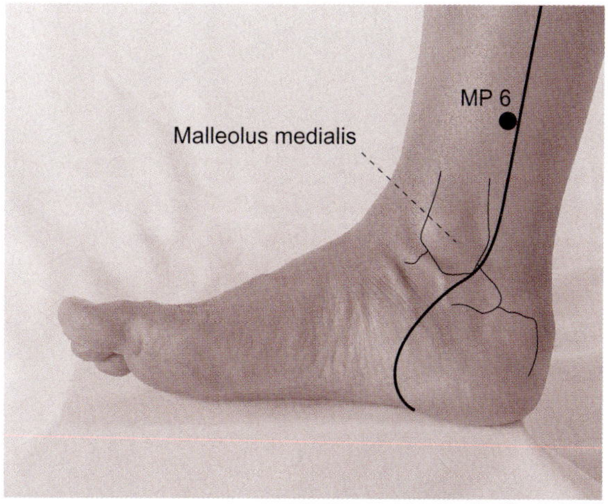

Abb. 7.18

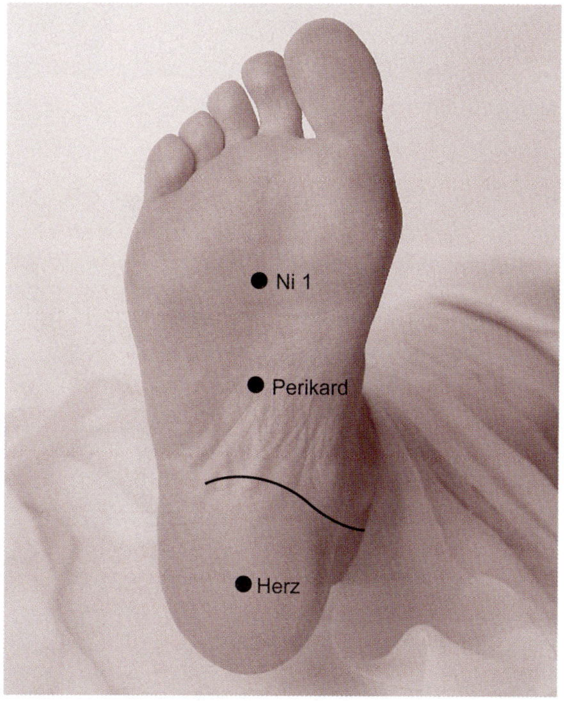

Abb. 7.19

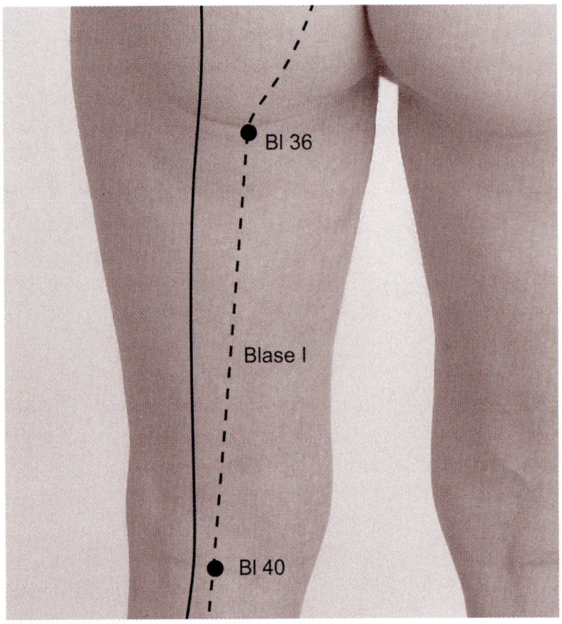

Abb. 7.20

7.5 Alternativer Verlauf von Dünndarm am Bein

Für einige Shiatsu-Praktiker, darunter auch für einen der Autoren dieses Buches, verläuft der Dünndarm-Meridian am Bein nicht wie hier beschrieben auf der Innenseite, sondern auf der Rückseite von Ober- und Unterschenkel. Nach dieser Vorstellung zieht er von Rücken und Lendenbereich kommend durch das Gesäß zur Rückseite des Oberschenkels und verläuft dort lateral des Blasen-Meridians – entsprechend dem Verlauf des Lungen-Meridians nach Masunaga. Am Fuß biegt er vor der Ferse über den lateralen Fußrand unter die Fußsohle und verläuft dann entlang dem medialen Rand dieses seitlichen Wulstes nach distal in Richtung Zehen. Dem 4. Mittelfußknochen folgend läuft der Dünndarmmeridian unter dem Grundgelenk der 4. Zehe hindurch zur Spitze dieser Zehe.

Shiatsu auf diesem Verlauf stellt eindeutig eine Verbindung zur Dünndarm-Energie her; allerdings sind hier andere Seiten des Dünndarm-Meridians wahrnehmbar als bei seinem Verlauf auf der Innenseite des Beines.

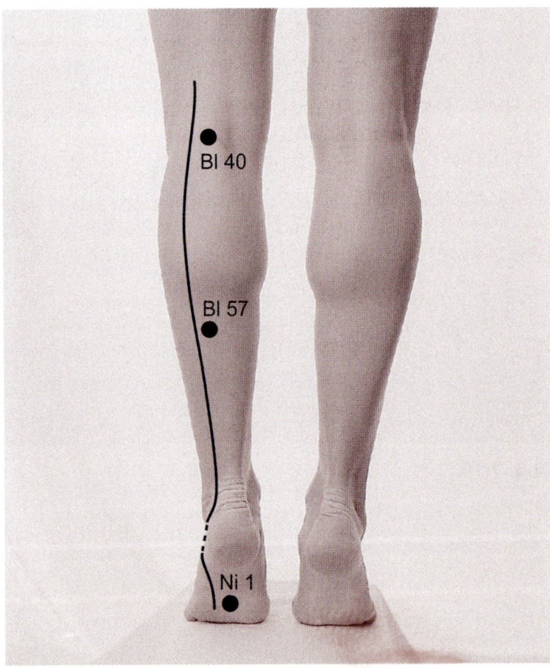

Abb. 7.21

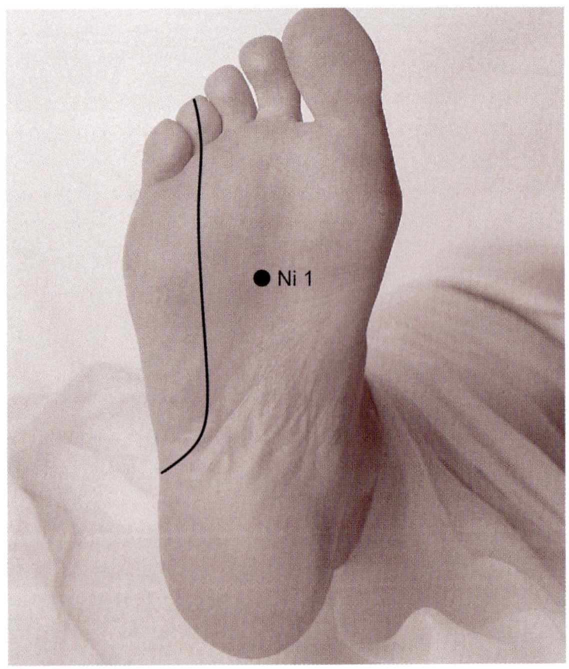

Abb. 7.22

KAPITEL

8 Blasen-Meridian

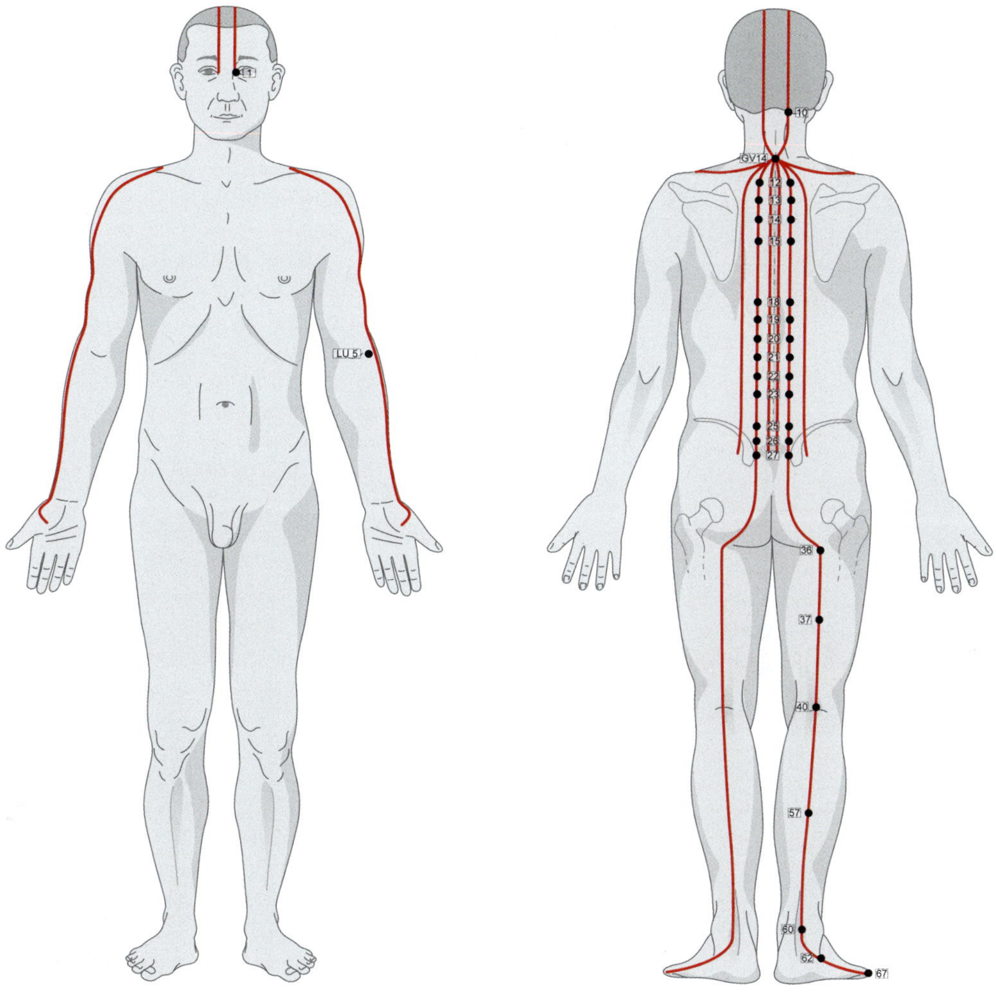

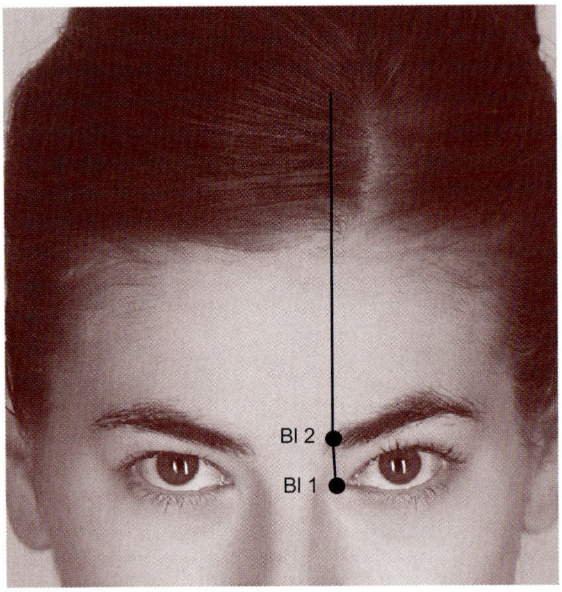

Abb. 8.1

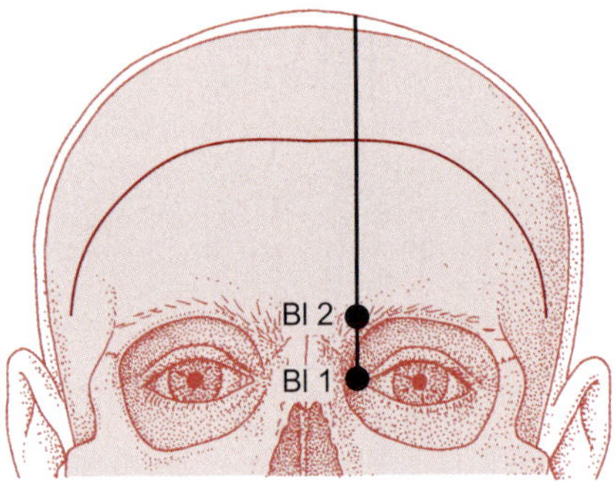

Abb. 8.2

8.1 An Kopf und Nacken

Vom inneren Augenwinkel (Bl 1) verläuft der Blasen-Meridian etwas mehr als 1 Daumenbreit beidseits der Mittellinie über Stirn, **Kopf** und Hinterkopf.

Am **Nacken** liegt er auf dem Nackenstrecker. Dort erreicht man den Blasen-Meridian, indem man genau von dorsal (hinten) kommend in diesen Muskelstrang einsinkt. Bl 10 liegt im Ansatz des Nackenstreckers am Hinterkopf.

Die Region des Hinterkopfes ist ein Spiegelbild zum Kreuzbein und hat eine ähnlich wichtige – auch diagnostische – Bedeutung für die Blasen-Energie.
Die Behandlung der oberflächlichen Spannung des Blasen-Meridians an dieser Stelle löst mitunter Spannung im gesamten Meridian.

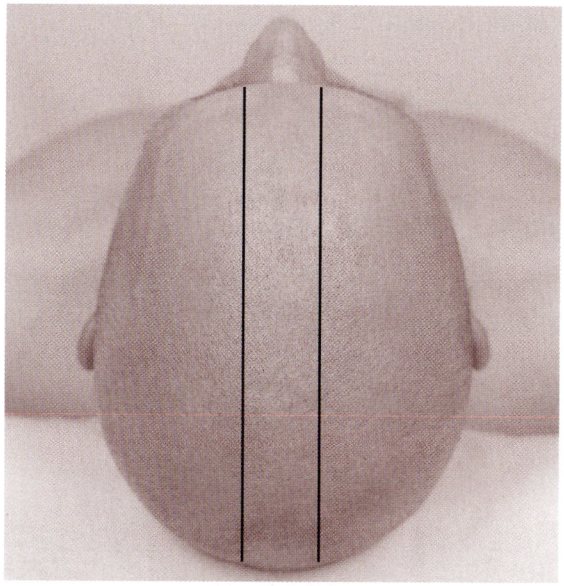

Abb. 8.3

Im Punkt LG 14 (zwischen den Dornfortsätzen des 7. Hals- und 1. Brustwirbels) trifft sich der Blasen-Meridian mit 2 weiteren Yang-Energien, nämlich denen des Magens und des Dünndarms.

An dieser Stelle teilt sich der Meridian in 4 Verläufe: einer zieht über die Schulter in den Arm, während die anderen 3 am Rücken nach unten laufen.

Der Blasen-Meridian trifft sich hier auch mit dem Lenkergefäß, dem Vater aller Yang-Meridiane.

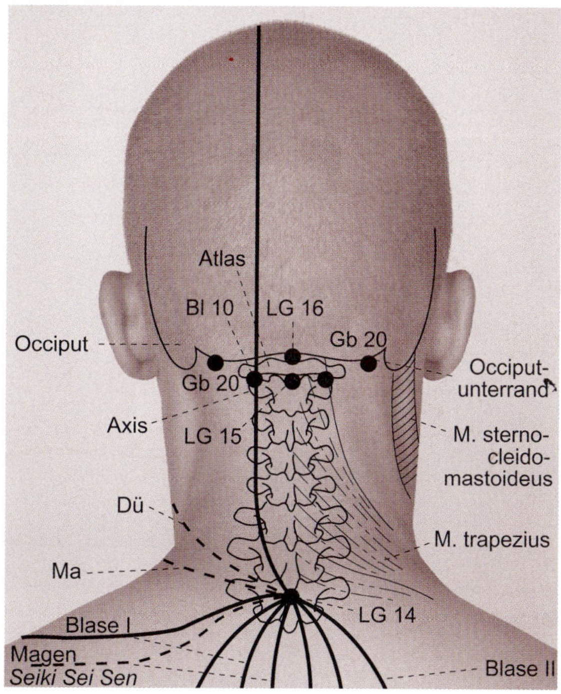

Abb. 8.4

8
Bl

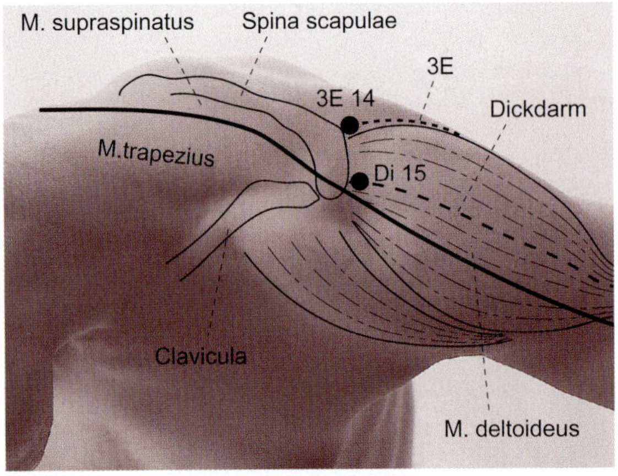

Abb. 8.5

8.2 An Schulter und Arm

Ein Ast des Blasen-Meridians verläuft nahezu diagonal in leicht geschwungener Linie über die Mm. trapezius und supraspinatus zur vorderen Ecke der **Schulter**, dicht lateral der vorderen Rinne im Deltamuskel.

Auf dem Weg über die Schulter kreuzt er die Meridiane von Gallenblase, Dreifachem Erwärmer und Dickdarm (siehe zusammenfassende Darstellung der Meridiane auf der Schulter S. 157).

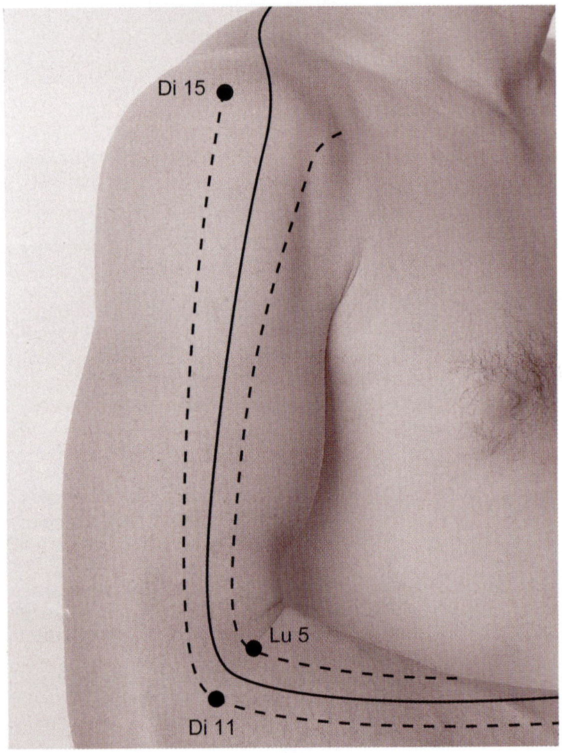

Abb. 8.6

Am **Oberarm** verläuft der Blasen-Meridian zwischen Lungen- und Dickdarm-Meridian. In der Tiefe ist meist der Oberarmknochen zu spüren. Dementsprechend verläuft er dicht vor (anterior) der Spitze des Deltamuskels. In der **Ellenbeuge** folgt der Blasen-Meridian dem M. brachioradialis, der an dieser Stelle auch dem Lungen-Meridian und dem Dickdarm-Meridian als anatomische Leitlinie dient.

An der Spitze des Deltamuskels befindet sich Di 14. In der Ellenbeuge bleibt zwischen Lungen- und Dickdarm-Meridian nur wenig Raum. Wenn man mit ihren Verläufen allerdings vertraut ist, gibt es keine Probleme, den Blasen-Meridian zu finden. Knapp oberhalb der Ellenbeuge hat der Blasen-Meridian oft wichtige Kyo-Punkte.

Auch auf dem **Unterarm** verläuft der Blasen-Meridian zwischen Lungen- und Dickdarm-Meridian, und zwar auf der Speiche (Radius), in Ellenbogennähe auf einem gut tastbaren Muskelpolster (dem Rand des M. brachioradialis), zum Handgelenk hin unmittelbar auf dem Knochen.

Ebenso finden sich oft wichtige Kyo-Bereiche am unteren (distalen) Unterarm auf der Speiche.

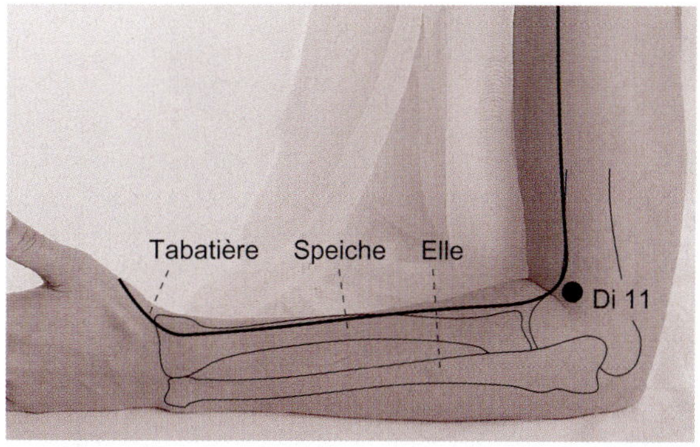

Abb. 8.7

Am **Handgelenk** zieht der Blasen-Meridian auf der daumenseitigen (radialen) Kante des Handgelenks durch die Tabatière, von dort über das Daumensattelgelenk und den radialen Rand des 1. Mittelhandknochens in einem Bogen zum Daumenballen auf der Handinnenseite.

Nach den traditionellen Meridianverläufen geht der Dickdarm-Meridian durch die Tabatière.
Die Tabatière ist die Grube zwischen den beiden Sehnen der Mm. extensor pollicis longus und brevis auf der radialen Kante des Handgelenks.
Das Daumensattelgelenk ist das Gelenk zwischen Handwurzel (Os trapezium) und dem 1. Mittelhandknochen.

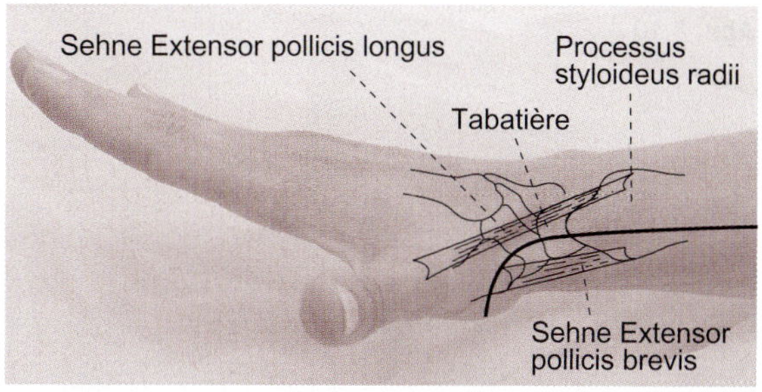

Abb. 8.8

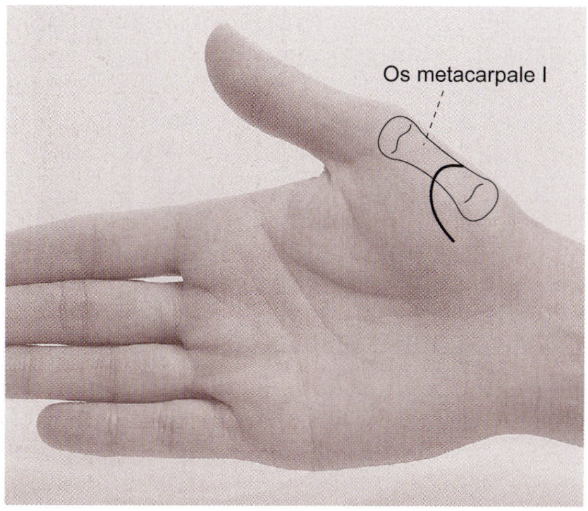

Abb. 8.9

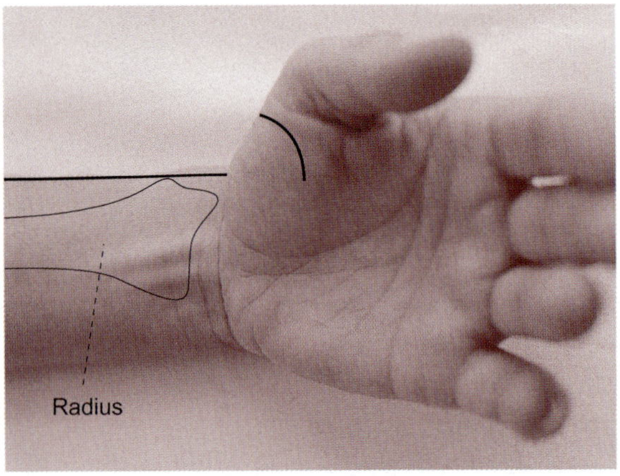

Abb. 8.10

Der Blasen-Meridian endet in der Tiefe des Daumenballens.

Der Endpunkt in der Tiefe des Daumenballens fühlt sich ein wenig so an wie Ni 1 in der Fußsohle.

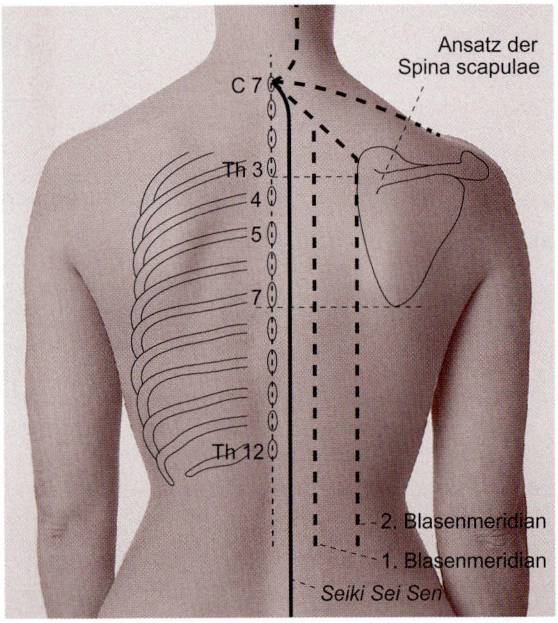

Abb. 8.11

8.3 An Rücken und Becken: Seiki Sei Sen und Blase I

Unterhalb des Treffpunkts zwischen den Dornfortsätzen des 7. Hals- und des 1. Brustwirbels (LG 14) teilt sich der Blasen-Meridian über den Verlauf des gesamten **Rückens** in 3 Stränge:

Von innen nach außen betrachtet verläuft in der Rinne dicht neben der Wirbelsäule ein Ast, der auch mit Seiki Sei Sen bezeichnet wird. Lateral davon, etwa 1,5 Daumenbreit lateral der Körpermittellinie, verläuft im großen Rückenstrecker der 1. Blasen-Meridian. Am weitesten lateral zieht in den seitlichen Ausläufern des Rückenstreckers der 2. Blasen-Meridian zum Kreuzbein.

Der Verlauf des **Seiki Sei Sen** wird folgendermaßen beschrieben: von LG 14 verläuft dieser Ast in der Rinne zwischen den Dornfortsätzen der Wirbelsäule und dem großen Rückenstrecker abwärts. Auch auf dem oberen Drittel des Kreuzbeins ist er dicht neben dem in der Mitte liegenden Knochenkamm wahrnehmbar.

Der Seiki Sei Sen wird als der Anteil des Blasen-Meridians beschrieben, der den aktuellen Zustand dieses Organs am klarsten widerspiegelt.
Vor allem, wenn er sich in einem Kyo-Zustand befindet, lassen sich durch Arbeit auf dem Seiki Sei Sen mitunter tiefe Spannungen des Rückens lösen. Kyo muss nicht immer weich und physisch leer bedeuten. Aufgrund der energetischen Leere kann es sich auch fest, hart und zusammengezogen anfühlen.

Der **1. Blasen-Meridian** befindet sich etwa 1,5 Daumenbreit lateral der Mittellinie. Dieser Abstand ist am oberen Rücken etwas geringer, am unteren etwas größer. Es ist nicht nötig, ihn an jeder Stelle genau auszumessen. Es ist leichter, einfach dem Hauptstrang des Rückenstreckers zu folgen.

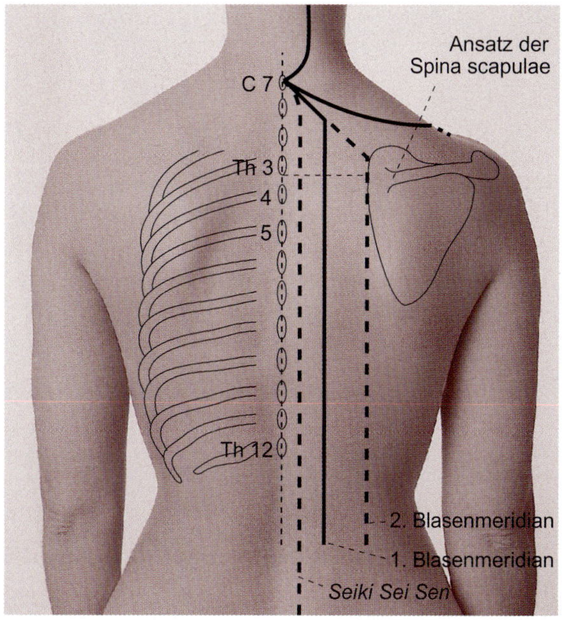

Abb. 8.12

Auf dem 1. Blasen-Meridian finden sich im Verlauf des gesamten Rückens Yu-Punkte, die ein System zur Diagnose und Behandlung aller 12 energetischen Organe darstellen.

Der häufig sehr unterschiedliche energetische Zustand der einzelnen horizontalen Abschnitte des 1. Blasen-Meridians spiegelt den unterschiedlichen Aktivitätszustand der Organe in den 3 Körperhöhlen und der entsprechenden Yu-Punkte wider.
Eine genaue Lagebeschreibung der Yu-Punkte findet sich in jedem Akupunkturbuch und wird in einer guten Shiatsu-Ausbildung vermittelt. Darum verzichten wir an dieser Stelle auf eine ausführliche Darstellung.

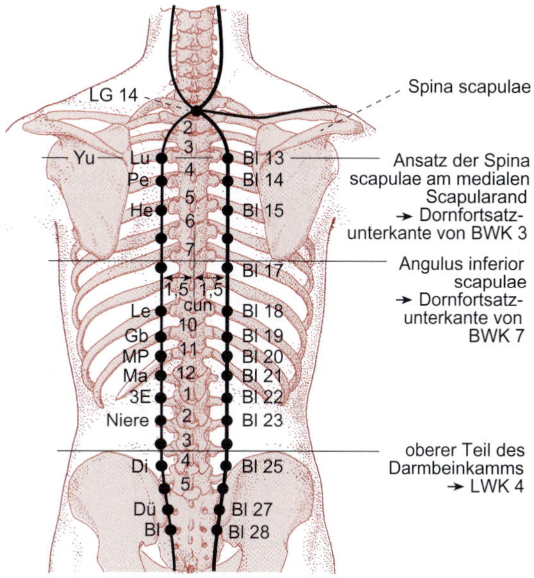

Abb. 8.13

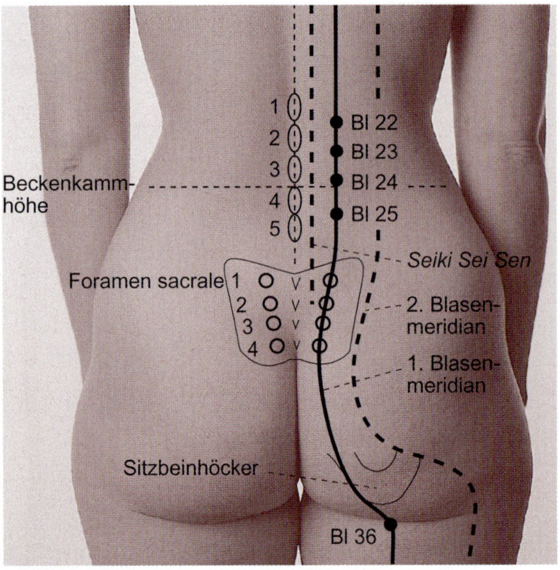

Abb. 8.14

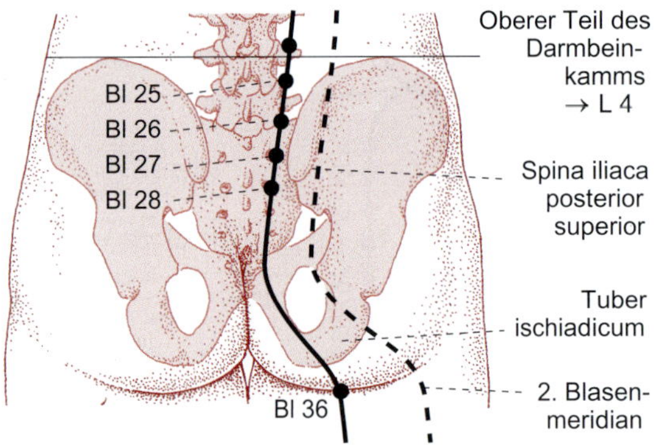

Abb. 8.15

Auf dem **Kreuzbein** erreicht man den 1. Blasen-Meridian etwa in der Mitte zwischen Darmbeinstachel und dem Knochenkamm in der Mitte des Kreuzbeins. Der Meridian verlässt es knapp seitlich des unteren Endes und strebt – relativ nahe der Po-Rinne über das Gesäß verlaufend – dem Sitzbeinhöcker im unteren Gesäß zu.

Das Kreuzbein (Sacrum) spiegelt insbesondere in seinen oberen zwei Dritteln in klarer Weise den Zustand der Blasen-Energie wider und wird deshalb als wichtigste diagnostische Zone für dieses Organ angesehen.

Nach traditionellen Beschreibungen der Akupunktur verläuft der Meridian zweimal zwischen den Knochenvorsprüngen des Darmbeinstachels hindurch. Auf diese Weise beschreibt er an dieser Stelle die Linie eines auf die Nase gestellten „Z". In der Shiatsu-Behandlung reicht es aus, diesen Bereich feinfühlig zu ertasten und herauszufinden, an welcher Stelle bei dem betreffenden Menschen die für den energetischen Zustand der Blase wichtigen Punkte liegen.

Das untere Sacrum-Drittel ist ein Bereich, wo der Mensch in besonderer Weise das Schwingen der Blasen-Energie zu kontrollieren vermag. Entsprechend findet sich hier häufig eine dichte Anspannung, die den Schwingungsraum der Meridian-Energie unterbricht. Dadurch (und durch eine Anspannung in der Lendenmuskulatur) wird das Kreuzbein leicht in der Weise gekippt, so dass sein unterer Pol nach hinten und oben gezogen ist. Auch die Lendenlordose ist dann leicht verstärkt.

8.4 Blase I an den Beinen

Vom lateralen Rand des Sitzbeinhöckers aus (Bl 36) verläuft der Blasen-Meridian als grobe Orientierung etwa in der Mitte der Rückseite des **Oberschenkels** in einer leicht gebogenen Linie zum Zentrum der Kniekehle (Bl 40).

Dieser Verlauf bereitet nicht wenigen Shiatsu-Lernenden deshalb Schwierigkeiten, weil der Meridian zum einen recht tief liegt. Zum anderen zieht er nicht einfach in der Mittellinie; vielmehr startet er unterhalb des Gesäßes deutlich medial der Mittellinie, strebt dann aber auf dem Weg zur Kniekehle der Mittellinie entgegen.

Zudem nimmt in der Bauchlage der Oberschenkel eines Menschen eine unterschiedliche Lage ein; vor allem kann die Rotation um die Längsachse sehr verschieden ausgeprägt sein. Man macht es sich leichter, wenn man, bevor man den Meridian berührt, den lateralen Rand des Sitzbeinhöckers (Bl 36) und das Zentrum der Kniekehle (Bl 40) lokalisiert. Auf diese Weise ist man sicher, unabhängig von der individuellen Lage des Oberschenkels an der richtigen Stelle zu arbeiten.

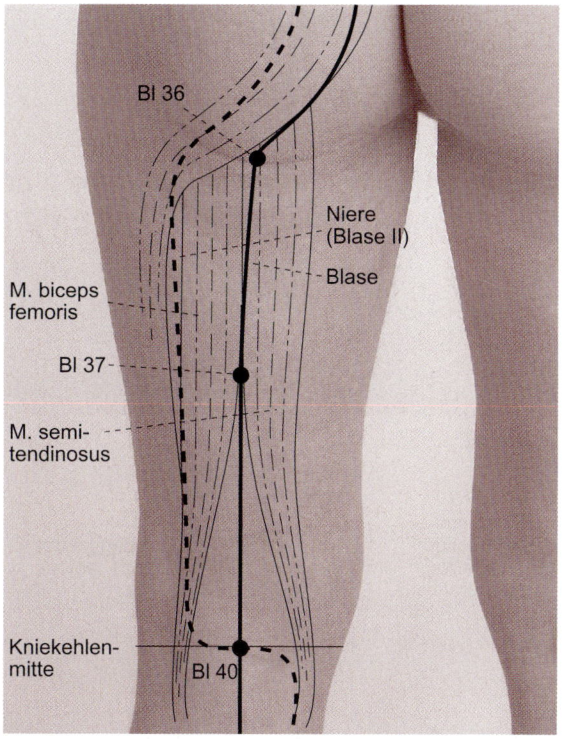

Abb. 8.16

In der Tiefe sind häufig angespannte Muskelstränge spürbar (medialer Rand des langen Kopfes des M. biceps femoris), in denen bzw. zwischen denen der Meridian verläuft. Das energetische Zentrum des Meridians befindet sich jedoch in der Tiefe (in Bauchlage unter den Muskeln).

Es bedarf eines tiefen und entspannten Einsinkens (ggf. auch mit dem Ellenbogen), um den eigentlichen Meridian in der Tiefe zu erreichen. Auch wenn sich der Meridian hier in einem angespannten Jitsu-Zustand befindet, finden sich doch meist wichtige Kyo-Punkte im Bereich von Bl 36 oder dicht darunter bis knapp oberhalb der Kniekehle, deren Behandlung besonders bei Schmerzen im unteren Rücken wichtig werden kann. Auch Bl 40 in der Kniekehle kann ein solcher Schlüsselpunkt sein.

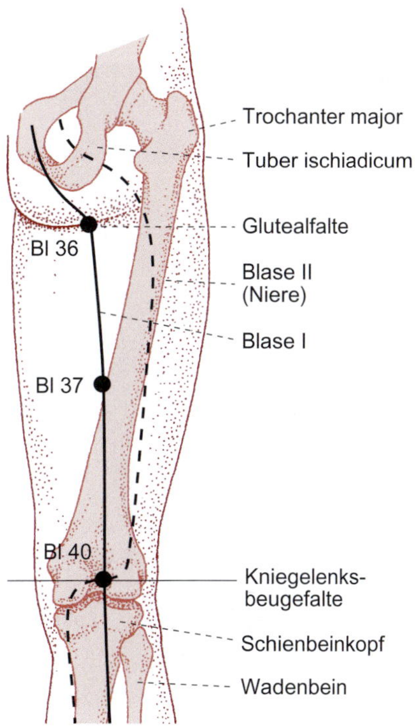

Abb. 8.17

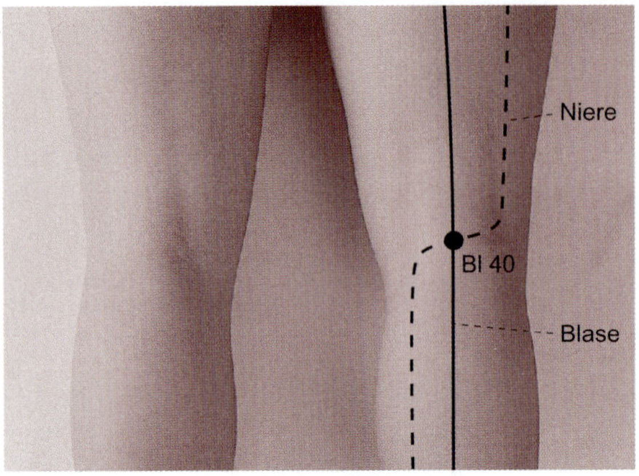

Abb. 8.18

In der **Kniekehle** befindet sich Bl 40 genau in der Mitte und ist durch die Verdickung, die sich hier bei gestrecktem Bein meist zeigt, leicht zu lokalisieren.

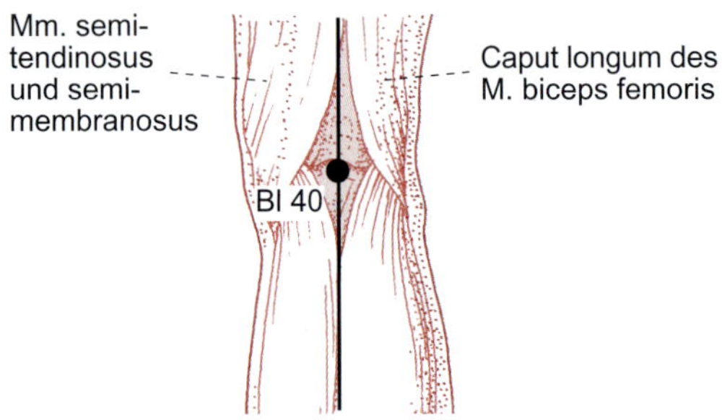

Abb. 8.19

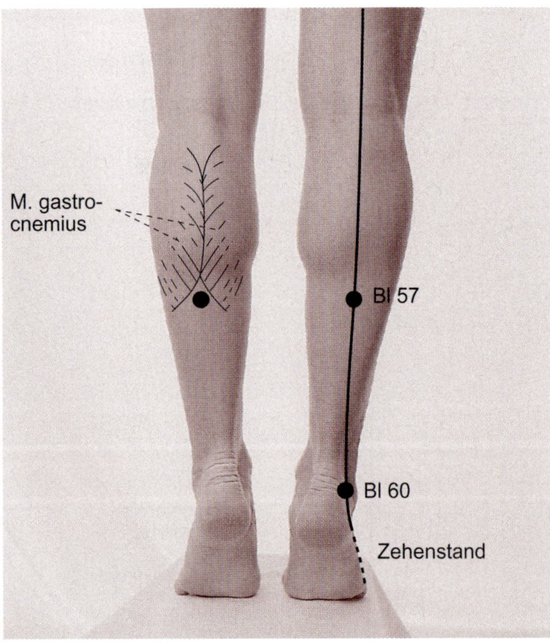

Abb. 8.20

Am Unterschenkel läuft der Blasen-Meridian von der Kniekehle kommend zunächst genau in der Mittellinie, tief zwischen den beiden Köpfen des M. gastrocnemius. In der Grube, die bei Anspannung dieses Muskels am unteren Ende der beiden Köpfe entsteht, liegt der Punkt Bl 57.

Am besten sinkt man im Bereich der Wadenmuskulatur ein wenig von medial der Mittellinie kommend ein, um die Tiefe zwischen den Muskelbäuchen sicher zu erreichen.

Im unteren Bereich des Unterschenkels erreicht man den Meridian knapp lateral der aus der Wadenmuskulatur entspringenden Achillessehne.

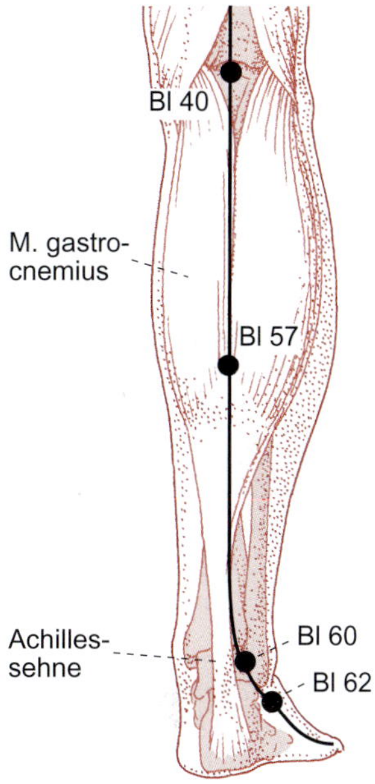

Abb. 8.21

In Höhe des Außenknöchels zieht er etwas nach vorne zu Bl 60 (zwischen der Spitze des Außenknöchels und der Achillessehne) und Bl 62 (knapp unterhalb des Außenknöchels). Von hier aus verläuft er am Rand des Fußes (am Umschlag zwischen pigmentierter und nicht-pigmentierter Haut) entlang zu Bl 67 am lateralen Nagelwinkel der kleinen Zehe und von dort durch den lateralen Nagelfalz nach außen.

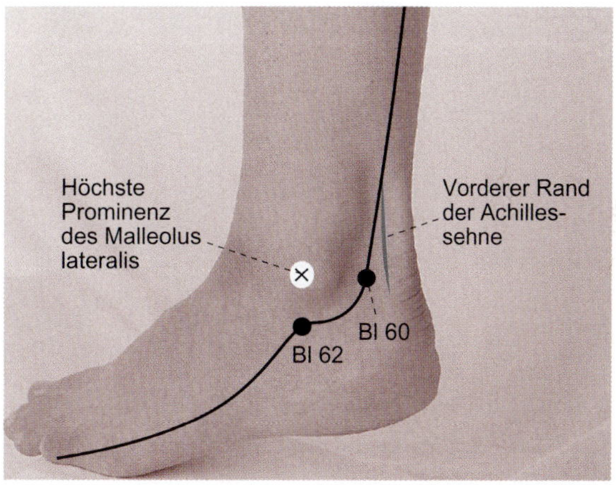

Abb. 8.22

Unserer Ansicht nach befindet sich der Blasen-Meridian hier näher an der Achillessehne, als es in den Darstellungen Masunagas oder der Akupunkturkarten angegeben wird. Genauer betrachtet scheint das Zentrum des Meridians (Yin) sich vor der Achillessehne zu befinden, während seine äußeren Anteile (Yang) sich v. a. in der Spannung der Achillessehne selbst manifestieren. Die Achillessehne ist ein zuverlässiger Indikator für den langfristigen Spannungszustand der Energie der Blase und des Wasser-Elements insgesamt. Die Information erhält man, wenn man leicht auf die Sehne drückt und intuitiv das Verhältnis von Yin und Yang (z. B. in Bezug auf Spannung, Fülle und Kraft, evtl. auch Erschöpfung) einschätzt.

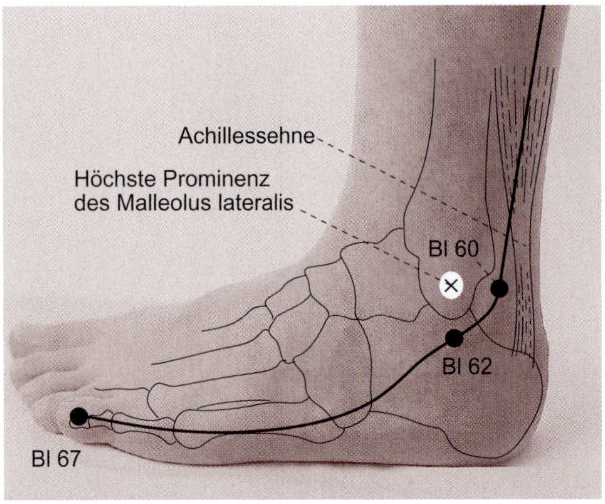

Abb. 8.23

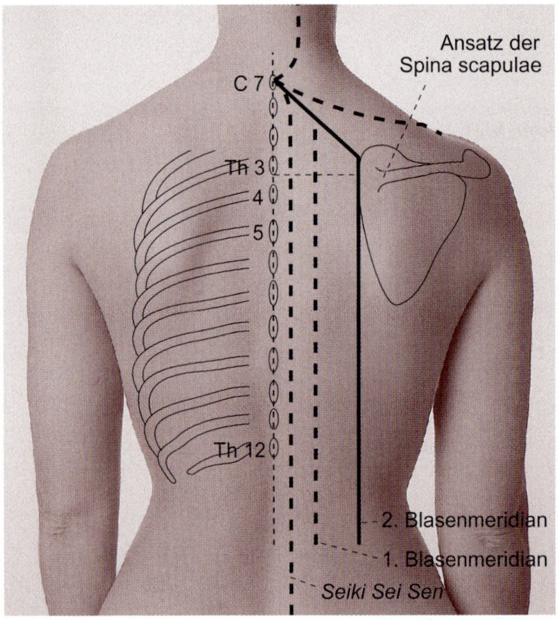

Abb. 8.24

8.5 Blase II an Rücken, Becken und Oberschenkel

Der **2. Blasen-Meridian** findet sich etwa 3 Daumenbreit seitlich der Mittellinie, wobei dies nur ein Näherungswert ist; am oberen Rücken ist der Abstand zur Mittellinie geringer, am unteren Rücken hingegen größer als 3 Daumenbreit.

In der Praxis lässt er sich im hinteren **Brustbereich** am leichtesten im Übergang zwischen den lateralen Strängen des Rückenstreckers und den aus der Tiefe hervortretenden Rippen finden. Häufig sind in diesem Bereich die Muskelanteile recht dünn und kaum mehr tastbar, so dass eine leichte Rinne zwischen Hauptstrang des Rückenstreckers und Rippen entsteht.

Ab dem Übergang zum **Lendenbereich** (hier werden die 11. und die 12. Rippe erst weiter seitlich tastbar) orientiert sich der Meridian am seitlichen Rand des stärker gewordenen Rückenstreckers bis zu dessen Ansatz am Beckenkamm. Im Lendenbereich erreicht man den Meridian, indem man seitlich aus einem Winkel von etwa 60° kommend in den Rand des Rückenstreckers einsinkt.

Von hier an – häufig sogar in seinem gesamten Verlauf von LG 14 aus – wird der 2. Blasen-Meridian dem energetischen Organ der Nieren zugeordnet. Besteht die Tendenz zur Erschöpfung der Nieren-Energie, kann dieser Verlauf ab Höhe der 11. Rippe bis zum Beckenkamm sehr druckschmerzhaft sein.

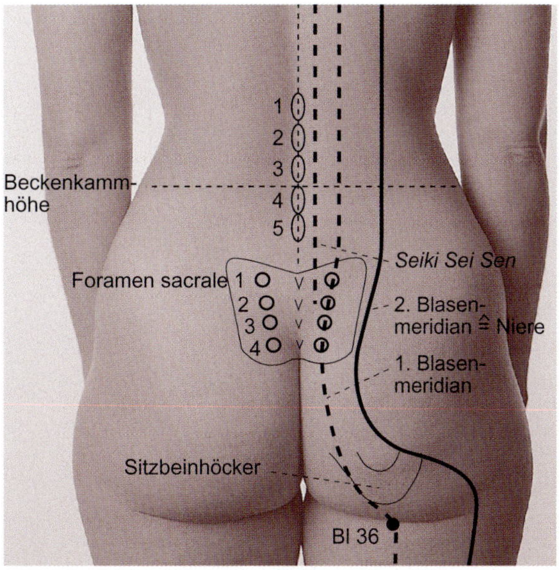

Abb. 8.25

Der 2. Blasen-Meridian (bzw. Nieren-Meridian) überquert den **Beckenkamm** lateral der Spitze des oberen hinteren Darmbeinstachels (Spina iliaca posterior superior, SIPS) und folgt dann der seitlichen Kontur des **Kreuzbeins** dicht neben dessen lateralem Rand.

Neben dem Kreuzbeinrand wird der Druck von lateral kommend gegen bzw. dicht unter das Kreuzbein gerichtet.

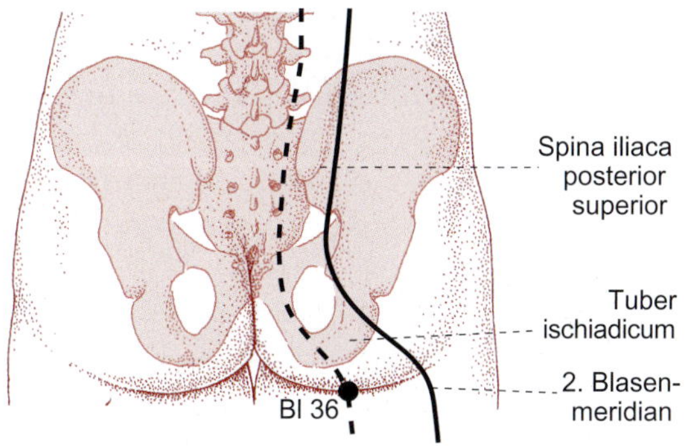

Abb. 8.26

8

Bl

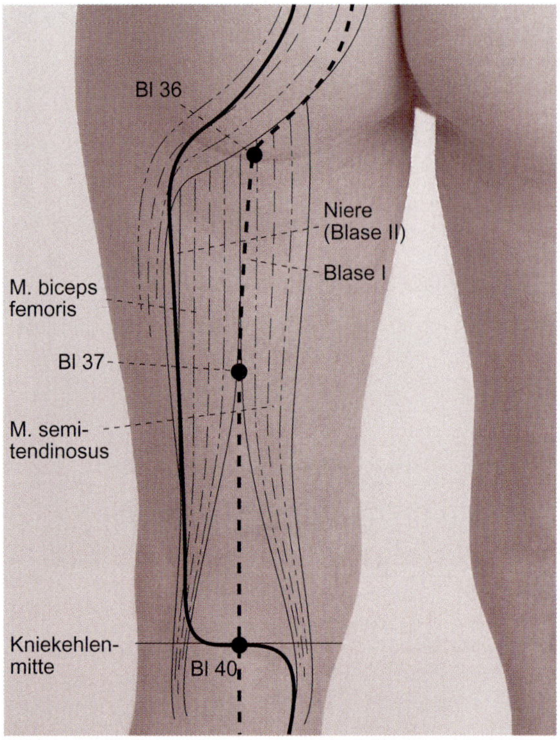

Abb. 8.27

Ab dem unteren Kreuzbeinende überquert der Meridian dann in einer Kurve das untere Drittel des **Gesäßes** von oben-innen nach unten-außen, um in die laterale Partie der Rückseite des **Oberschenkels** einzumünden.

Dort findet man Blase II (den Nieren-Meridian) eindeutig auf der Rückseite des Beines, wenn auch weit lateral. Das Einsinken ist klar nach vorne gerichtet, d. h. zur Vorderseite des Oberschenkels (bzw. bei auf dem Bauch liegenden Klienten senkrecht in Richtung Boden).

Der Meridian verläuft auf der Rückseite des Oberschenkels zwischen Lungen- und Dickdarm-Meridian. In der Tiefe spürt man im oberen Bereich des Oberschenkels oft den Oberschenkelknochen, im unteren Bereich häufig sehnige Anteile der dortigen Oberschenkelmuskulatur, v. a. die beiden Köpfe des M. biceps femoris. Der hier wahrgenommene Spannungszustand des Gewebes spiegelt vor allem den Yang-Aspekt der Nieren-Energie wider.

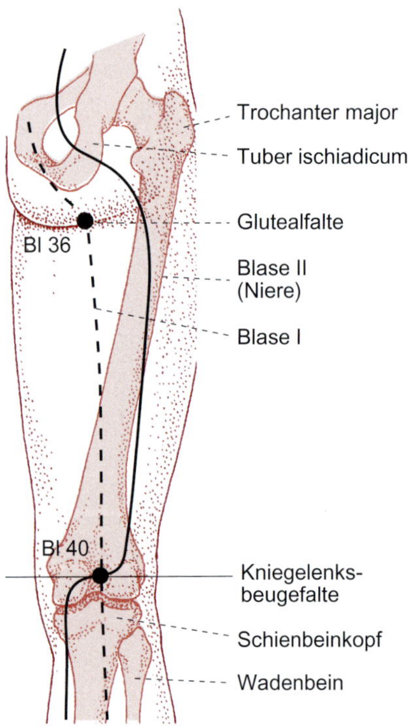

Abb. 8.28

Der Blase II Meridian (Niere) erreicht die **Kniekehle** knapp neben (medial) der am lateralen Rand verlaufenden Sehne. Dort wendet er sich nach innen und kreuzt in der Mitte der Kniekehle den 1. Blasen-Meridian, zieht weiter nach medial zum inneren Rand der Kniekehle und vereinigt sich dort mit dem traditionellen Nierenverlauf am Unterschenkel.

Die Sehne des M. biceps femoris begrenzt die Kniekehle lateral.
Die Sehnen der Mm. semimembranosus und semitendinosus begrenzen die Kniekehle nach medial (siehe Kapitel „Verläufe an den Gelenken").
Außer dem Blasen-Meridian kreuzt der Nieren-Meridian in der Kniekehle auch noch die Meridiane von Lunge und Herz.

Den weiteren Verlauf siehe unter Nieren-Meridian!

KAPITEL

9 Nieren-Meridian

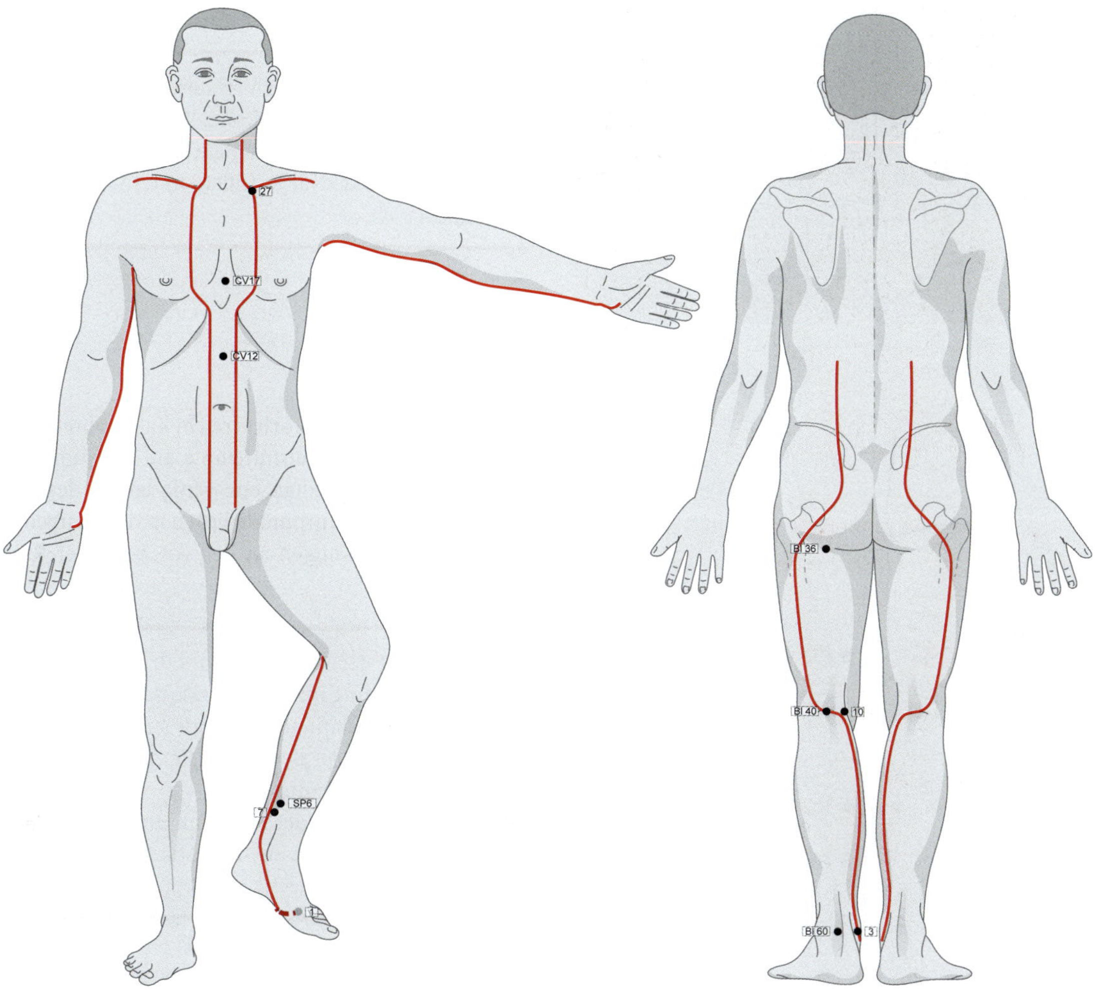

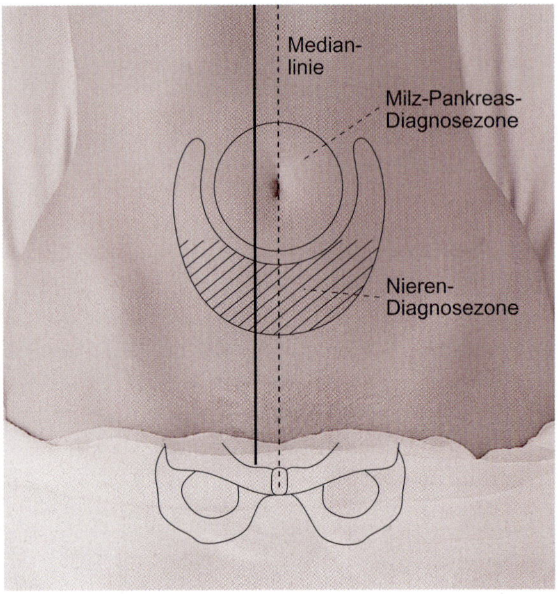

Abb. 9.1

9.1 Auf der Vorderseite des Körpers

Aus der Tiefe des Beckens und des unteren Haras kommend erreicht der Nieren-Meridian die Vorderseite des Rumpfes und läuft auf dem **Hara** etwas lateral (seitlich) der Mittellinie (der Abstand beträgt nur ½ Daumenbreit).

In unserer Praxis spielt der Verlauf des Nieren-Meridians am Hara keine große Rolle. Wir erreichen die Nieren-Energie eher über die tiefe Arbeit in der Nieren-Diagnosezone, und zwar vor allem unterhalb des Bauchnabels.

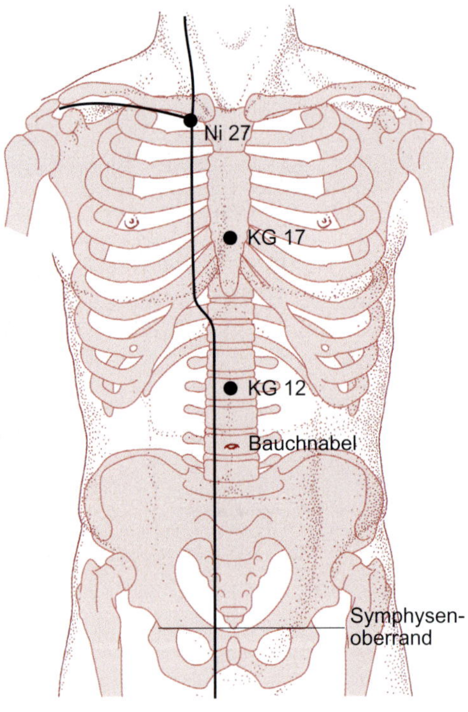

Abb. 9.2

Nachdem er den **Brustkorb** erreicht hat, verbreitert sich der Abstand zur Körpermittellinie auf 2 Daumenbreit. Man findet den Meridian ein wenig lateral des Brustbeins. Die Akupunkturpunkte liegen in den Gruben zwischen den Verdickungen an den Ansätzen der Rippen am Brustbein.

Der Verlauf auf der Vorderseite des Brustkorbes steht auch in Verbindung mit der Energie des Herz-Meridians. In der Praxis kann dieser Meridianabschnitt lateral des Brustbeins bei der Behandlung emotionaler Themen von großer Bedeutung sein.
Auch zwischen den in der Akupunktur/Akupressur definierten Punkten liegen auf dem Meridian oft wichtige Bereiche.

9

Ni

Bis zum **Punkt Ni 27** dicht unterhalb und seitlich des Sternoclavicular-Gelenks steigt der Nieren-Meridian auf der Vorderseite des Brustkorbs nach oben. An dieser Stelle teilt er sich in 2 Äste.

Das Sternoclavicular-Gelenk ist das Gelenk zwischen Brustbein (Sternum) und Schlüsselbein (Clavicula).

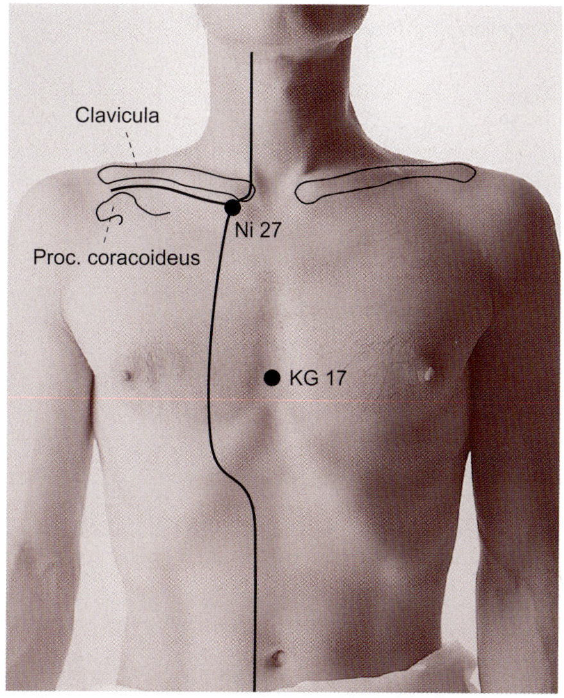

Abb. 9.3

Ein Ast zieht dicht lateral am Sternoclavicular-Gelenk hinauf zur **Vorderseite des Halses**. Zunächst geht er durch den medialen Schenkel des M. sternocleidomastoideus (der am Sternoclavicular-Gelenk ansetzt), dann aber recht bald medial des Innenrandes dieses Muskels nach oben. Er verläuft hier seitlich des Perikard-Meridians, lateral der Halsschlagader. Beim Einsinken in eher dorsaler als medialer Richtung trifft man in der Tiefe auf die Querfortsätze der Halswirbelsäule und die oft angespannt feine Muskulatur davor. Der Nieren-Meridian am Hals endet in der Umschlagfalte vom Hals zum Mundboden.

Der M. sternocleidomastoideus (Kopfnickermuskel) läuft vom Brustbein (Sternum) und Schlüsselbein (Clavicula) zum Warzenfortsatz (Mastoid) hinter dem Ohr.

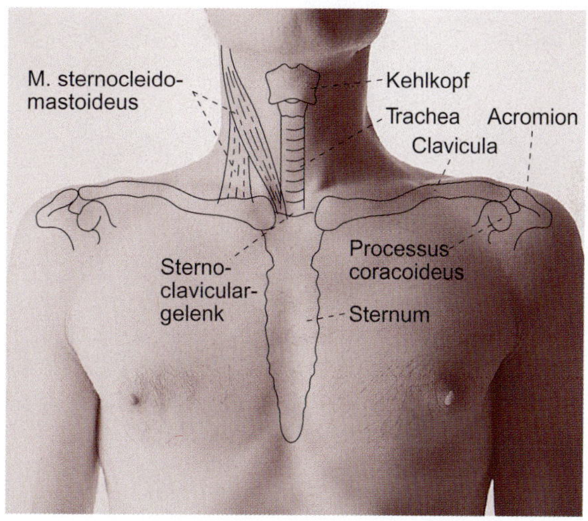

Abb. 9.4

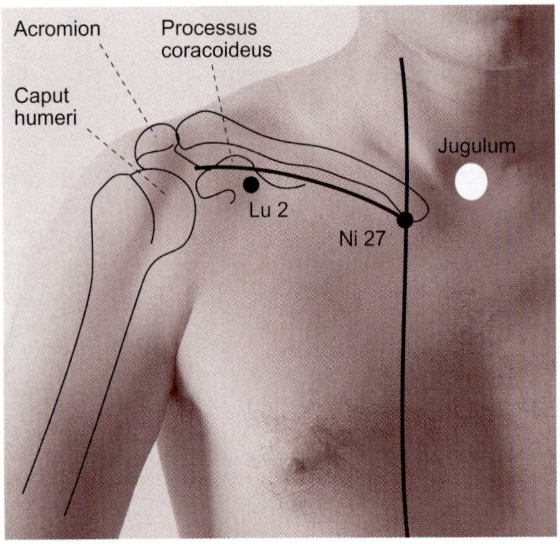

Abb. 9.5

Von Ni 27 zieht der zweite Ast etwas unterhalb des Schlüsselbeins nach lateral in die Grube medial des Rabenschnabelfortsatzes (Processus coracoideus) und überquert diesen Knochenvorsprung zu der kleinen Grube zwischen Processus coracoideus und Kopf des Oberarmknochens. An dieser Stelle verlässt der Nieren-Meridian die Körperoberfläche und taucht in die Tiefe zwischen Brustkorb und Schulter ein, um in der hinteren (dorsalen) Achselhöhle wieder an die Oberfläche zu kommen.

In dieser Grube medial des Rabenschnabelfortsatzes liegt auch Lu 2.

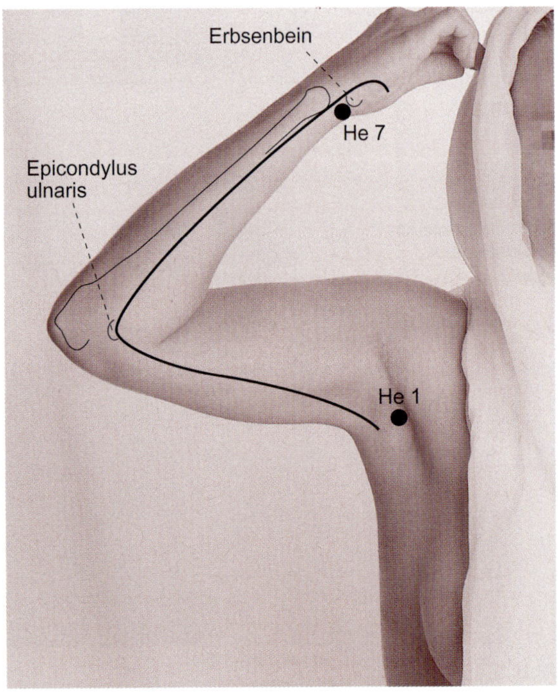

Abb. 9.6

9.2 Am Arm und Handgelenk

In der Achselhöhle etwa 1 Daumenbreit dorsal von He 1 erscheint der Meridian wieder an der Körperoberfläche. Er zieht in einer nahezu geraden Linie zur Spitze des Epicondylus ulnaris am Ellenbogen. Auf dem Weg dorthin verläuft er am Rand der Yin-Seite des **Oberarms** dicht neben dem ulnaren Rand des Triceps. In der Tiefe ist hier meistens an mehreren Stellen der Oberarmknochen zu spüren.

Der Epicondylus ulnaris bzw. medialis ist der kleinfingerseitige Knöchel am Ellenbogen.

Der Nieren-Meridian überquert den **Ellenbogen** wenige Millimeter radial der Spitze des ulnaren Epicondylus.

Am **Unterarm** strebt er rasch in Richtung Elle.

Der Meridianverlauf tendiert zur Kante zwischen Außenseite und Unterseite dieses Knochens.

Auf dem Weg zur Elle überquert der Nieren-Meridian Anteile des M. flexor carpi ulnaris. Bereits nach dem ersten Drittel des Unterarms hat der Meridian direkten Kontakt zur Elle.

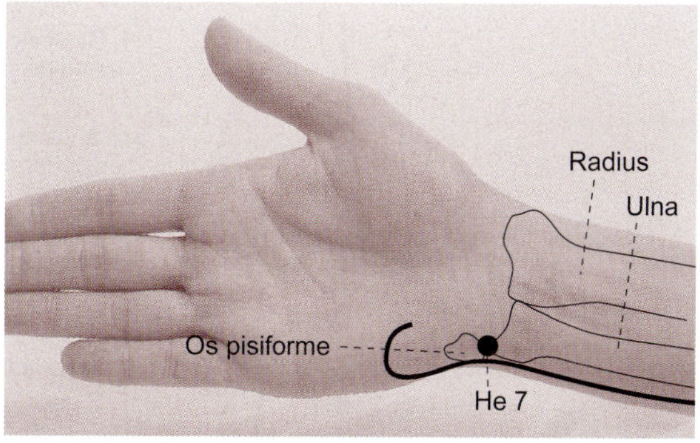

Abb. 9.7

Auf dem Weg zur **Hand** überquert er die ulnare Seite des **Handgelenks**, läuft lateral des Erbsenbeins auf der Seite der Hand, wendet sich dann nach palmar (in Richtung Handinnenfläche) und endet in der Tiefe des Kleinfingerballens, etwa 1 Daumenbreit von der distalen Handgelenkfalte entfernt.

Auf der ulnaren Seite des Handgelenks befindet sich nach den traditionellen Meridianverläufen Dü 4.
Das Gefühl beim Berühren des Endpunktes im Kleinfingerballen ist ähnlich dem beim Berühren von Ni 1 unter der Fußsohle.

9.3 Auf der Körperrückseite

Vielfach wird der Verlauf des 2. Blasen-Meridians der Nieren-Energie zugeordnet. An unserem Institut betrachten wir ihn ab dem unteren Brustkorb (etwa ab der Höhe des Dornfortsatzes des 10. Brustwirbels) als Träger von Nieren-Energie.

Der 2. Blasen-Meridian bzw. der Nieren-Meridian überquert den **Beckenkamm** leicht lateral der Spitze des oberen hinteren Darmbeinstachels (Spina iliaca posterior superior, SIPS) und folgt dann der seitlichen Kontur des **Kreuzbeins** dicht neben dessen lateralem Rand.

Neben dem Kreuzbeinrand wird der Druck von lateral kommend gegen bzw. dicht unter das Kreuzbein gerichtet.

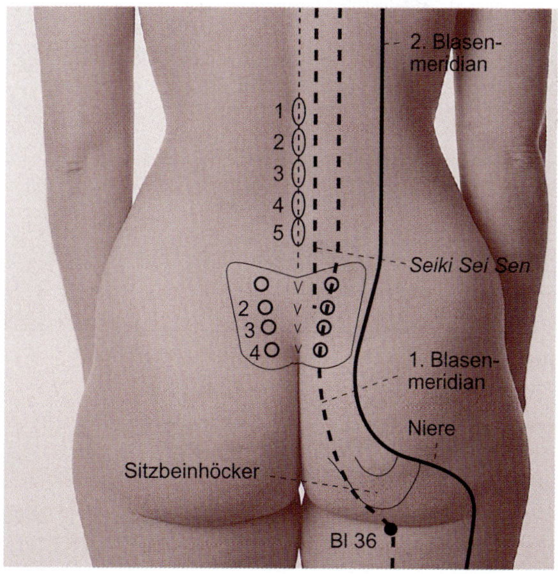

Abb. 9.8

9 Ni

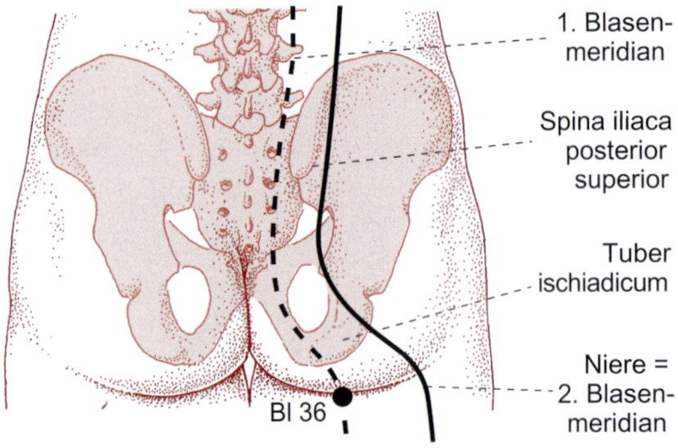

Abb. 9.9

Vom unteren Ende des Kreuzbeins aus überquert der Meridian dann in einer Kurve das untere Drittel des **Gesäßes** von oben-innen nach unten-außen, um in die laterale Partie der **Oberschenkelrückseite** einzumünden.

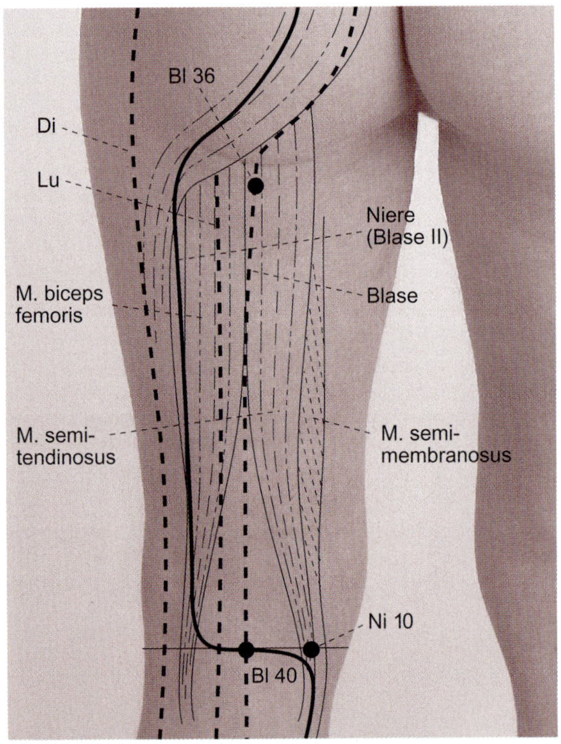

Abb. 9.10

Man findet den Nieren-Meridian dort eindeutig auf der Rückseite des Beins, wenn auch weit lateral. Das Einsinken ist klar nach anterior gerichtet, d. h. zur Vorderseite des Oberschenkels (bzw. bei auf dem Bauch liegenden Klienten senkrecht in Richtung Boden).

Der Meridian verläuft hier zwischen dem Lungen- und Dickdarm-Meridian. In der Tiefe spürt man im oberen Bereich des Oberschenkels oft den Oberschenkelknochen, im unteren Bereich häufig sehnige Anteile der dortigen Oberschenkelmuskulatur, v. a. die beiden Köpfe des M. biceps femoris. Der hier wahrgenommene Spannungszustand des Gewebes spiegelt vor allem den Yang-Aspekt der Nieren-Energie wider.

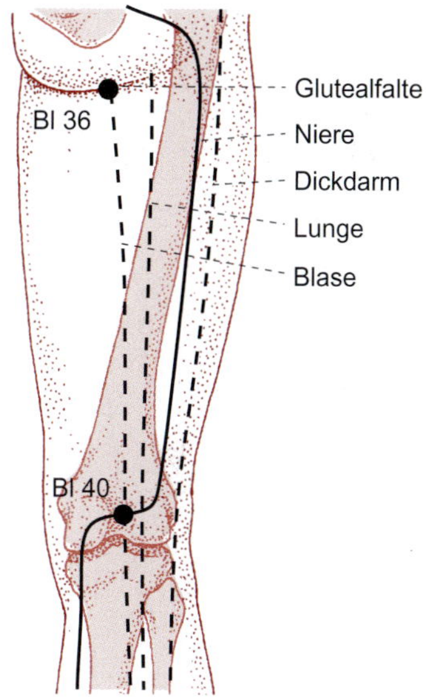

Abb. 9.11

Der Nieren-Meridian erreicht die **Kniekehle** knapp medial der am lateralen Rand verlaufenden Sehne. Dort wendet er sich nach innen und kreuzt in der Mitte der Kniekehle den 1. Blasen-Meridian und verbindet sich im Innenrand der Kniekehle mit dem traditionellen Verlauf des Nierenmeridians (siehe weiter unten). Sein Punkt Ni 10 liegt zwischen den beiden Sehnen, die den medialen Rand der Kniekehle markieren.

Die Sehne des M. biceps femoris begrenzt die Kniekehle lateral.
Außer dem Blasen-Meridian kreuzt der Nieren-Meridian in der Kniekehle auch noch die Meridiane von Lunge und Herz.
Die Sehnen der Mm. semimembranosus und semitendinosus begrenzen die Kniekehle medial.

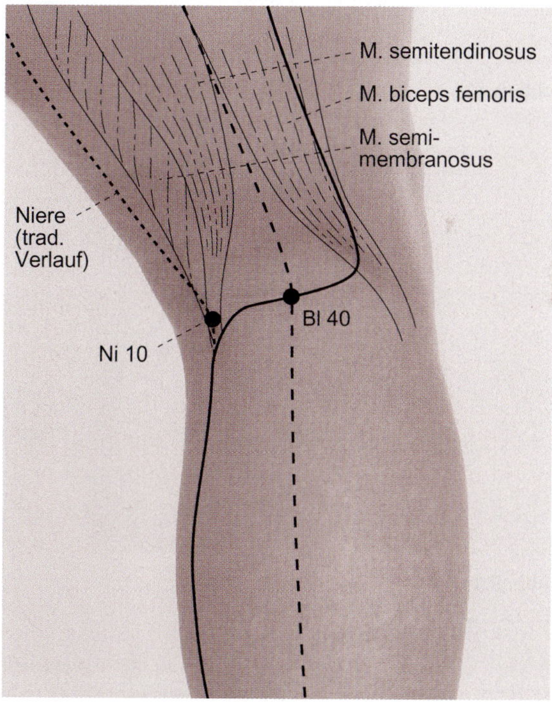

Abb. 9.12

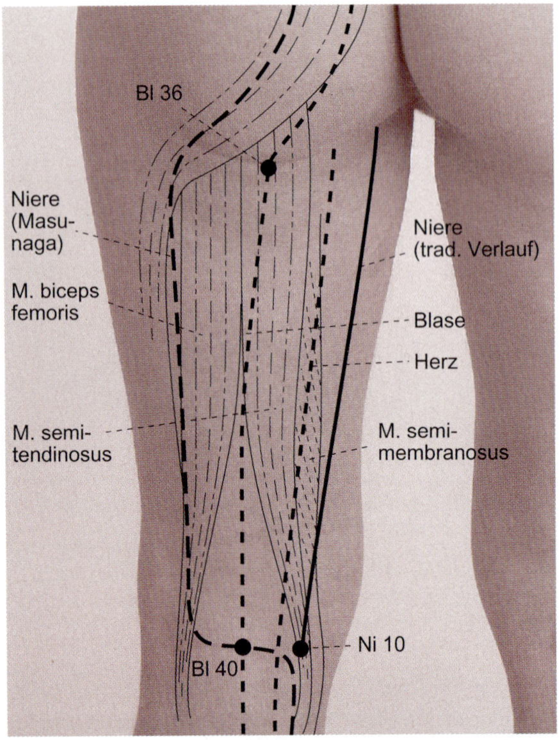

Abb. 9.13

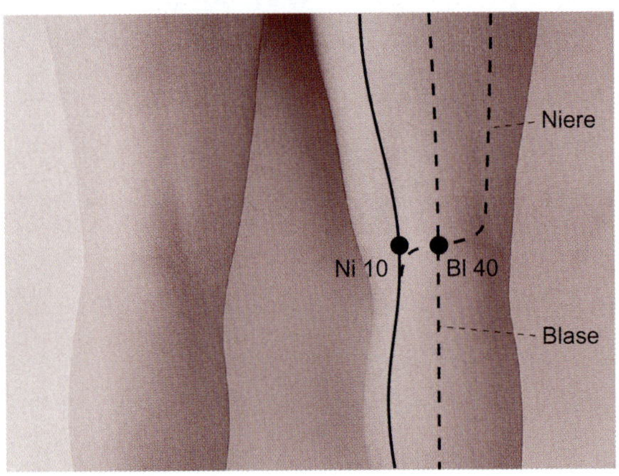

Abb. 9.14

Der **traditionelle Verlauf** des Nieren-Meridians am medialen Oberschenkel hat seinen Ursprung in der Tiefe des Beckens. Von hier aus zieht er dorsal der Adduktoren-Muskelgruppen zwischen den Mm. semimembranosus und semitendinosus in der Tiefe nahe dem Oberschenkelknochen kniewärts zu Ni 10 (s. o.). Der traditionelle Nieren-Meridian verläuft weit in der Tiefe des Oberschenkels.

Masunaga hat den traditionellen Verlauf des Nieren-Meridians am Oberschenkel nicht mehr beschrieben. Er kann jedoch in der Shiatsu-Praxis wichtig werden, z. B. weil sich eine ausgesprochene Leere der Nieren-Energie in diesem Bereich u. U. sehr deutlich zeigen kann. Einige sagen, der traditionelle Verlauf des Nieren-Meridians am Oberschenkel entspräche dem des Herz-Meridians nach Masunaga. Wir sind jedoch der Ansicht, dass der Nieren-Meridian anterior des Herz-Meridians verläuft.

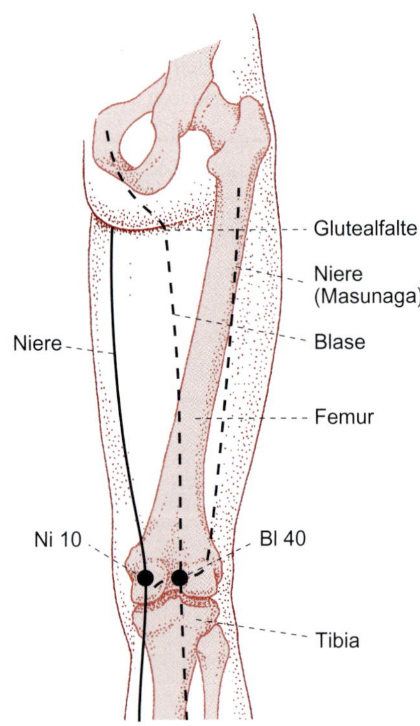

Abb. 9.15

Am **Unterschenkel** ist die anatomische Zuordnung des Meridianverlaufs schwieriger. Zwischen den Meridianen von Herz und Perikard zieht er durch die Tiefe der Wadenmuskulatur.

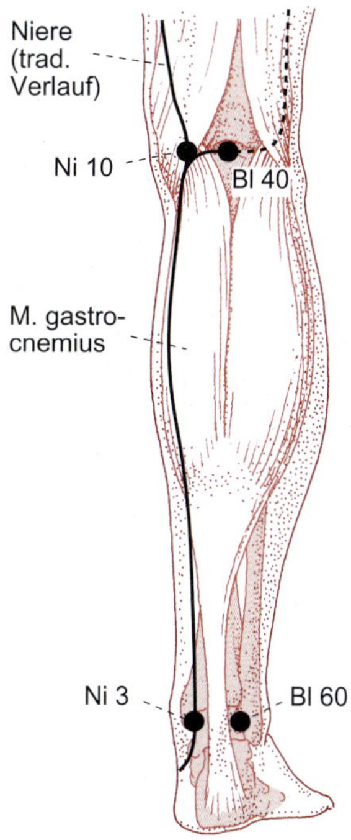

Abb. 9.16

Die Mitte zwischen den Meridianen Blase und Milz-Pankreas stellt eine gute Orientierung für den Verlauf des Nieren-Meridians am Unterschenkel dar.

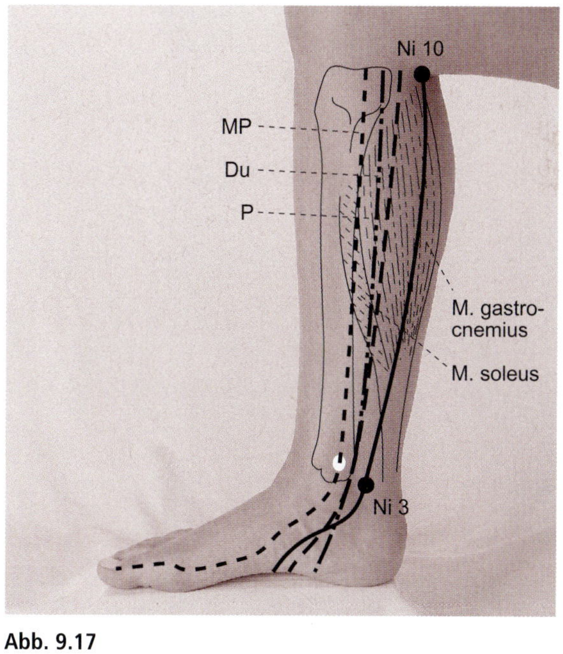

Abb. 9.17

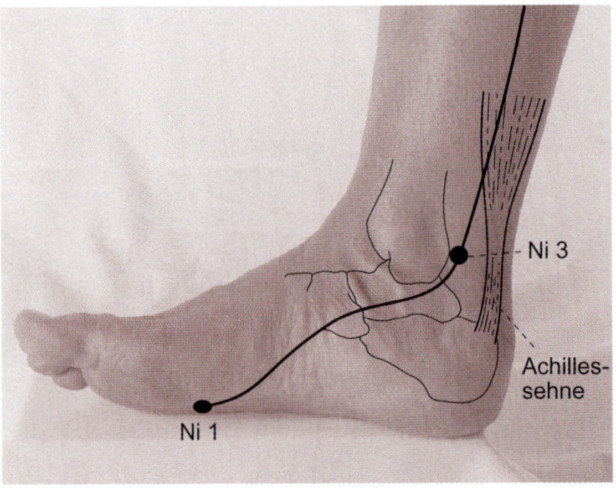

Abb. 9.18

Der Nieren-Meridian verläuft dorsal des inneren Fußknöchels am **Fußgelenk** durch Ni 3 in der Mitte zwischen der Spitze des Innenknöchels und der Achillessehne.

Masunaga beschreibt den Verlauf am Fußgelenk anders, nämlich dass der Meridian über den Hinterrand des medialen Fußknöchels zieht.
Die Schleife, die der Nieren-Meridian beim traditionellen Verlauf am medialen Fußgelenk mit seinen Punkten Ni 3–Ni 6 zieht, findet sich in den von Masunaga beschriebenen Verläufen nicht mehr. Doch auf der medialen Seite von Fußgelenk und Fersenbein drückt sich weiterhin die Nieren-Energie aus und ist hier wahrnehmbar.

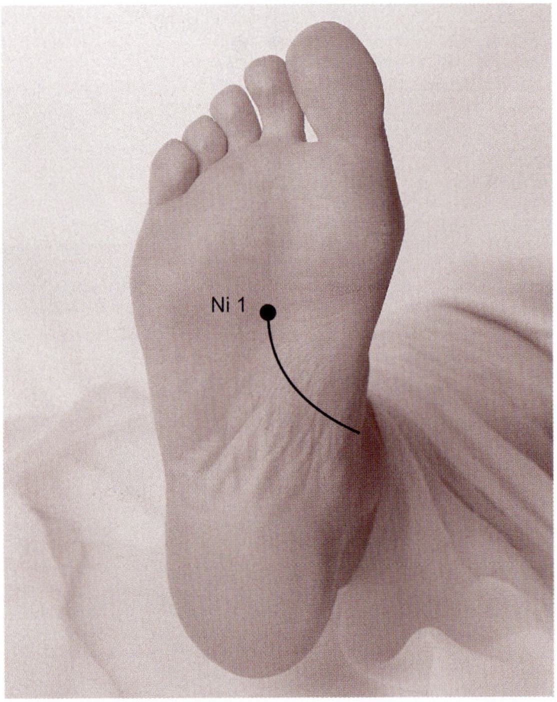

Abb. 9.19

Über den medialen Rand des Fußgewölbes gelangt der Meridian durch die Vertiefung vor der Ferse unter die **Fußsohle** und läuft über die distale Fußwurzel (Os naviculare und Os cuneiforme mediale bzw. laterale) zu Ni 1. Dieser wichtige Punkt findet sich auf der Mittellinie des Fußes im Übergang des vorderen zum mittleren Drittel in der Grube dorsal der gebogenen Reihe der Zehenballen.

KAPITEL

10 Perikard-Meridian

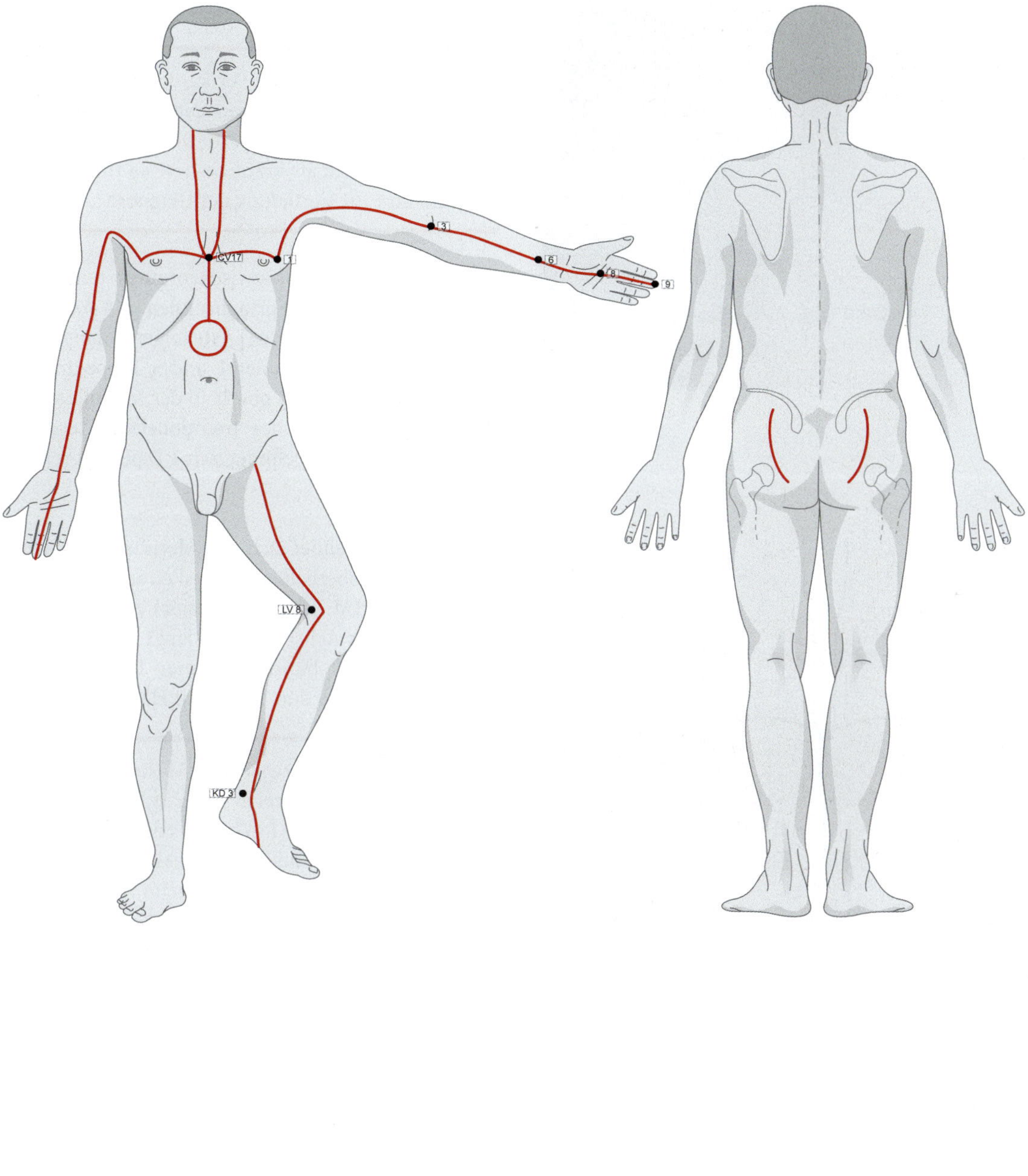

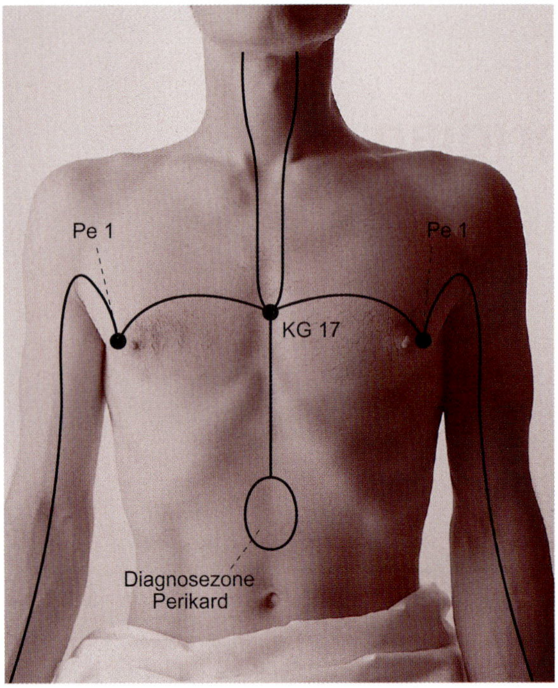

Abb. 10.1

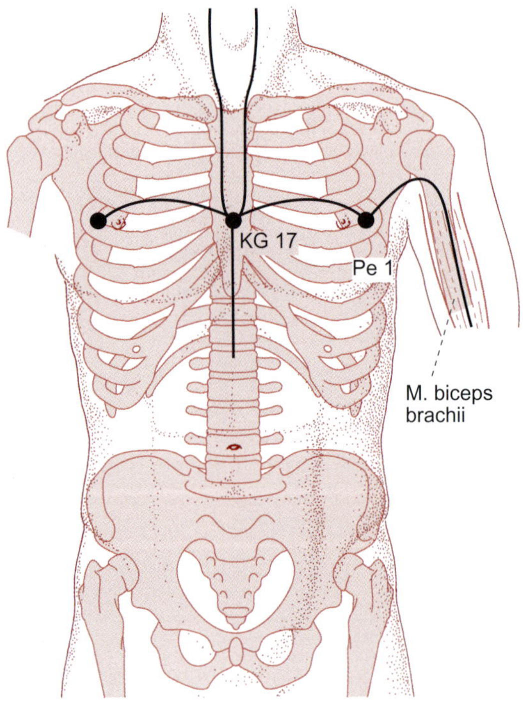

Abb. 10.2

10.1 An Brustkorb und Hals

Von seiner Diagnosezone im oberen Hara kommend zieht der Perikard-Meridian zusammen mit dem Konzeptionsgefäß auf der Körpermittellinie hinauf zur Spitze des Brustbeins und weiter über die Vorderseite des **Brustkorbs** nach oben zum Punkt KG 17 auf dem Brustbein in Höhe der Brustwarzen (Mamillen).

KG 17, auch Bo-Punkt des Perikard-Meridians, wird als „Meer von Ki" bezeichnet und spiegelt die Präsenz der Perikard-Energie im Brustkorb. Dieser Bereich eignet sich daher sehr gut als Resonanzbereich für die Ruhende Hand und zur Vertiefung der Diagnose.

In Höhe des 4. Rippenzwischenraums teilt sich der Strom wie ein kleiner Springbrunnen in 4 Äste auf. Die beiden lateralen (seitlichen) Äste folgen anfangs dem Interkostalraum zwischen der 4. und 5. Rippe und ziehen in einem flachen Bogen oberhalb der Mamille vorbei zu Pe 1 (Anfangspunkt des traditionellen Meridianverlaufs). Dieser Punkt befindet sich 1 Daumenbreit lateral der Mamille.

Von hier aus wendet sich der Meridian zur **Schulter**. 1 Fingerbreit oberhalb des Muskelrandes des großen Brustmuskels (M. pectoralis major) zieht er über den Vorderrand der Achselhöhle, gelangt zwischen die beiden Köpfe des M. biceps im oberen Bereich des Oberarms und zieht von dort weiter zur Hand (s. u.).

Im Gegensatz zu der Darstellung Masunagas, die den Perikard-Meridian lateral des oberen Brustbeins beschreibt, sind wir der Ansicht, dass der Perikard-Meridian hier auf dem Rand des Brustbeins verläuft, bzw. sehr dicht daneben, so dass man beim Einsinken immer auch das Brustbein berührt.

Von der Mitte des Brustbeins (KG 17) laufen die beiden medialen (mittleren) Äste vasenförmig zum Hals hinauf. Sie befinden sich im lateralen Rand des Brustbeins oder sehr dicht daneben und damit deutlich medial des Nieren-Meridians. Über den medialen Rand des Schlüsselbeinköpfchens ziehen sie nach oben zum Hals.

Am oberen Brustbein sind die Energien von Perikard-, Herz- und Lungen-Meridian sehr präsent. Insbesondere in emotional bestimmten Situationen eines Klienten kann die Arbeit hier wertvoll sein.

Am **Hals** befindet sich der Meridian direkt lateral von Luftröhre und Kehlkopf. Meist ist hier der Puls der Halsschlagader spürbar. Der Meridian verläuft in der Tiefe zwischen Halsschlagader und Luftröhre. Am Übergang zwischen Hals und Mundboden in Höhe des Zungenbeins zieht er horizontal entlang des Zungenbeins nach medial und trifft sich in der Mittellinie mit dem Ast der anderen Körperseite.

Nicht selten findet sich ein wichtiger Kyo-Bereich in der Grube am Übergang zwischen Hals und Mundboden in Höhe des Zungenbeins.
Dieser Verlauf illustriert auch die Wichtigkeit der Feuer-Energie für die Sprache.

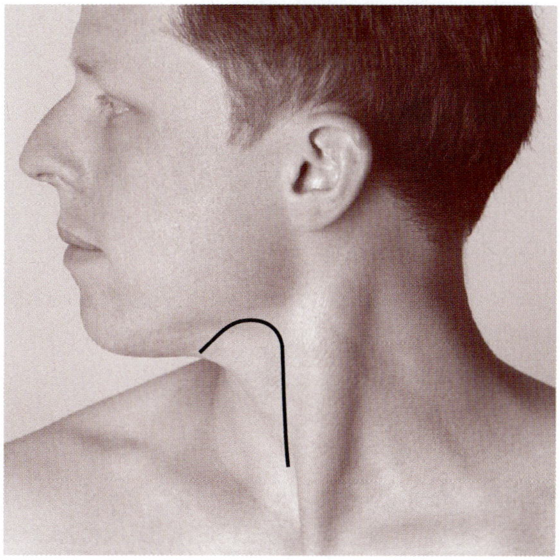

Abb. 10.3

Dieser Verlauf am Zungenbein befindet sich nicht in der Karte von Masunaga, er hat sich aber in der Praxis bewährt.

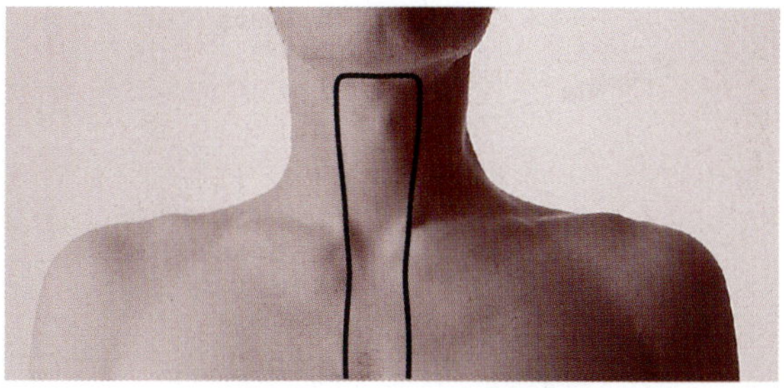

Abb. 10.4

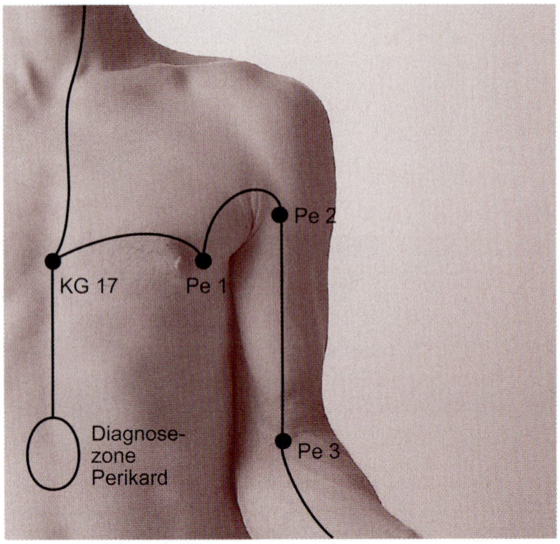

Abb. 10.5

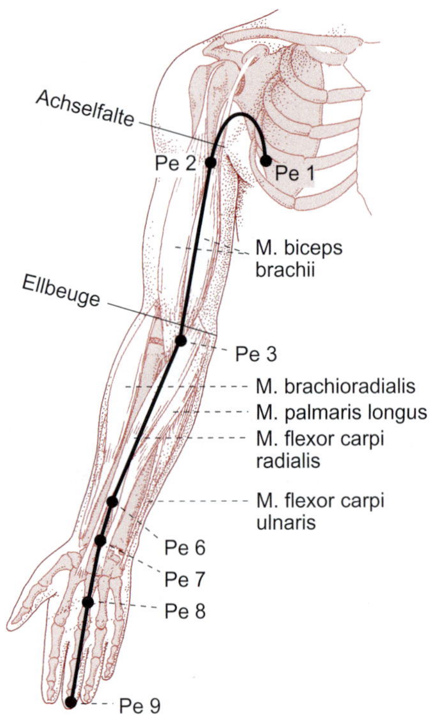

Abb. 10.6

10.2 Am Arm

Über die vordere Begrenzung der Achselhöhle (ca. 1 Fingerbreit vom Rand entfernt) gelangt der Meridian auf den **Oberarm** zwischen die beiden Köpfe des M. biceps (Pe 2). Er folgt dem Biceps auf der ulnaren (der Elle zugewandten) Seite und erreicht so die kräftige Sehne des Muskels in der **Ellenbeuge**. Hier befindet er sich am ulnaren Rand bzw. unter der Sehne.

Es scheint so, als wären am Oberarm zwei Verläufe des Meridians zu unterscheiden. Im Biceps selbst findet sich häufig eine Spannungslinie, die man als Yang-Ausdruck des Meridians ansehen kann. In den tieferen Schichten des M. biceps oder sogar dahinter zieht ein ruhiger Anteil, den man als Ausdruck der Yin-Seite der Meridian-Energie verstehen kann. Dieser tiefe Verlauf ist mitunter durch die oberflächliche Muskelspannung überlagert und somit schwer zu erreichen. So findet sich typischerweise im ellenbogennahen Biceps häufig eine ausgeprägte Jitsu-Unterbrechung im Meridianverlauf.

Da der M. biceps häufig eine solche Spannung hat, ist ein weicher und entspannter Daumen besonders wichtig, um den Meridian in der Tiefe berühren zu können. Ein kontinuierliches Einsinken und die Vorstellung, das eigene Ki-Feld auszudehnen, um den Meridian unter der muskulären Anspannung zu erreichen, helfen dabei.

Der Meridian verläuft am proximalen (oberen) **Unterarm** zunächst leicht ulnar der Mittellinie. Man spürt hier die beiden Muskeln (M. flexor carpi radialis und M. palmaris longus). Nach etwa einem Drittel des Weges zieht er genau in der Mittellinie und bald zwischen den beiden Sehnen, die aus den genannten Muskeln hervorgehen.

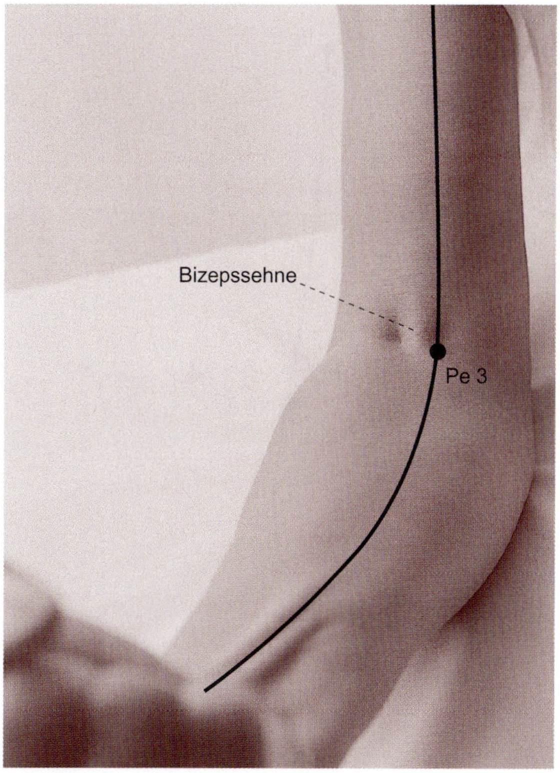

Abb. 10.7

Handgelenksnah verläuft er in der Tiefe zwischen diesen beiden Sehnen. 2 Daumenbreit oberhalb des **Handgelenks** befindet sich Pe 6 und in der Mitte des Handgelenks liegt zwischen den beiden Sehnen Pe 7. Zwischen Daumen- und Kleinfingerballen hindurch zieht der Meridian zu Pe 8 in der Mitte des Handtellers. Hier spürt man in der Tiefe den 3. Mittelhandknochen.

Pe 6, 7 und 8 sind wichtige Punkte (Pe 6 häufig in einem Kyo-Zustand) mit Einfluss auf den gesamten Meridianverlauf und für die Verbindung zur Energie des Brustkorbs. Auch die anderen Meridiane zeigen am unteren (distalen) Unterarm häufig wichtige Kyo-Punkte.

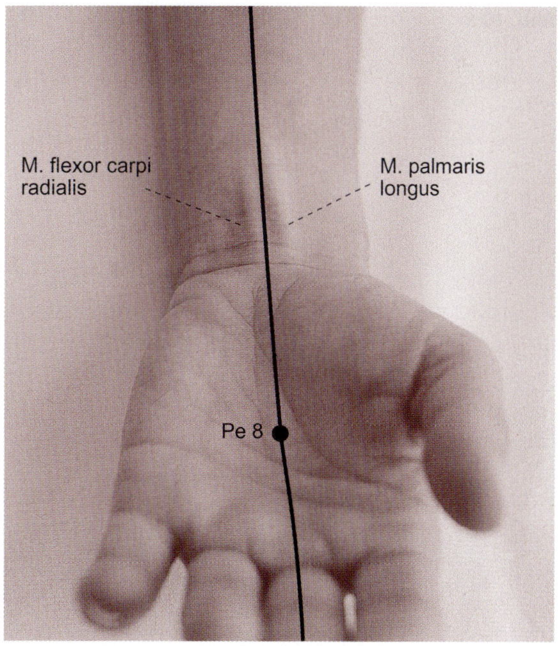

Abb. 10.8

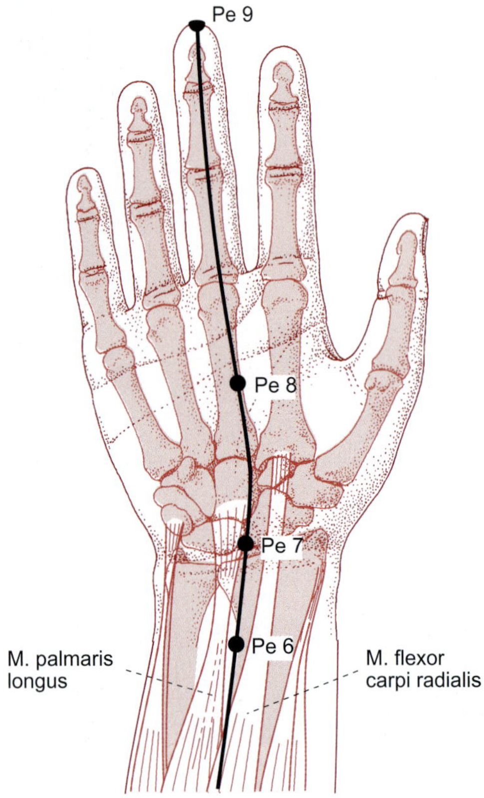

Abb. 10.9

Vom Zentrum der Handinnenfläche gelangt der Meridian über die Mitte der palmaren Seite des Mittelfingers zur Fingerkuppe und schwingt hier über den physischen Körper hinaus.

10.3 Am Bein

Der Verlauf des Perikard-Meridians in der unteren Extremität beginnt an der Leistenpuls-Taststelle. Am proximalen **Oberschenkel** verläuft er in der Tiefe der Rinne, die vom Oberschenkelmuskel (M. quadriceps femoris) und den Adduktoren gebildet wird. Ungefähr ab der Hälfte des Oberschenkels ist diese Rinne meist nicht mehr wahrnehmbar. Der Meridian zieht nun dorsal des meist gut tastbaren hinteren Randes des M. vastus medialis zum Kniegelenk.

M. vastus medialis ist der innere Kopf des Oberschenkelmuskels (M. quadriceps femoris).

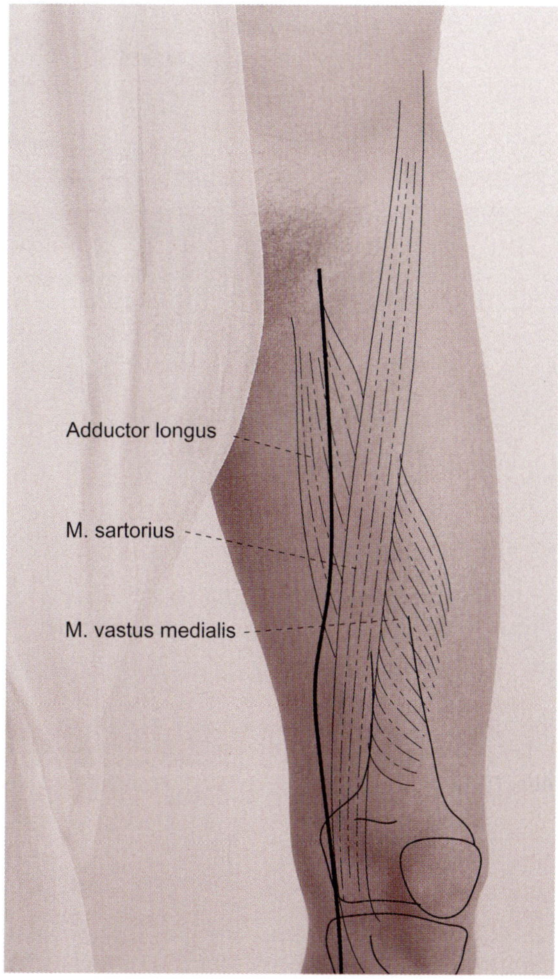

Abb. 10.10

Auf der Innenseite des **Kniegelenks** befindet sich zwischen dem medialen Femurcondylus und den Sehnen der Mm. semitendinosus und semimembranosus eine angedeutete Grube, in deren vorderem Rand der Perikard-Meridian die Innenseite des Knies überkreuzt. Der Meridian läuft dabei auf der Kante des medialen Femurcondylus.

Der Oberschenkelknochen formt an seinem unteren Ende eine mediale und eine laterale Rolle (Condylus), die zusammen mit dem Schienbeinkopf und der Kniescheibe die knöchernen Strukturen des Kniegelenks bilden.
Am Ende der medialen Kniegelenkfalte ist hinter dem medialen Femurcondylus eine Grube tastbar, in deren anteriorem Rand Perikard verläuft. Am hinteren Rand dieser Grube befindet sich vor den Sehnen der Adduktorengruppe der Punkt Le 8.

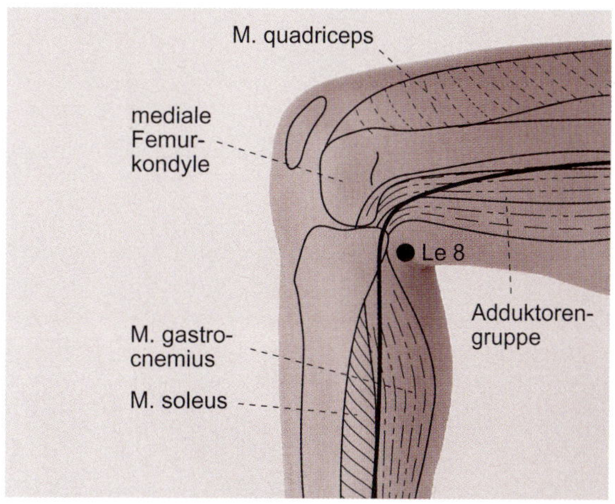

Abb. 10.11

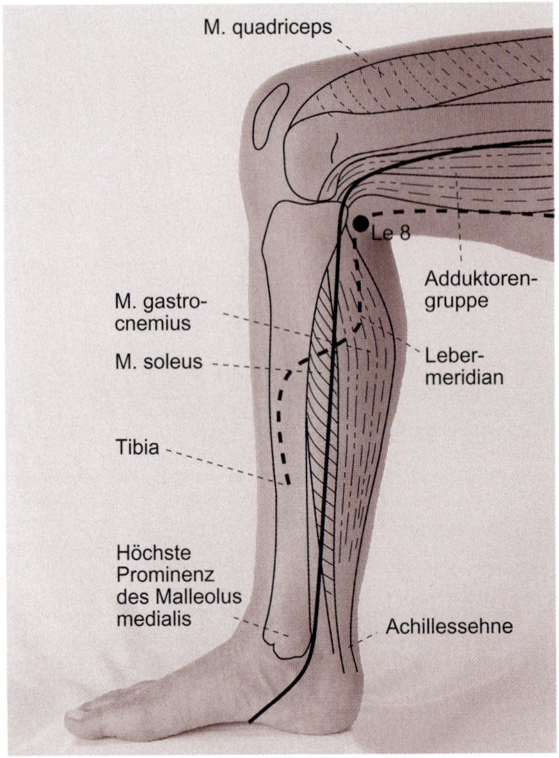

Abb. 10.12

Der Perikard-Meridian wandert auf der medialen Seite des **Unterschenkels** in der kräftigen Wadenmuskulatur im Innenrand des M. soleus (Schollenmuskel) hinunter. In den oberen zwei Dritteln der Wade verläuft er etwa 2½ Fingerbreit dorsal des medialen Schienbeinrandes.

Nach knapp einem Viertel des Weges zum Fußgelenk findet sich in der Wadenmuskulatur häufig ein harter und druckschmerzhafter Bereich. Hier kreuzt der Perikard- den Leber-Meridian knapp 1 Fingerbreit dorsal des Dünndarm-Meridians.

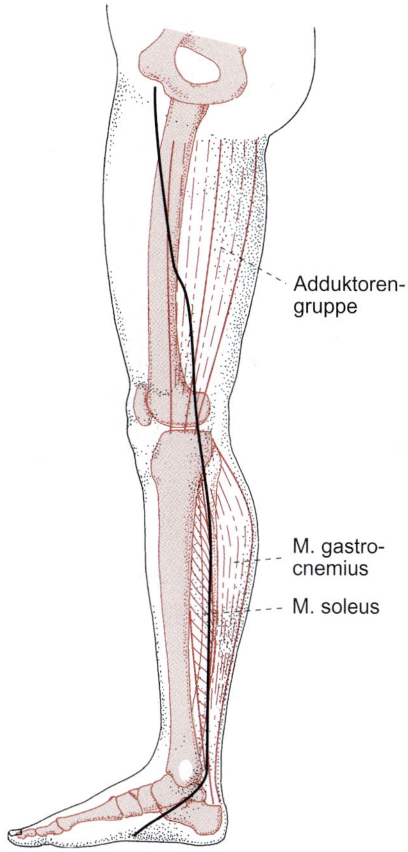

Abb. 10.13

Auf dem Weg zum **Fußgelenk** nähert er sich dem Schienbein immer weiter an. Leicht oberhalb des Innenknöchels überquert er den Dünndarm-Meridian, kreuzt hinter und unter dem Innenknöchel auch den Nieren-Meridian und wendet sich über die mediale Seite des Fußgelenks der Fußsohle zu. Auf Höhe des Würfelbeins (Os cuneiforme mediale) biegt der Meridian über den medialen Rand des Fußgewölbes unter die **Fußsohle** ab und endet in ihrer Mitte.

Hinter und unterhalb des Innenknöchels liegen die Meridiane von Perikard und Dünndarm sehr eng beieinander, so dass es schwierig ist, diese Energien auseinander zu halten.

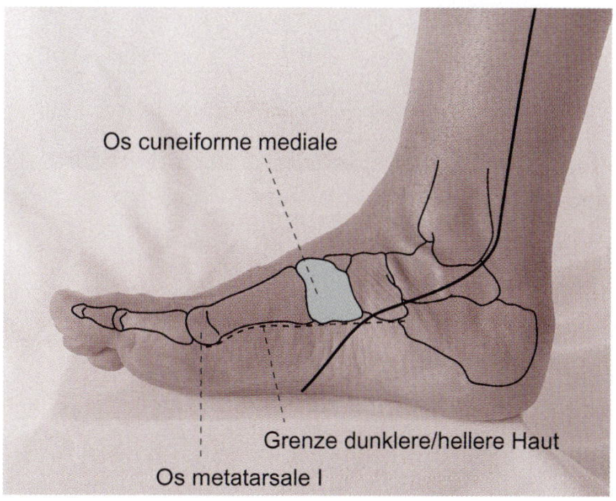

Abb. 10.14

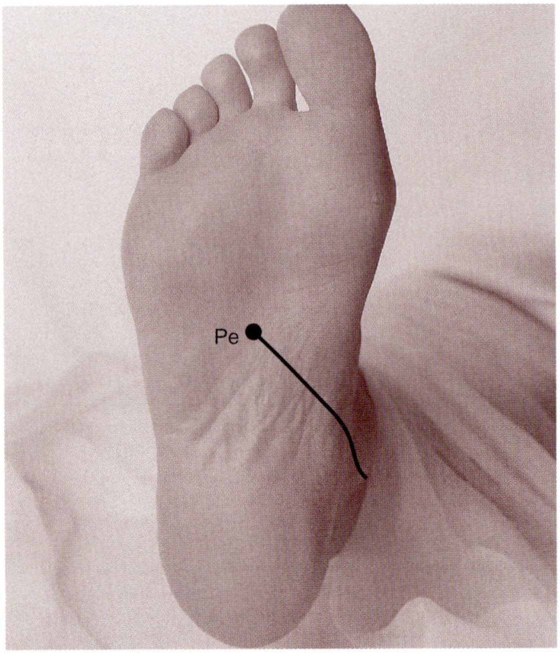

Abb. 10.15

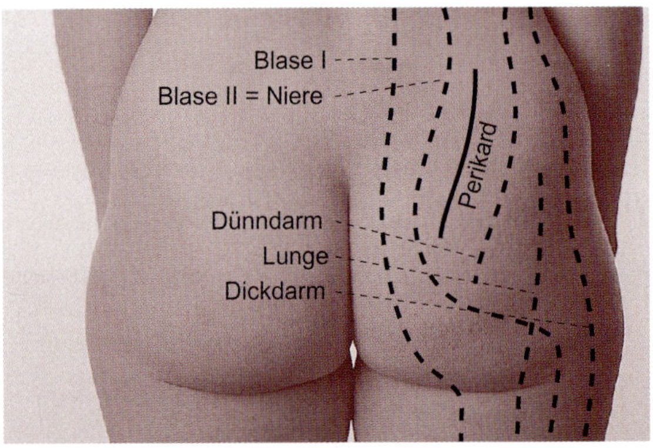

Abb. 10.16

Auf der Original-Meridiankarte von Masunaga findet sich im Bereich des Gesäßes ein kurzer Meridianabschnitt, der dem Perikard zugeordnet wird. Er liegt 1–2 Daumenbreit lateral des Sacrumrandes zwischen Nieren- und Dünndarm-Meridian und verläuft wie diese in einer nach medial konkaven Linie. Zur besseren Übersicht haben wir ihn in der Zusammenschau mit den anderen Meridianen am Gesäß dargestellt.

KAPITEL

11 Dreifacher-Erwärmer-Meridian

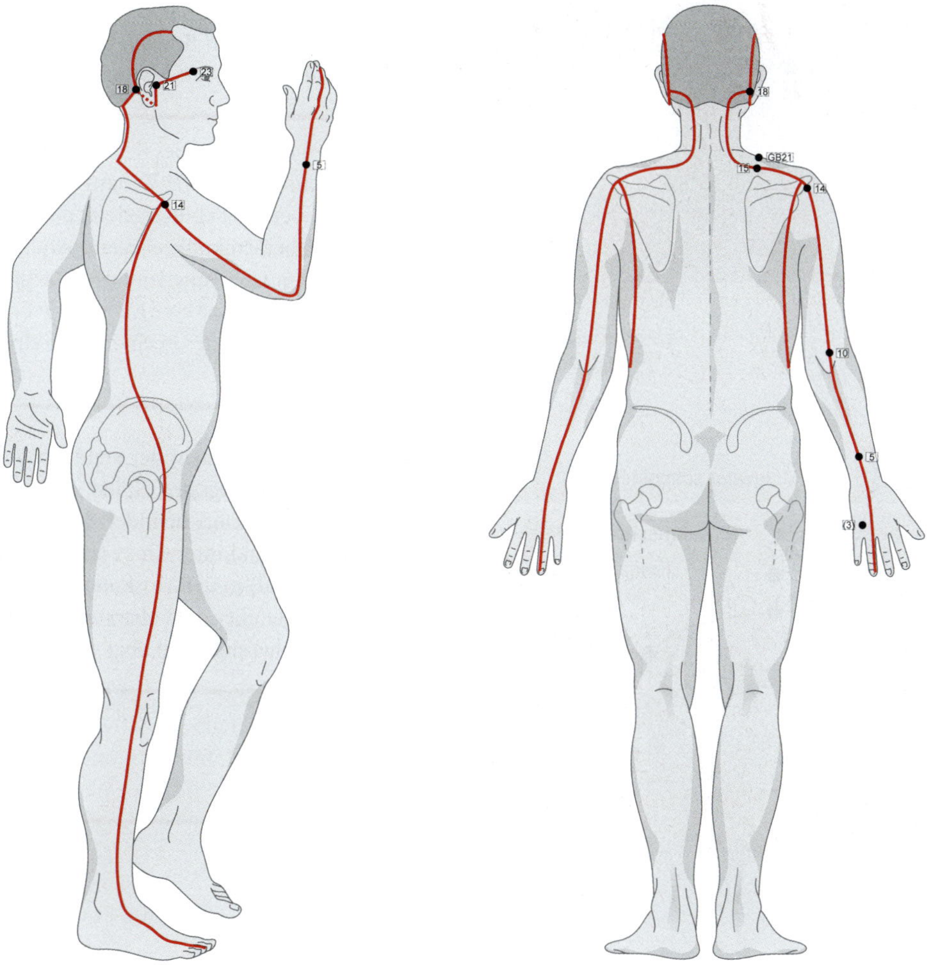

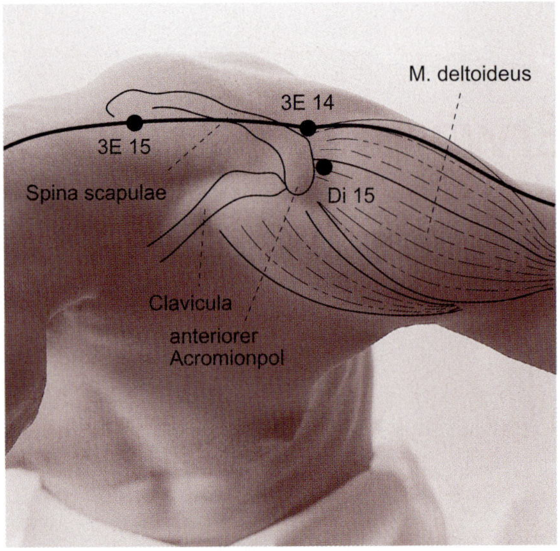

Abb. 11.1

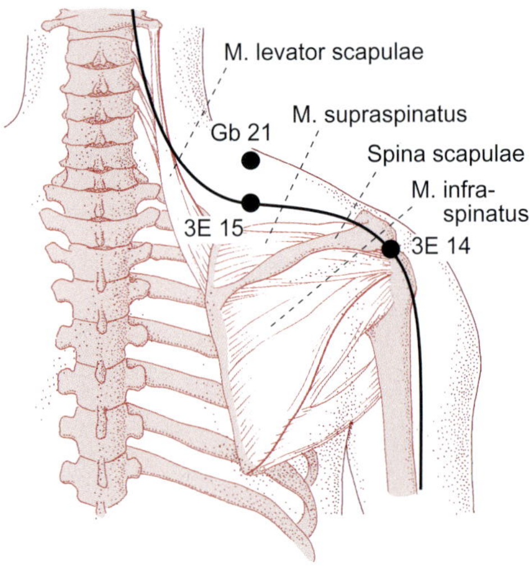

Abb. 11.2

11.1 An der Schulter

Der Punkt 3E 14, unter der dorsalen Ecke des Acromion in der hinteren Rinne des Deltamuskels gelegen, ist ein wesentlicher Orientierungspunkt für diesen Meridian im Bereich des Schultergürtels. Von hier aus zieht ein Ast über die Schulter und den hinteren Nacken hinauf zum Kopf. Ein weiterer Ast geht am Rücken hinunter zum Becken und zu den Beinen. Ein dritter Ast verläuft auf der Rückseite des Arms bis zur Hand.

Das Acromion ist ein Teil des Schulterblatts. Diese Knochenplatte stellt die seitliche Verlängerung der Schulterblattgräte über das Schultergelenk dar und bildet – oberhalb des Oberarmkopfes liegend – quasi das „Dach der Schulter". Im Übergang vom rückwärtigen zu ihrem seitlichen Rand formt sie eine knöcherne Ecke. 3E 14 liegt unmittelbar darunter in einer Muskelrinne des Deltamuskels.

Vom Punkt 3E 14 aus zieht der erste Ast oberhalb bzw. vor der Schulterblattgräte (Spina scapulae) auf der **Schulter** zur Mitte. Dort befindet sich der Punkt 3E 15 etwa 1 Daumenbreit hinter Gb 21 (meist ein klein wenig medial oder lateral) in der Muskulatur, die oberhalb der Schulterblattgräte über dem obersten Winkel des Schulterblattes (Angulus superior) liegt.

Die Muskulatur oberhalb der Schulterblattgräte wird unter anderem von M. trapezius und M. supraspinatus gebildet.

11.2 An Nacken und Kopf

Der Meridian folgt den dorsalen Anteilen des Nackenstreckers im **Nacken** nach oben, und zwar auf der Seite dieser gut tastbaren Muskelgruppe, gut 1 Fingerbreit lateral des Blasen-Meridians. Nachdem er den Kopf erreicht, läuft er horizontal dem Schädelrand folgend nach lateral und vorne bis zu 3E 18. Dieser Punkt befindet sich auf dem Warzenfortsatz; etwas tiefer und etwas dorsal davon liegt Gb 12.

Der Dreifache Erwärmer ist einer der 3 Meridiane hinten im Nacken, die beiden anderen sind Blase und Gallenblase. Um den Blasen-Meridian am Nacken zu erreichen, sinkt man nahezu senkrecht von hinten kommend in den Nackenstreckermuskel ein. Den Dreifachen-Erwärmer-Meridian erreicht man hingegen in einem Winkel von etwa 70° von der Seite.
Unterbrechungen im Meridianverlauf am lateralen/hinteren Schädelrand können große Bedeutung für die energetische Verbindung des Kopfes über den Nacken zum Rumpf und für die Funktion der Sinnesorgane (vor allem des Ohres) haben.

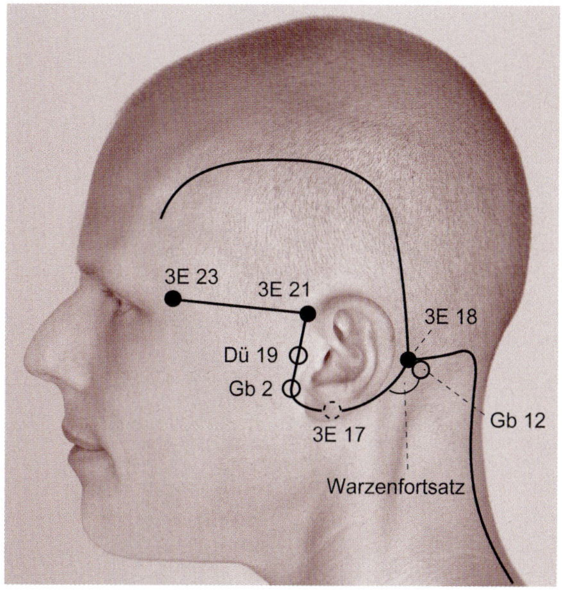

Abb. 11.3

Im Punkt 3E 18 teilt sich der Meridian in einen oberen und einen unteren Verlauf. Der untere Ast geht unter dem Ohr durch die Grube zwischen Unterkiefer und Warzenfortsatz (3E 17) nach vorne, steigt vor dem Ohr hoch zu 3E 21 (1 Daumenbreit oberhalb des Jochbeins und Dü 19) und zu seinem Endpunkt (3E 23) in dem kleinen flachen Grübchen neben dem lateralen Ende der Augenbraue.

3E 21 ist oft ein physisch wie energetisch auffälliger Punkt und kann wichtig sein (z. B. bei Problemen des Ohres, des Hörens oder des Kauapparates).

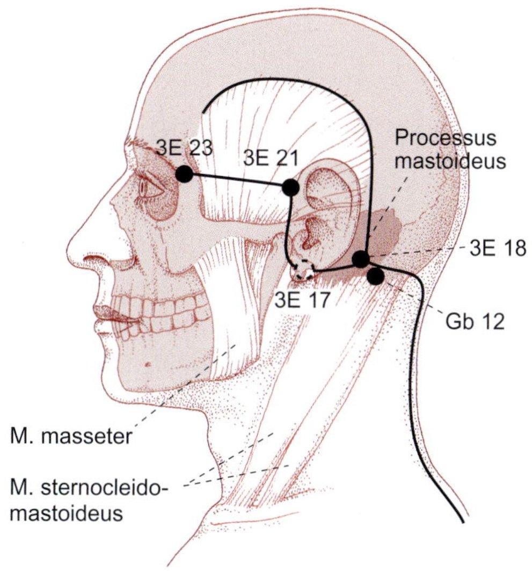

Abb. 11.4

Der obere Ast steigt hinter dem Ohr etwa entlang dem Haaransatz den **Kopf** hinauf. Etwa 2 Querfinger oberhalb der Höhe der Ohrspitzen wendet er sich nach vorne und verläuft leicht unter der knöchernen Kante, die den Übergang von der Seite zum „Dach" des Kopfes markiert. Dieser Ast endet etwa 1 Daumenbreit vor dem Haaransatz im seitlichen Stirnbereich, ca. 2 Daumenbreit oberhalb von 3E 23.

Auf dem Weg zur Stirn befindet sich der Dreifache-Erwärmer-Meridian zwischen 2 Ästen des Gallenblasen-Meridians.

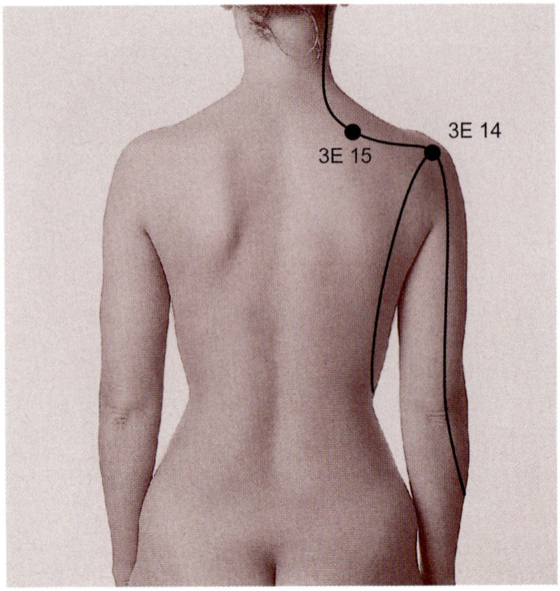

Abb. 11.5

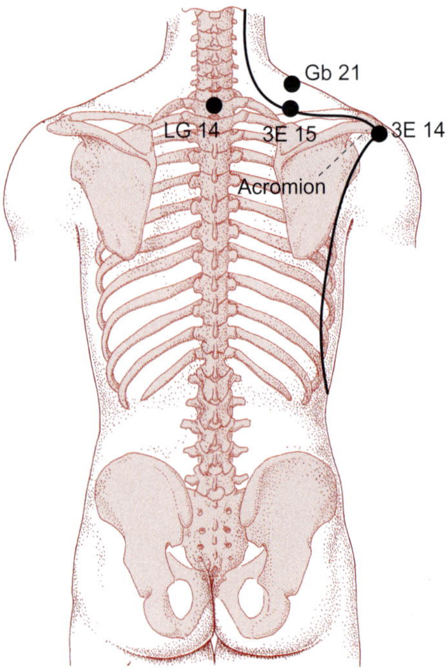

Abb. 11.6

11.3 Am Rumpf

Von 3E 14 unter der hinteren „Ecke der Schulter“ zieht der Meridian lateral des Schulterblatts an der Rückseite der Schulter nach unten. Er folgt am **Rumpf** auf seinem Weg zum Becken in etwa dem Übergang von der Seite zur Rückseite des Körpers.

Der Meridian befindet sich noch auf der Rückseite des Rumpfes, jedoch schon fast auf der Seite.

Unterhalb der 11. Rippe wendet er sich leicht nach vorne, überquert den **Beckenkamm** auf der Seite des Körpers, kreuzt den Gallenblasen-Meridian (siehe Darstellung des Gb-Meridians), der vom vorderen Darmbeinstachel kommt, auf dem M. tensor fasciae latae und zieht dann im lateralen Rand des M. quadrizeps femoris den Oberschenkel entlang nach unten.

Der M. tensor fasciae latae, ein relativ kleiner Muskel unterhalb des Beckenkamms knapp vor der Seitenlinie des Körpers, spannt die Faszie auf der Seite des Beins und hat neben dem Dreifachen Erwärmer enge Beziehung zur Gallenblasen-Energie.

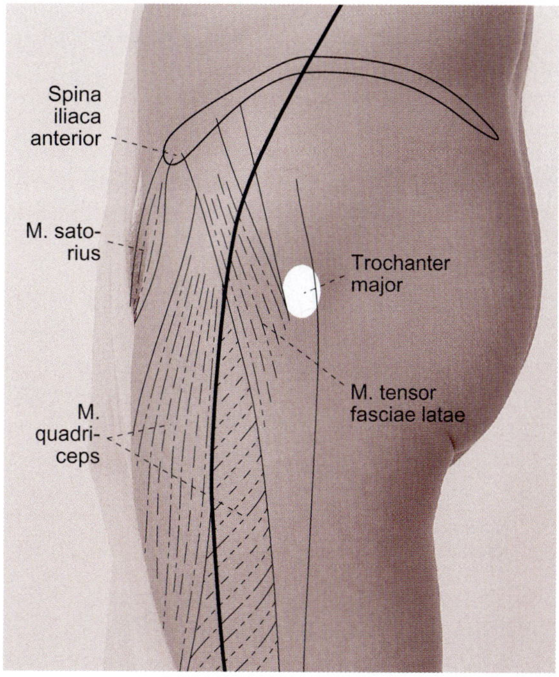

Abb. 11.7

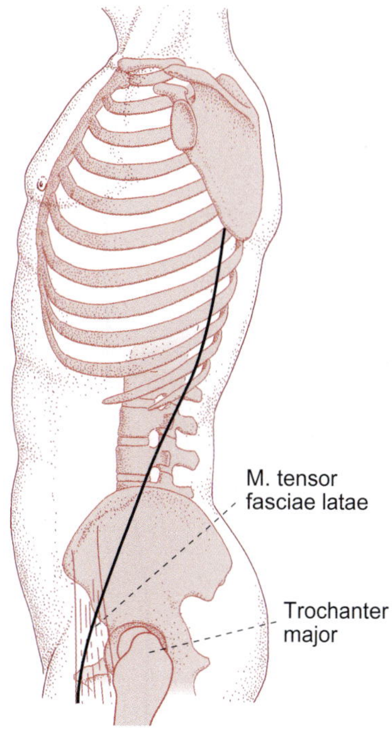

Abb. 11.8

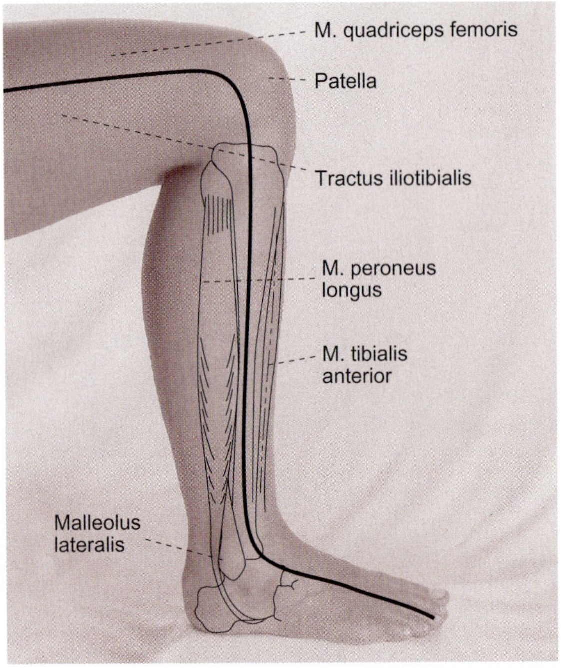

Abb. 11.9

11.4 Am Bein

Am **Oberschenkel** verläuft der Dreifache-Erwärmer-Meridian auf den lateralen Anteilen des vierköpfigen Oberschenkelmuskels (M. quadriceps femoris).

Der Meridian zieht hier parallel zwischen den Meridianen von Magen und Gallenblase. Er befindet sich schon auf der Außenseite des Oberschenkels, jedoch beinahe noch auf der Vorderseite.

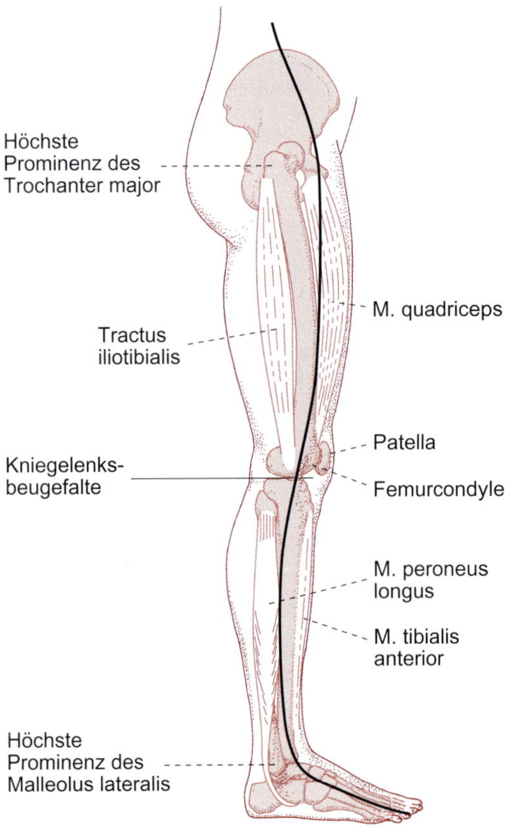

Abb. 11.10

Das **Knie** überquert er lateral (jedoch nicht so weit lateral wie der Gallenblasen-Meridian) durch eine flache angedeutete Rinne vorn auf dem lateralen Femurcondylus und zieht dann über den lateralen Kopf des Schienbeins, der deutlich tastbar ist.

Der Oberschenkelknochen formt an seinem unteren Ende eine mediale und eine laterale Rolle (Condylus), die zusammen mit dem Schienbeinkopf und der Kniescheibe (Patella) die knöchernen Strukturen des Kniegelenks bilden.

In einer meist gut wahrnehmbaren Rinne zwischen den vorderen und seitlichen Muskelgruppen läuft er am **Unterschenkel** nach unten.

In der vorderen Muskelgruppe dominiert der M. tibialis anterior, die seitliche wird als Fibularis- oder auch als Peroneus-Gruppe bezeichnet.

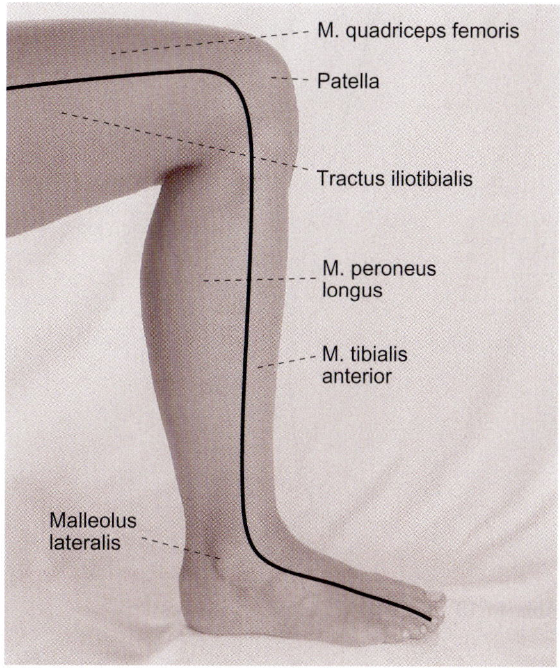

Abb. 11.11

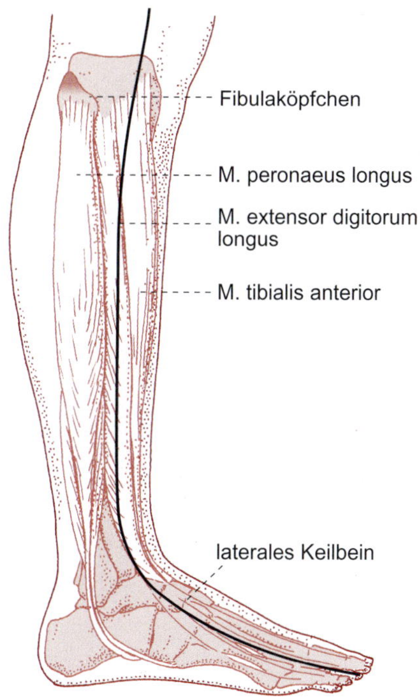

Abb. 11.12

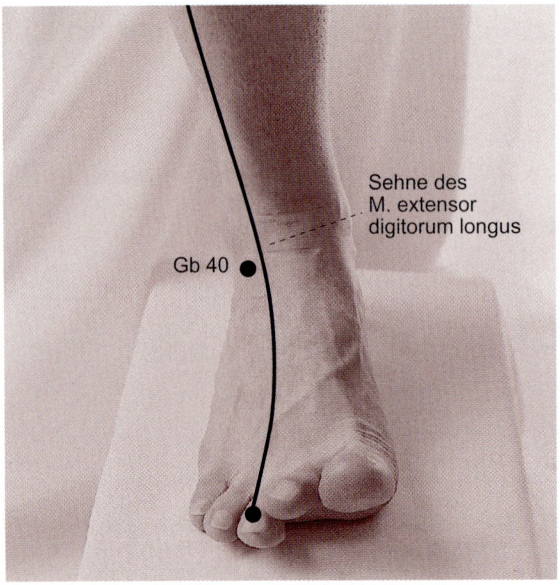

Abb. 11.13

Der Meridian überquert das **Fußgelenk** vorn über den Außenknöchel, lateral der kräftigen Sehne des langen Zehenstreckers (M. extensor digitorum longus) und hat oft einen wichtigen Punkt in der Rinne vor dem Außenknöchel.

In dieser Rinne befindet sich lateral des Dreifachen Erwärmers der Punkt Gb 40.

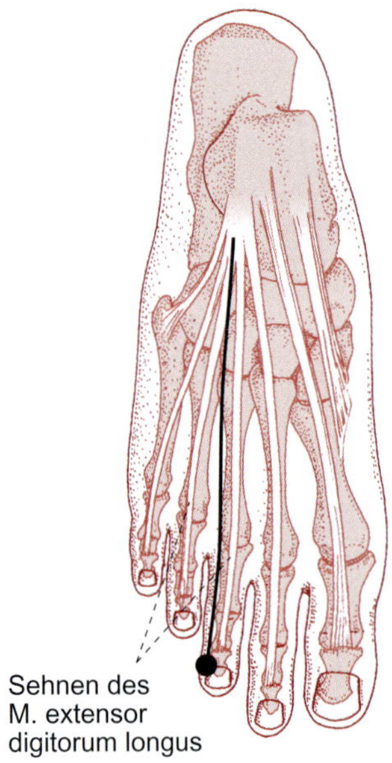

Abb. 11.14

Über das laterale Keilbein der Fußwurzel und dann in der Rinne zwischen dem 3. und 4. Mittelfußknochen verläuft der Dreifache-Erwärmer-Meridian auf dem **Fußrücken**. Er erreicht das Grundgelenk der 3. Zehe, befindet sich hier auf der Kante zwischen Rückseite und Außenseite und endet am lateralen Winkel des Zehennagels bzw. verlässt den physischen Körper durch die Falte zwischen Nagel und Haut.

11.5 An den Armen

Von 3E 14, unter der hinteren Ecke des Acromion in der hinteren Rinne des Deltamuskels (s. o.), zieht der Dreifache Erwärmer über die Mitte der Rückseite des **Oberarms** nach unten. Dabei überquert er zunächst die hinteren Anteile des Deltamuskels und läuft dann auf dem M. triceps in Richtung Ellenhaken (Olecranon).

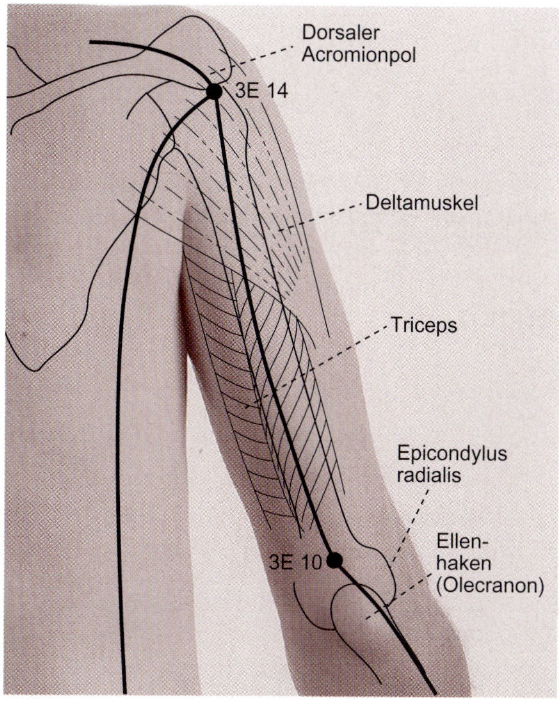

Abb. 11.15

Von der Grube oberhalb des Ellenhakens (3E 10) aus wendet er sich der Rinne zwischen diesem Knochenvorsprung und dem speichenseitigen Knöchel am **Ellenbogen** zu, die er auf den radialen Ausläufern des Ellenhakens durchquert.

Der speichenseitige Ellenbogenknöchel wird als Epicondylus radialis oder lateralis bezeichnet.

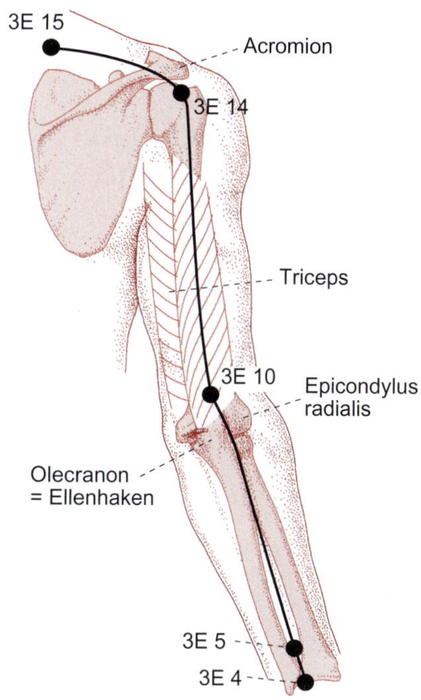

Abb. 11.16

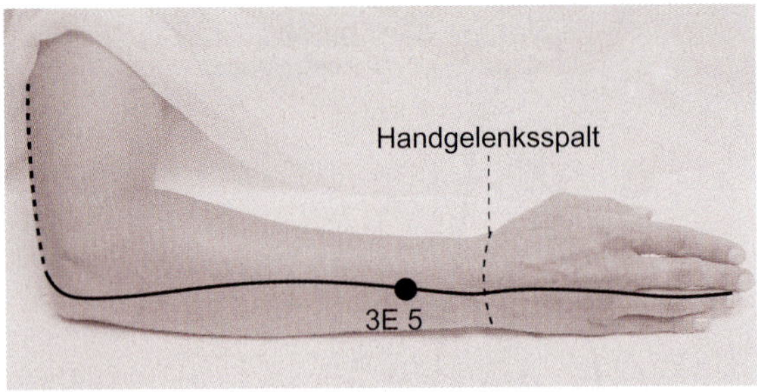

Abb. 11.17

Am **Unterarm** strebt der Meridian erneut der dorsalen Mittellinie entgegen. Dabei überquert er zunächst die ulnaren Anteile des Streckermuskels für das Handgelenk (M. extensor carpi ulnaris) und den M. anconeus.

Nach etwa einem Drittel des Unterarms hat er die dorsale Mittellinie erreicht. Auf dieser Linie befindet sich 3 Fingerbreit oberhalb des Handgelenks der Punkt 3E 5.

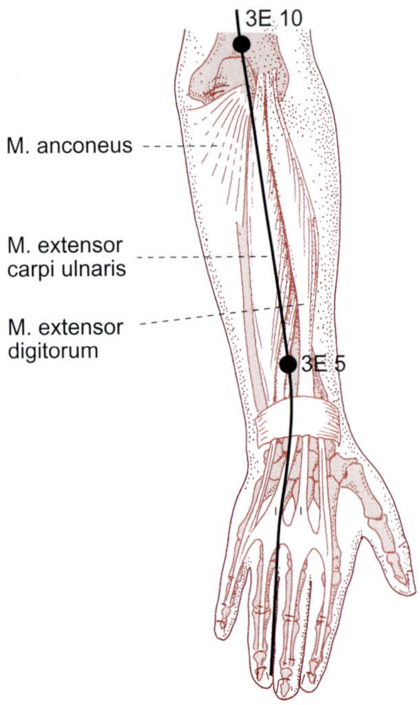

Abb. 11.18

Das Handgelenk selbst überquert der Meridian in der Mittellinie und verläuft zwischen dem 3. und 4. Mittelhandknochen über den Handrücken zur radialen Seite des 4. Fingers. Hier befindet er sich auf der dorsalen radialen Kante. Der Meridian des Dreifachen Erwärmers endet am radialen Nagelwinkel des 4. Fingers bzw. verlässt den physischen Körper in der lateralen Rinne zwischen Nagel und Haut.

Im Raum zwischen dem 3. und 4. Mittelhandknochen stellt sich oft eine wesentliche Unterbrechung (Kyo oder Jitsu) der Schwingung im Meridian dar.
Nach den traditionellen Meridianbeschreibungen verläuft der Dreifache Erwärmer am distalen Unterarm ulnar der Mittellinie, findet sich dann zwischen dem 4. und 5. Mittelhandknochen mit dem wichtigen Punkt 3E 3 und endet am radialen Nagelwinkel des 4. Fingers.

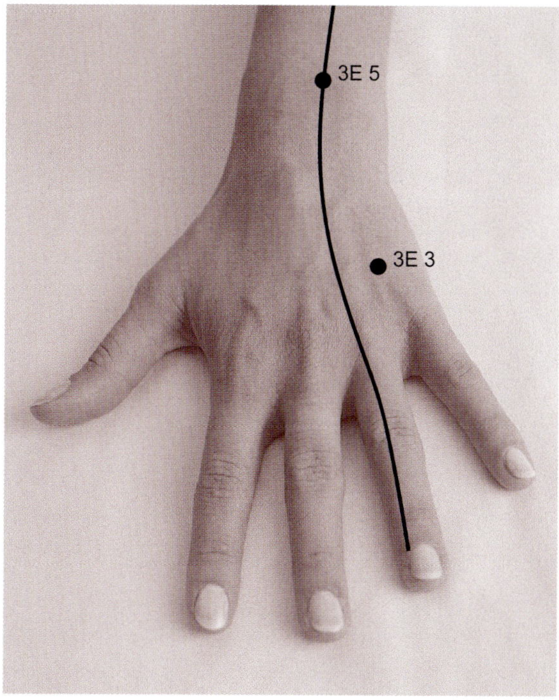

Abb. 11.19

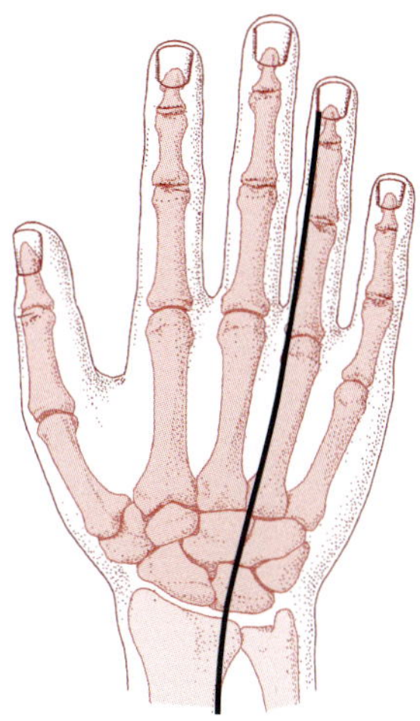

Abb. 11.20

KAPITEL

12 Gallenblasen-Meridian

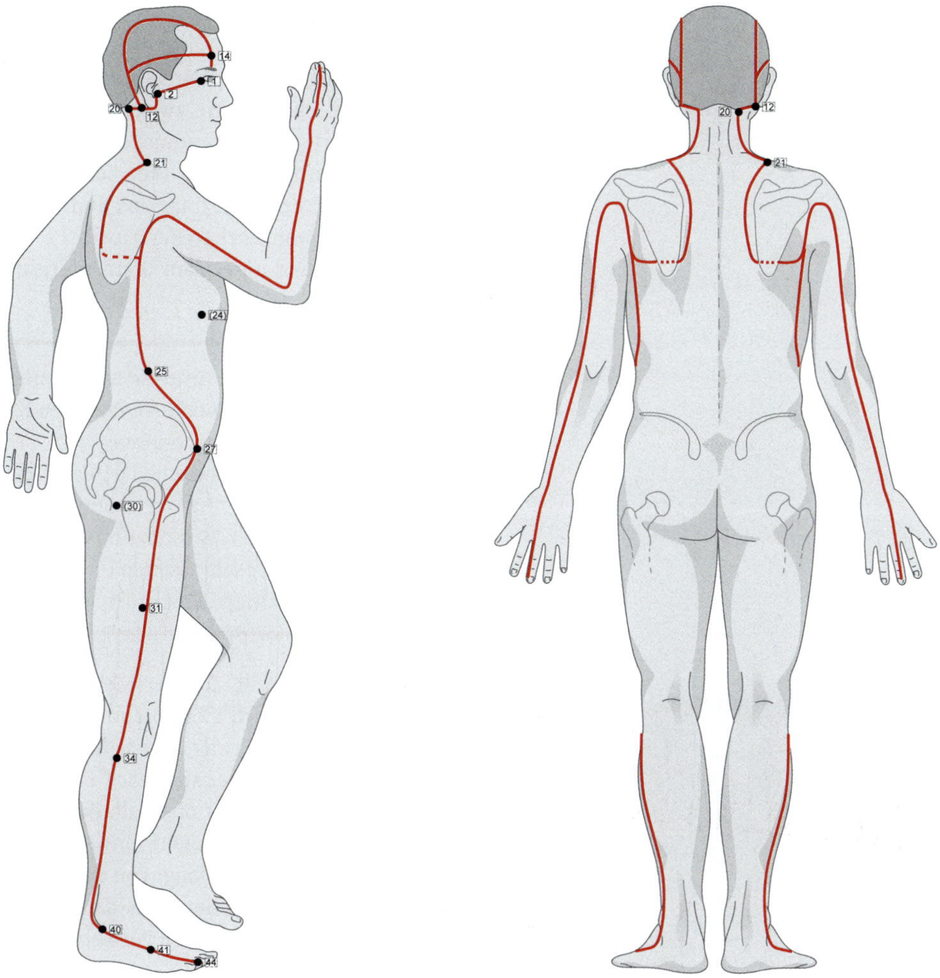

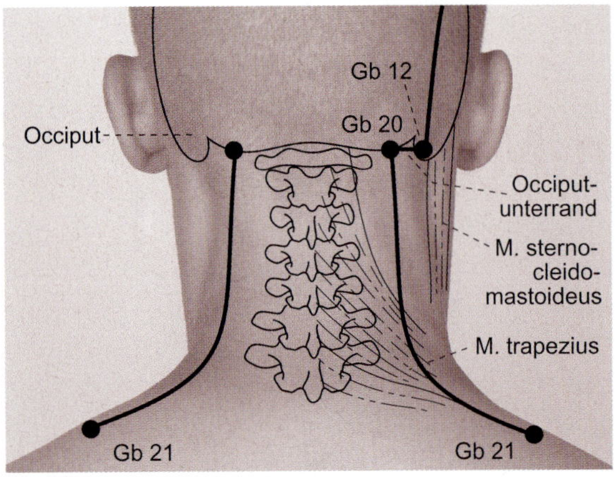

Abb. 12.1

12.1 Am Kopf

Der Gallenblasen-Meridian ist einer der 3 Yang-Meridiane, die auf Vorderseite, Rückseite und lateraler Seite am Körper präsent sind. Der Magen-Meridian dominiert dabei die Vorderseite, der Blasen-Meridian die Rückseite und der Gallenblasen-Meridian die seitlichen Anteile des Körpers.

Von Gb 21 auf der Schulter im vorderen Rand des Trapezius, nahe dem Halsansatz, zieht der Gallenblasen-Meridian in einer Rinne zwischen den seitlichen und den rückwärtigen Nackenmuskeln kopfwärts zu Gb 20 in der Hinterhauptsgrube (am Schädelrand zwischen den Ansätzen der Mm. trapezius und sternocleidomastoideus) und von dort weiter zu Gb 12 in der kleinen Grube hinter und unter dem Warzenfortsatz (Processus mastoideus).

Gb 21 liegt etwa in der Mitte zwischen dem Dornfortsatz des 7. Halswirbels und dem lateralen Rand des Acromion, des „Dachs der Schulter".
In der Tiefe der Rinne zwischen den seitlichen und rückwärtigen Nackenmuskeln kommt man oft in Kontakt mit angespannter Muskulatur, verquollenem Bindegewebe und einer sehr dichten und festen Halswirbelsäule mit vielfältigen Blockaden.

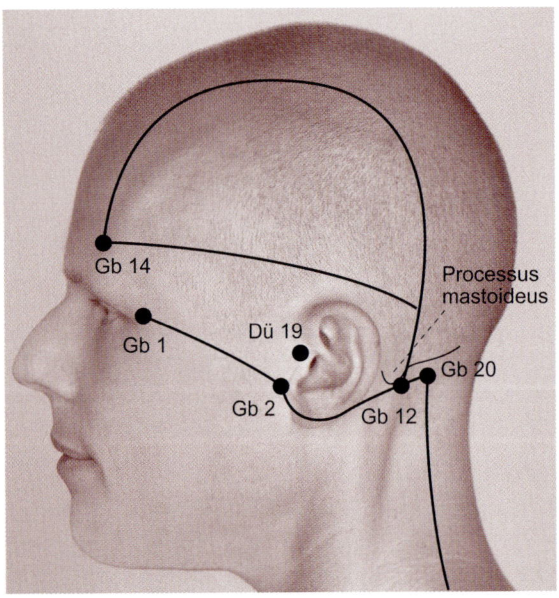

Abb. 12.2

An dieser Stelle teilt sich der Meridian. Ein Ast steigt hinter dem Ohr etwa 1 Daumenbreit hinter dem Haaransatz nach oben. Etwas unterhalb der höchsten Stelle der Ohrmuschel teilt er sich noch einmal. Der eine Ast zieht etwa 1 Fingerbreit oberhalb des Haaransatzes nahezu horizontal über das Ohr hinweg nach vorne, überquert die Schläfe und gelangt von der Seite auf die Stirn. Gb 14 befindet sich in der Mitte der Stirn (oberhalb der Pupille, wenn das Auge nach vorne blickt).

Halbseitenkopfschmerzen sowie Spannungen oberhalb des Ohres und vor allem im Bereich des Schläfenmuskels (hinter der Schläfe bis in die Augen hinein) können primär der Gallenblasen-Energie zugerechnet werden.

Die Gallenblasen-Energie im seitlichen Kopfbereich steht in Zusammenhang mit mentalen Funktionen, Klarheit, Weitblick und auch Durchsetzungsvermögen. Eine kräftige Gallenblase in diesem Bereich kann man regelrecht „strahlen“ sehen.

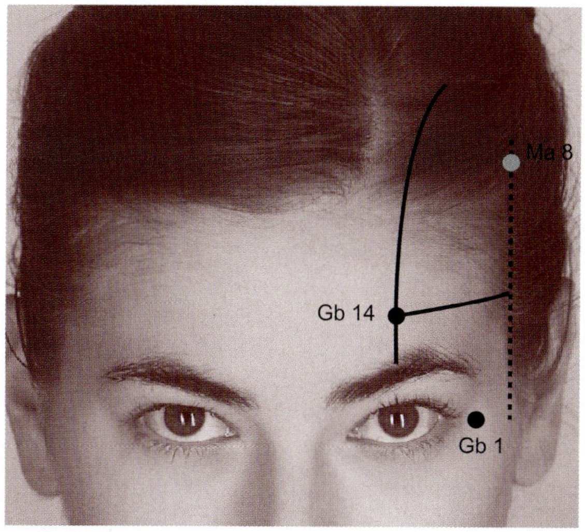

Abb. 12.3

Ein anderer Ast steigt vom oberen Teilungspunkt hinter dem Ohr steil nach oben bis über die Knochenkante, die sich oberhalb der Schläfe befindet. Etwas oberhalb dieser meist deutlich spürbaren Kante verläuft er etwa 2 Daumenbreit lateral des Blasen-Meridians nach vorne, um sich bei Gb 14 wieder mit dem tieferen Ast zu vereinen. Von diesem Punkt aus reicht ein kurzer Ausläufer hinunter zur Augenbraue.

Stirnhöhlenprobleme werden vor allem durch Stagnationen der Gallenblasen-Energie verursacht. Oft ist die mitunter intensive Arbeit an der Augenbraue und von dort hinauf zu Gb 14 bei solchen Beschwerden sehr hilfreich.

Von Gb 12 zieht ein weiterer Ast unter dem Ohr hinweg zu Gb 2, der sich vor dem Ohr unterhalb des Jochbeins unter Dü 19 befindet. Von hier aus reicht der Meridian über das Jochbein nach vorne bis zu Gb 1 am lateralen Augenwinkel.

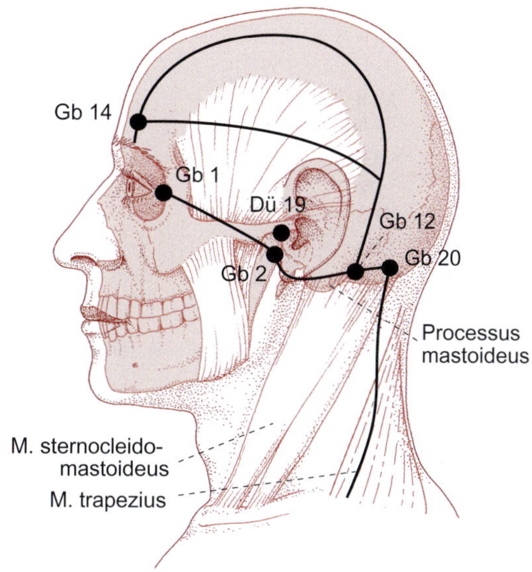

Abb. 12.4

Gestaute Energie der Gallenblase kann zu Verspannungen der Kaumuskulatur, nächtlichem Zähneknirschen und Kiefergelenkproblemen führen. Aufmerksame Arbeit mit dem Gallenblasen-Meridian in diesem Bereich kann sich hier sehr wirksam erweisen.

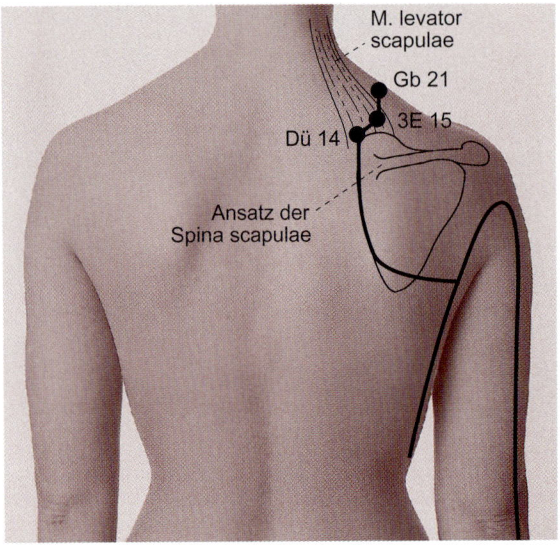

Abb. 12.5

12.2 An Schulter und Rumpf

Von Gb 21 oben auf der Schulter zieht der Gallenblasen-Meridian den typischen Spannungslinien der Schulter folgend nach hinten und geht dabei durch die Punkte 3E 15 (etwa 1 Daumenbreit dorsal von Gb 21) und durch Dü 14 im Ansatz des Schulterblatthebermuskels (M. levator scapulae) knapp oberhalb vom oberen inneren Winkel des **Schulterblatts** (Scapula).

Die Interpretation der traditionellen Meridianverläufe, der zufolge der Gallenblasen-Meridian vom Punkt Gb 21 über die Vorderseite des Brustkorbs zur Körperseite hinunterlaufe, wurde von Masunaga völlig aufgegeben. Allerdings zieht nach Masunaga mit dem Leber-Meridian das andere Holz-Organ über die vordere obere Seite des Brustkorbs.
Die Gallenblase als Yang-Partner der Leber ist von allen energetischen Organen dasjenige, welches am eindeutigsten mit körperlicher Spannung verbunden ist. Von wenigen Ausnahmen abgesehen findet sich der Meridian entsprechend in typischen Spannungszonen des Körpers.

Der Meridian folgt dem inneren Rand der Scapula nach unten bis etwa 2 Daumenbreit oberhalb der unteren Spitze des Schulterblatts. Hier wendet er sich nach lateral, läuft unter dem Knochen hindurch und erreicht auf dessen Außenseite in der hinteren Axillarlinie einen relativ dichten Bereich, der vom M. teres major gebildet wird.

Am inneren Rand der Scapula kann der Gallenblasen-Meridian in der Muskulatur unterhalb des Schulterblattrandes, aber auch durch Druck von medial gegen den Innenrand des Knochens selber erreicht werden. Hier kann man sich an der typischen Gallenblasen-Spannung orientieren, um den Meridian zu finden.

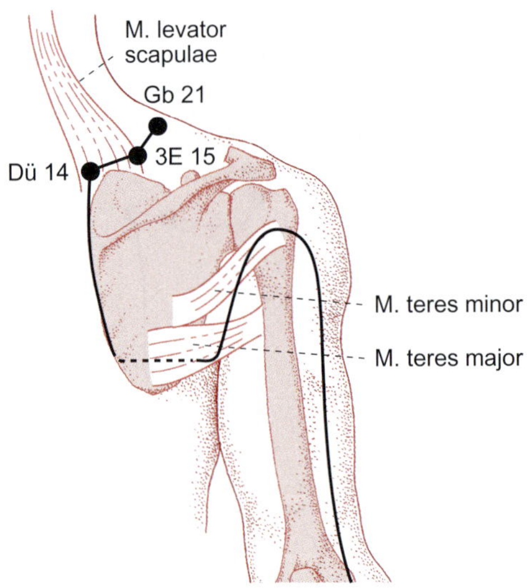

Abb. 12.6

An dieser Stelle befindet sich ein weiterer Verzweigungspunkt (Teilungspunkt): Ein Ast überquert die Rückseite der Schulter und läuft in den Arm (s. folgende Seite), während der andere an der **Seite des Rumpfes** hinunter zu Becken und Beinen zieht.

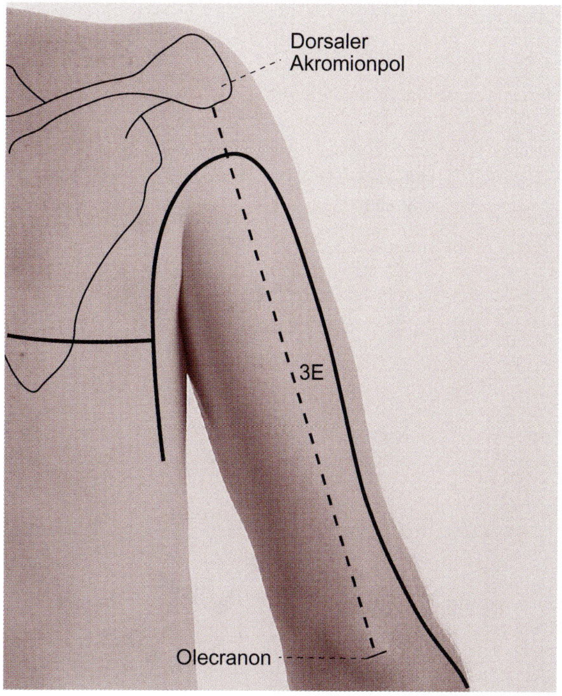

Abb. 12.7

Dieser zweite Ast beschreibt von der Abzweigung aus auf dem Weg zum Becken eine leicht gebogene Linie, die sich zunächst etwa zwei Drittel der Strecke auf der hinteren Axillarlinie bewegt, dann jedoch nach vorne zu Gb 25 am Ende der 12. Rippe zieht. Von hier aus wendet er sich zwischen Beckenkamm und 12. Rippe noch weiter nach vorne zum vorderen oberen Darmbeinstachel (Gb 27).

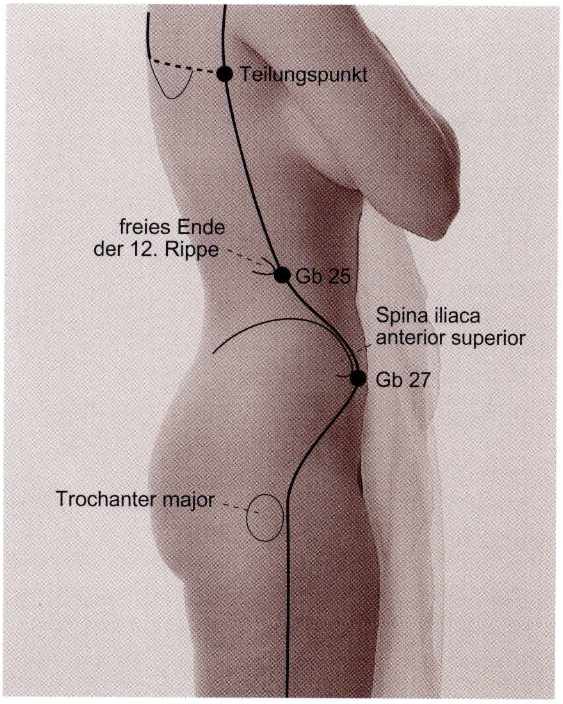

Abb. 12.8

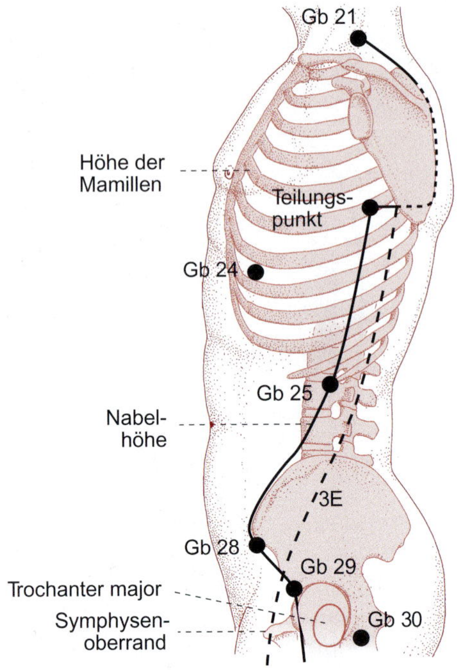

Abb. 12.9

In dieser Beschreibung ist der traditionelle Punkt Gb 24 zwischen der 7. und 8. Rippe zwar immer noch ein wichtiger Ausdruck der Gallenblasen-Energie, jedoch nicht Teil des Meridianverlaufs.
Von einigen Lehrern wird der traditionelle Verlauf auf der Seite des Rumpfes favorisiert: Danach verläuft der Meridian von der obigen Abzweigung aus diagonal über die Seite des Körpers zu Gb 24, der auf der Mamillarlinie zwischen der 7. und 8 Rippe liegt, dann wieder nach hinten zum freien Ende der 12. Rippe (Gb 25).

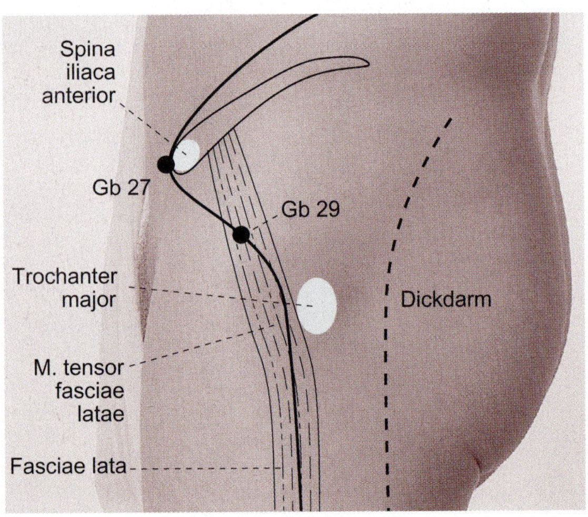

Abb. 12.10

Auf dem Weg von Gb 27 zum großen Rollhügel (Trochanter major) überquert der Gallenblasen-Meridian die Seite des **Beckens** (und dort den M. tensor fasciae latae, in dem sich der Punkt Gb 29 befindet). Der Meridian verläuft auf der Vorderseite des Rollhügels (auf dessen Rückseite liegt der Dickdarm-Meridian).

Auf der Seite des Beckens kreuzt er den Meridian des Dreifachen Erwärmers.
Der traditionelle Punkt Gb 30 liegt nicht mehr im Meridianverlauf, doch dort manifestiert sich weiterhin die Energie der Gallenblase, die einen deutlichen Bezug zur Funktion des Hüftgelenks hat.

12.3 An Bein und Fuß

In seinem Verlauf an der Seite des Beins hinunter folgt der Gallenblasen-Meridian der Fascia lata lateral am **Oberschenkel**.

Auf der Seite des Oberschenkels hat der Gallenblasen-Meridian oft wichtige Jitsu-Blockaden, mitunter aber auch tief reichende Kyo-Stellen.

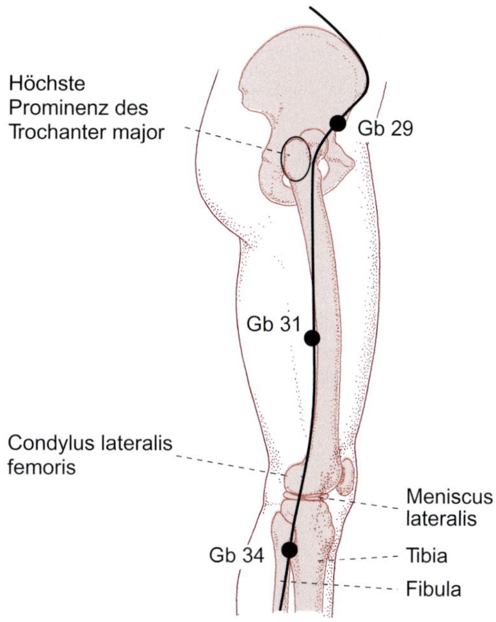

Abb. 12.11

Am **Knie** überquert er den Spalt zwischen lateralem Femurcondylus und lateralem Schienbeinkopf (dazwischen befindet sich der Außenmeniskus) und erreicht darunter Gb 34 etwas vor und unterhalb des Wadenbeinköpfchens.

Probleme des lateralen Kniegelenks, vor allem des Außenmeniskus, werden primär stagnierender Gallenblasen-Energie zugeschrieben.

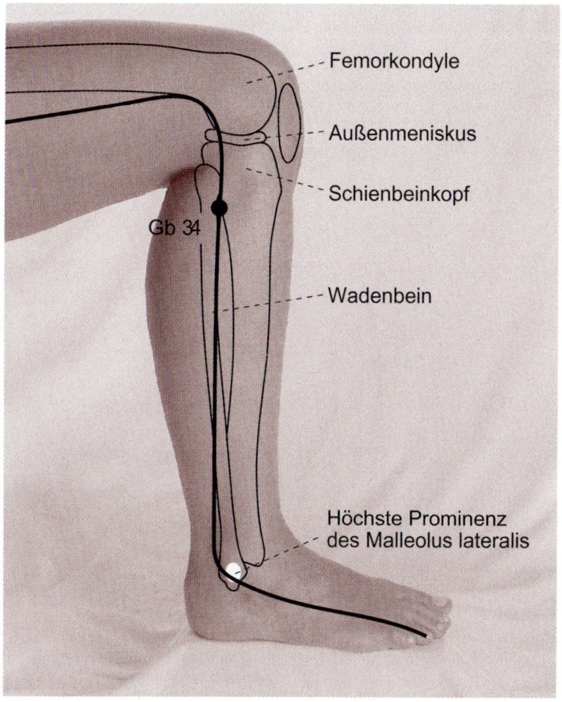

Abb. 12.12

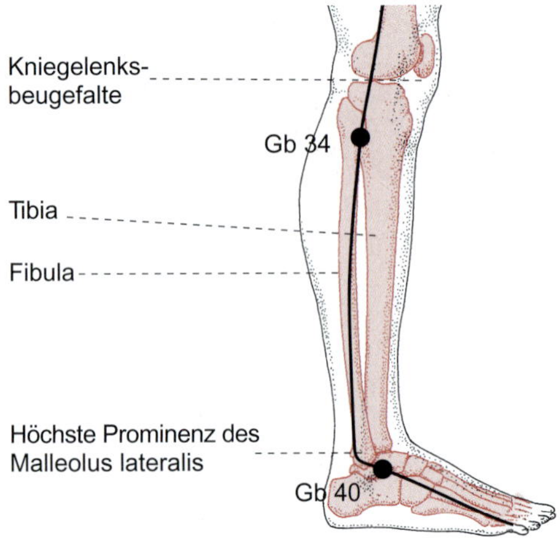

Abb. 12.13

Er folgt diesem Knochen im Verlauf des gesamten **Unterschenkels**, wobei er am oberen Unterschenkel vorne auf dem Wadenbein verläuft, später seitlich darauf und oberhalb des Außenknöchels sogar auf der Kante zur Rückseite dieses Knochens liegt.

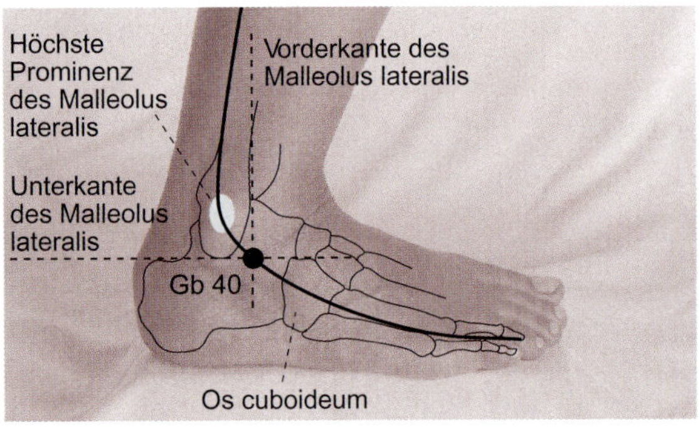

Abb. 12.14

Der Gallenblasen-Meridian überquert den Außenknöchel knapp hinter dessen Spitze. Gb 40 befindet sich im Bereich der **Fußwurzel** am seitlichen Ende der Rinne vor und unter dem Außenknöchel.

Einige Lehrer vertreten die Ansicht, dass er den Außenknöchel vor dessen Spitze überquere.
Gb 40 (Quellpunkt der Gallenblasenenergie) erweist sich häufig als ein wichtiger Punkt, der manchmal den Zustand des Meridians im gesamten Verlauf kontrolliert.

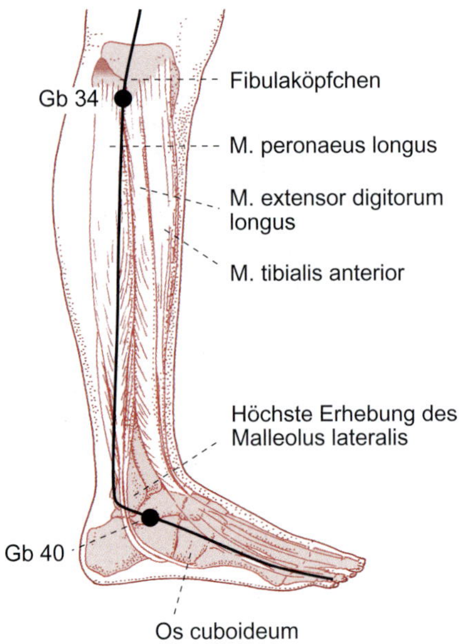

Abb. 12.15

Über den Würfelknochen (Cuboid) der Fußwurzel zieht der Meridian zur Rinne zwischen dem 4. und 5. Mittelfußknochen. Gb 41 liegt etwa 1 Fingerbreit unter der Stelle, an der dieser Spalt beginnt.

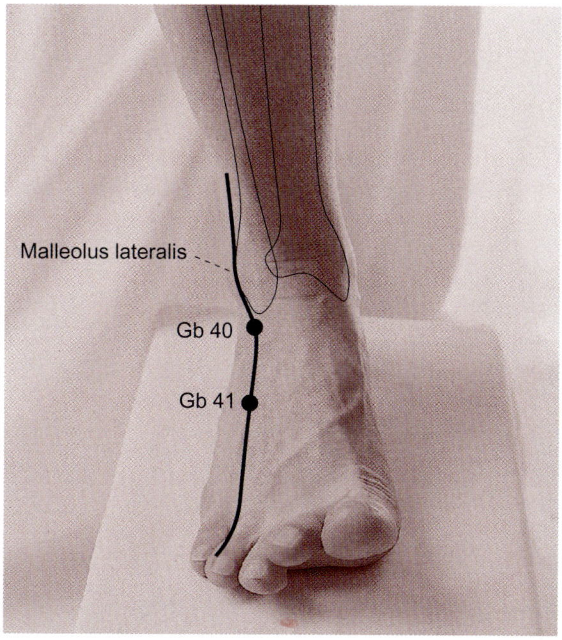

Abb. 12.16

Zwischen den Grundgelenken der 4. und 5. Zehe liegt Gb 43, der Endpunkt Gb 44 befindet sich im seitlichen Nagelwinkel der 4. Zehe. Dann verlässt der Meridian den physischen Körper über die Spalte zwischen Nagel und Haut.

Alle hier angegebenen Punkte im Bereich des Fußgelenks und des Fußes erweisen sich oft als wichtig in der Behandlung. Darüber hinaus findet sich häufig auch über dem Würfelknochen der Fußwurzel ein wichtiger Punkt.

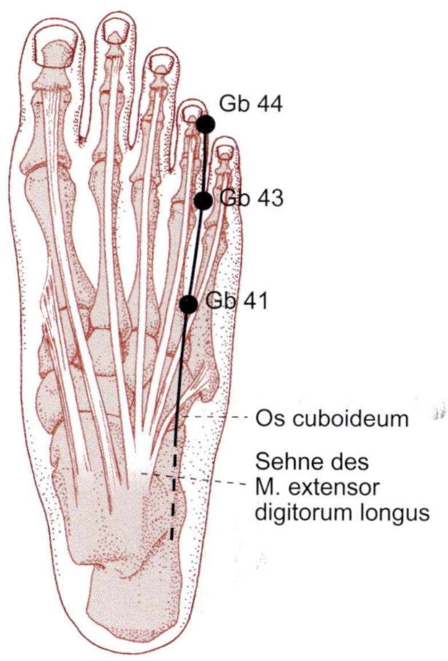

Abb. 12.17

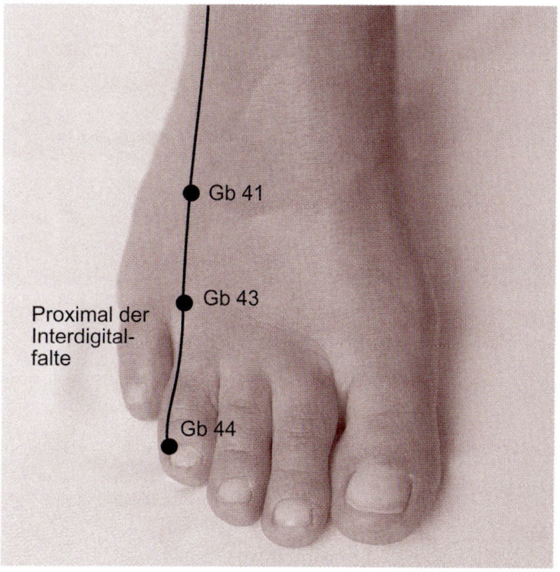

Abb. 12.18

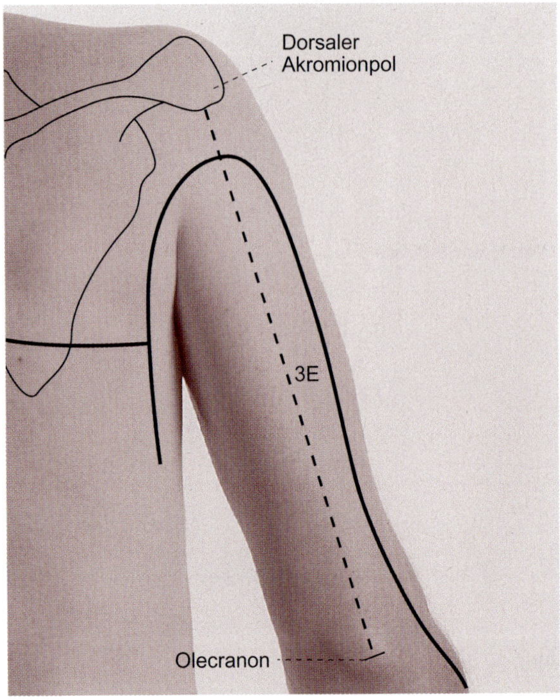

Abb. 12.19

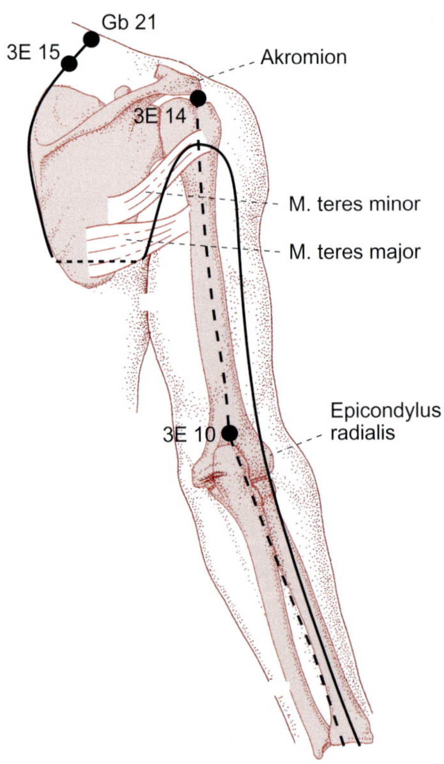

Abb. 12.20

12.4 Am Arm

Ausgehend vom Verzweigungspunkt neben der Scapula am oberen seitlichen Rumpf überquert der Gallenblasen-Meridian die **Rückseite der Schulter**. Zunächst orientiert er sich dabei am Teres-major-Muskel neben dem seitlichen Rand des Schulterblatts, überquert die hinteren Anteile des Deltamuskels und zieht dann auf der Kante zwischen Rückseite und Daumenseite des **Oberarms** hinunter zum Ellenbogen.

Der M. teres major verbindet den unteren Anteil des Schulterblatts mit dem Oberarmknochen und bildet zusammen mit anderen Muskeln die rückwärtige Begrenzung der Achselhöhle.
Der Gallenblasen-Meridian bleibt auf der Rückseite der Schulter; er steigt nicht so hoch, dass er noch einmal oben auf der Schulter erscheinen würde.
Er überkreuzt die Meridiane von Dünndarm, Magen und Dreifachem Erwärmer, um zwischen diesem und dem Dickdarm-Meridian den Arm entlang zu ziehen. (s. Kap. Gelenke S. 157)
Etwa ab dem mittleren Drittel des Oberarms kann man hier deutlich den Oberarmknochen spüren.

Der Meridian verläuft am **Ellenbogen** über die Spitze des daumenseitigen Knöchels (Epicondylus radialis).

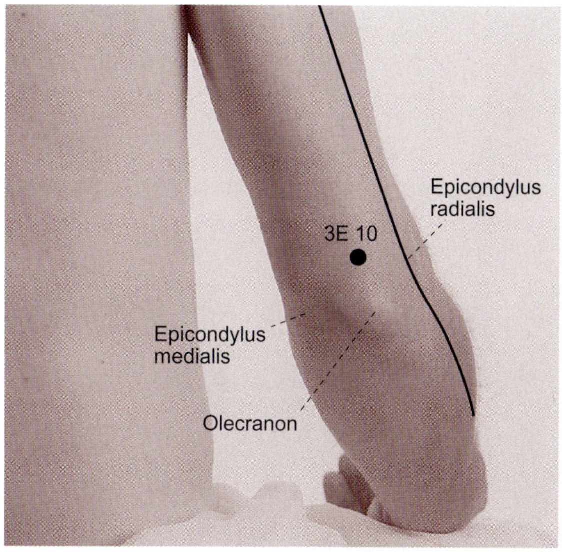

Abb. 12.21

Von hier aus folgt er auf der Rückseite des **Unterarms** den meist gut tastbaren Zügen der Finger- und Daumenstreckermuskeln daumenseitig etwa in der Mitte zwischen den Meridianen von Dreifachem Erwärmer und Dickdarm.

Der so genannte „Tennisellenbogen" ist Ausdruck einer Stagnation vor allem der Gallenblasen-Energie ausgehend vom Epicondylus radialis in den dort ansetzenden Muskeln des Unterarms (u. a. M. extensor digitorum und M. extensor carpi radialis brevis) sowie im dortigen Bindegewebe.

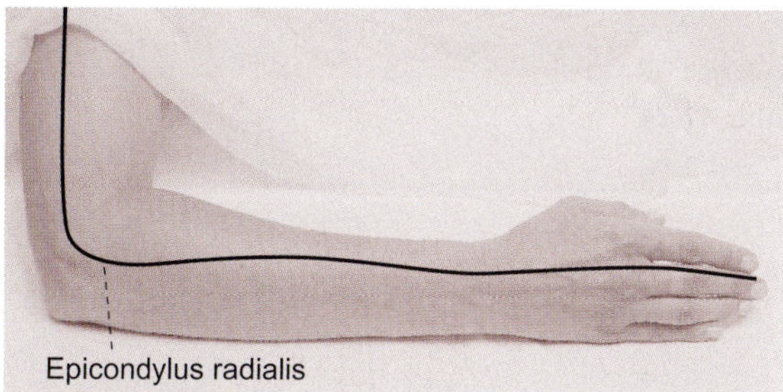

Abb. 12.22

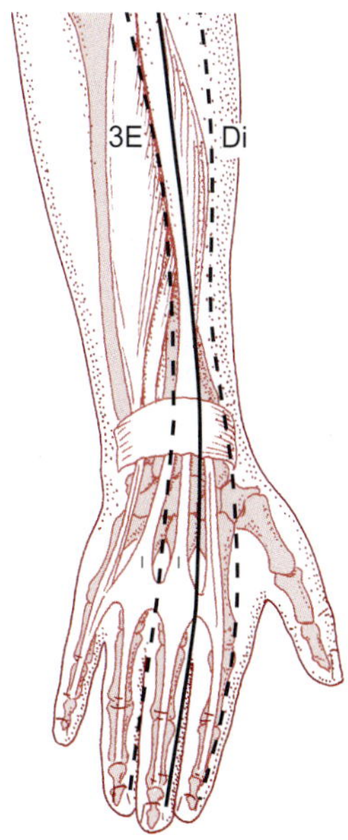

Abb. 12.23

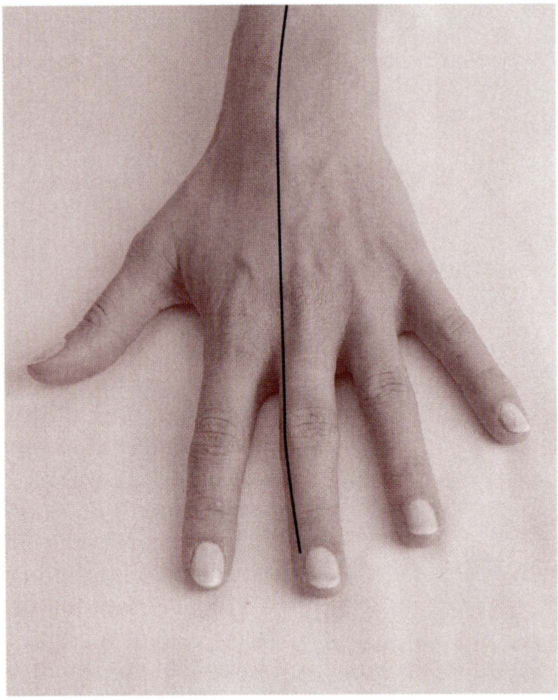

Abb. 12.24

Die Rückseite des Handgelenks überquert der Gallenblasen-Meridian daumenseitig der Mittellinie und folgt anschließend dem Spalt zwischen dem 2. und 3. Mittelhandknochen. Er zieht über die Daumenseite des Mittelfingergrundgelenks zur Kante zwischen Rück- und Daumenseite dieses Fingers und endet im seitlichen Nagelwinkel bzw. verlässt den physischen Körper durch die Falte zwischen Nagel und Haut.

Vor allem im Gewebe zwischen dem 2. und 3. bzw. zwischen dem 3. und 4. Mittelhandknochen (etwas weniger ausgeprägt auch in den anderen Zwischenräumen) befinden sich oft Jitsu-Bereiche, die in der Behandlung akuter energetischer Blockaden z.B. bei Hexenschuss im Nacken-Brustkorb-Bereich oder bei Kopfschmerzen, eine große Bedeutung haben können.

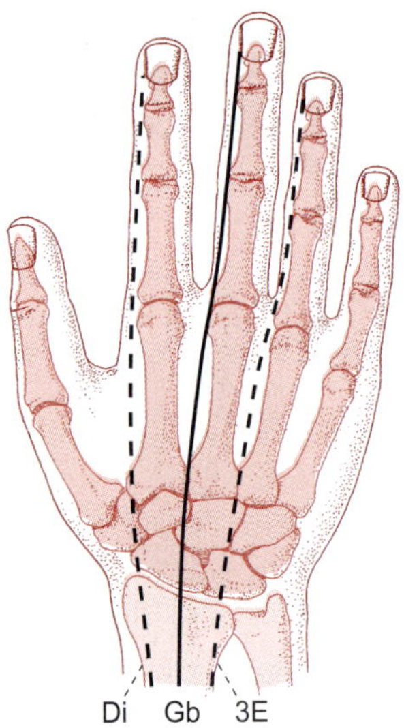

Abb. 12.25

KAPITEL

13 Leber-Meridian

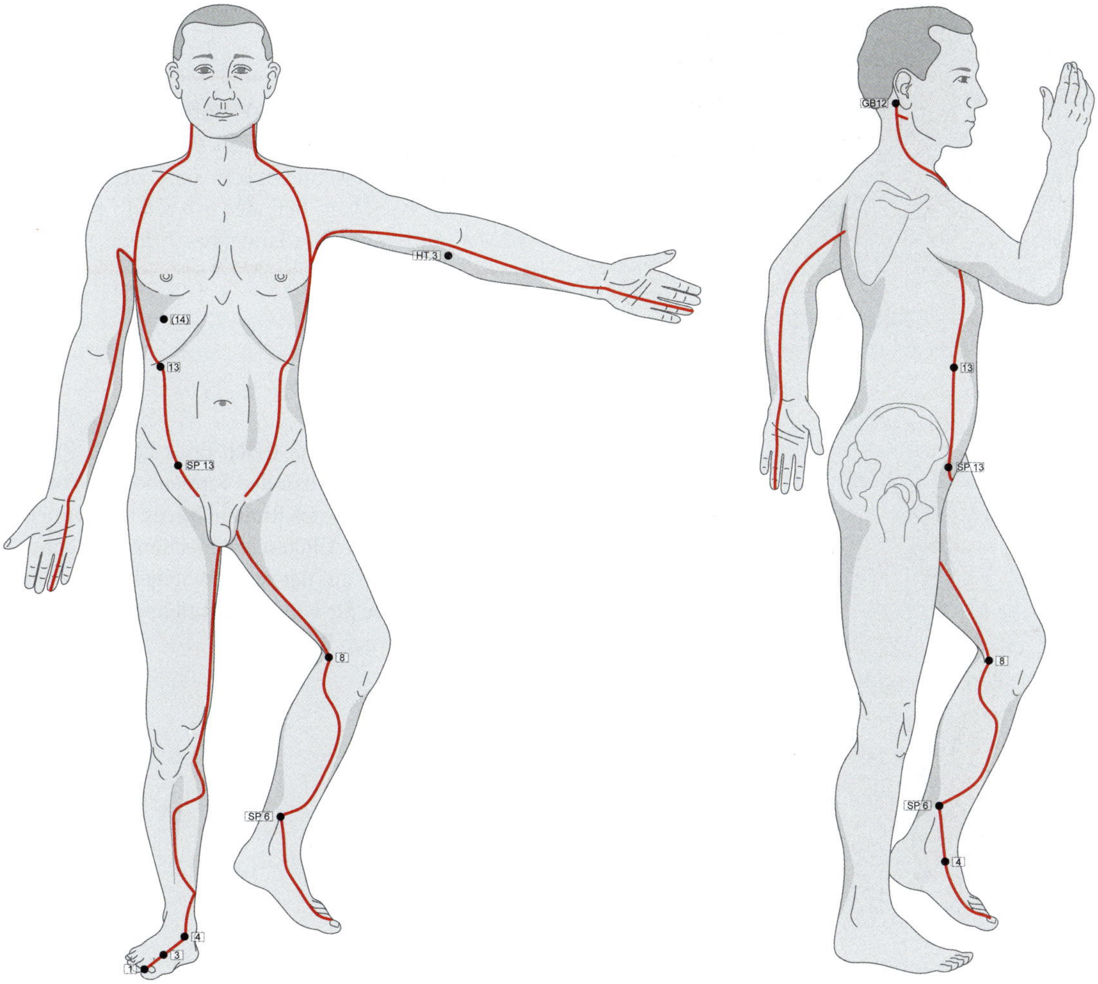

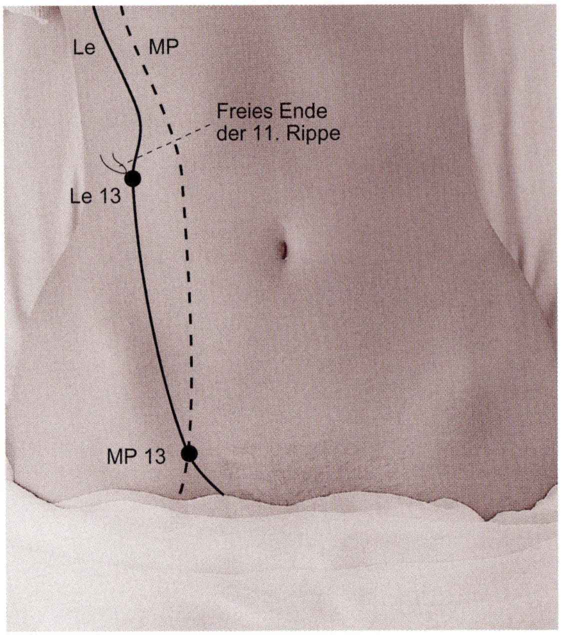

Abb. 13.1

13.1 An Hara, Brustkorb und Hals

Der Leber-Meridian überquert auf dem Weg nach oben die Leiste dicht medial (Richtung Körpermitte) des dort tastbaren Pulses. Er folgt dem Oberrand der Leiste nach lateral (zur Seite), kreuzt dabei den Milz-Pankreas-Meridian im Punkt MP 13 und verläuft in einem leicht geschwungenen Bogen durch das Hara nahe dessen lateralem Rand nach oben.

Der Kreuzungspunkt (MP 13) kontrolliert zusammen mit anderen Punkten den Energiefluss im Becken und ist häufig angespannt und druckschmerzhaft. In der hier angegebenen Lage befindet sich MP 13 etwas oberhalb der in Akupunkturatlanten beschriebenen Lage.

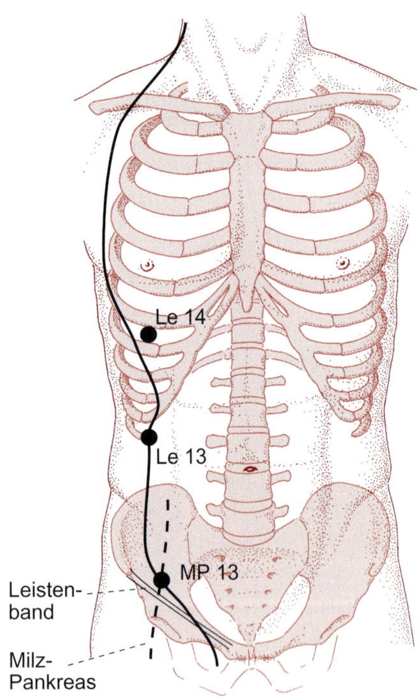

Abb. 13.2

Im Punkt Le 13 vor dem freien Ende der 11. Rippe erreicht der Leber-Meridian den Rippenbogen. Von Le 13 verläuft er unterhalb des Rippenbogens nach innen, bis er etwa die Mitte des linken bzw. rechten Rippenbogens erreicht (hier liegt auf der rechten Seite im oberen Hara die Diagnosezone für Leber), und zieht dann nach oben auf den knöchernen Brustkorb.

Auf dem **Brustkorb** strebt der Leber-Meridian in einer langen leicht gebogenen Linie relativ weit seitlich (aber noch auf der Vorderseite des Brustkorbs) in Richtung Schulter.

Nach K. Sasaki verläuft der Leber-Meridian vom freien Ende der 11. Rippe kommend auf dem Rippenbogen weit nach medial, um dann zwischen der 6. und 7. Rippe wieder zurück in Richtung des seitlichen Brustkorbrands zu ziehen. Dabei geht er auch durch den Bereich des traditionellen Punktes Le 14. In unserer Darstellung findet sich dieser Punkt nicht auf dem Leber-Meridian.

Er läuft dicht medial an der Schulter vorbei. In Höhe des unteren Randes des großen Brustmuskels zweigt ein Ast in den Arm ab (siehe ➤ Abb. 13.3).

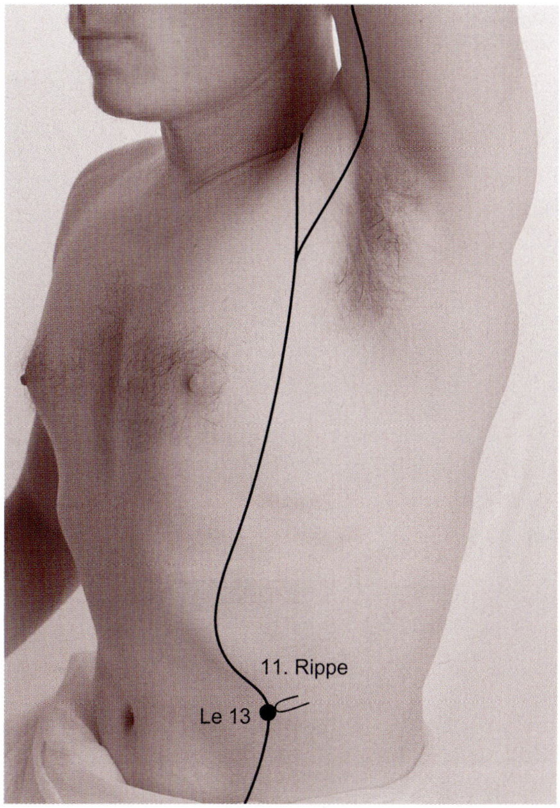

Abb. 13.3

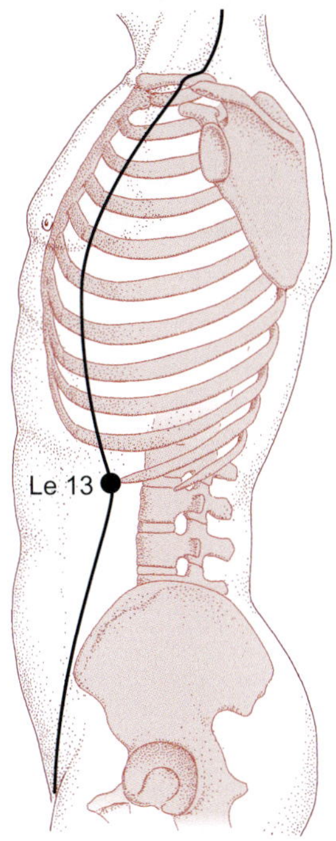

Abb. 13.4

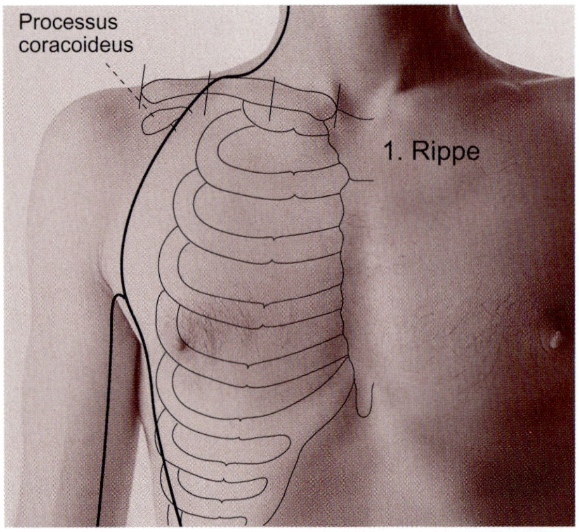

Abb. 13.5

Weiter auf dem Weg zum Hals überquert der Meridian das Schlüsselbein im Übergang zwischen dem mittleren und lateralen Drittel dieses Knochens (etwa 1 Fingerbreit medial des Rabenschnabelbeins).

Der Leber-Meridian kreuzt das Schlüsselbein 1 Daumenbreit seitlich (lateral) neben dem Milz-Pankreas-Meridian.

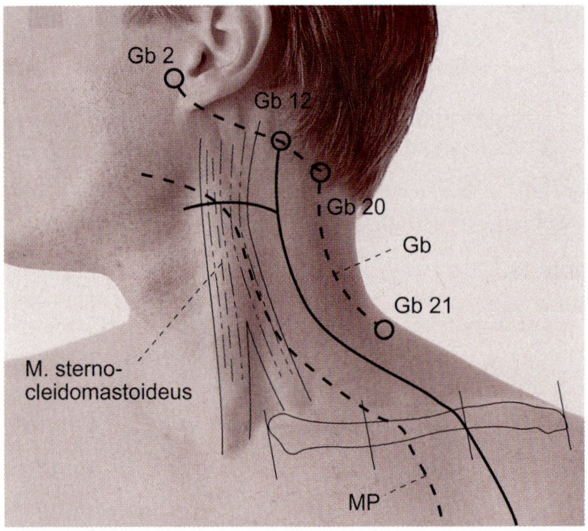

Abb. 13.6

Am **Hals** verläuft der Leber-Meridian im vorderen Rand der Rinne zwischen der hinteren und seitlichen Nackenmuskulatur. Bei sehr schlanken Menschen sind hier eventuell die Spitzen der Querfortsätze tastbar.

In der Tiefe der Rinne verläuft der Gallenblasen-Meridian.
Der Leber-Meridian ist der hinterste der drei Meridiane, die an der Seite des Halses nach oben ziehen; die anderen beiden (Milz-Pankreas und Dünndarm) verlaufen vor (anterior) dem Leber-Meridian.

Im oberen Bereich des Halses nimmt der Meridian Verbindung zum vorderen Ast des Gallenblasen-Meridians auf, der an dieser Stelle unter dem Ohr nach vorne läuft. Auf Höhe des Querfortsatzes des 2. Halswirbels wendet sich zudem ein kurzer Ast des Leber-Meridians horizontal nach vorne und endet unter dem Kieferwinkel.

Dieser kleine Ast ist auch als die „Taschen des Zorns" bekannt. Häufig wirkt dieser Bereich angespannt und gehalten. Bei Wutausbrüchen kann er sich anspannen oder in anderer Weise auffällig werden.

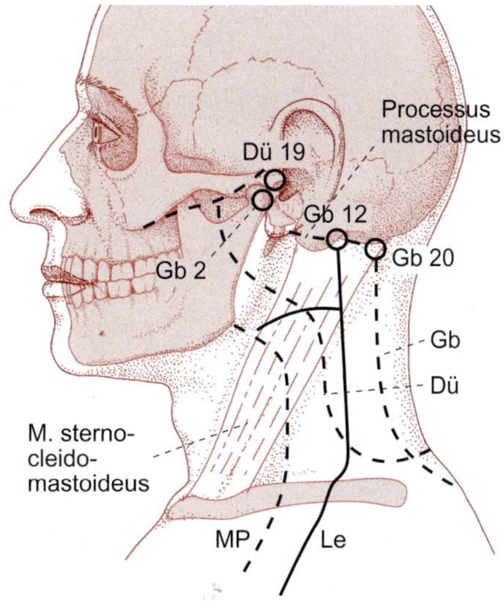

Abb. 13.7

13.2 Am Arm

Vom Abzweigungspunkt am Brustkorb leicht unterhalb des Vorderrandes der Achselhöhle verläuft ein Ast des Leber-Meridians zum Arm. Er überquert die **Schulter** im unteren Rand des großen Brustmuskels (M. pectoralis major), der die vordere Begrenzung der Achselhöhle darstellt. Am besten erreicht man den Meridian, indem man von der Achselhöhle aus gegen den unteren Rand des Muskels einsinkt.

In der Literatur der TCM wird für die Leber-Energie auch das Bild eines beständig Wandernden benutzt, welches die ruhige Kraft der Leber verdeutlicht. So wirkt der Meridian im Gegensatz zur Gallenblasen-Energie in vielen Bereichen auffallend ruhig und entspannt. Ausnahmen mit deutlicher Spannung kann man z. B. im unteren Rand der Achselhöhle, auf der Oberschenkelinnenseite und im Meridianverlauf am Nacken finden.
Der Leber-Meridian befindet sich am Arm zwischen Herz- und Perikard-Meridian.

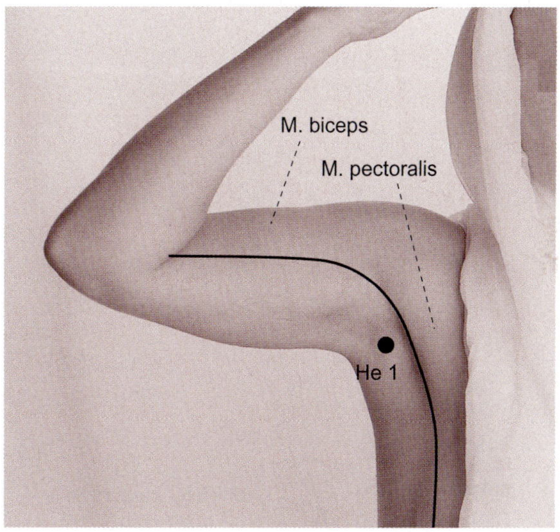

Abb. 13.8

13 Le

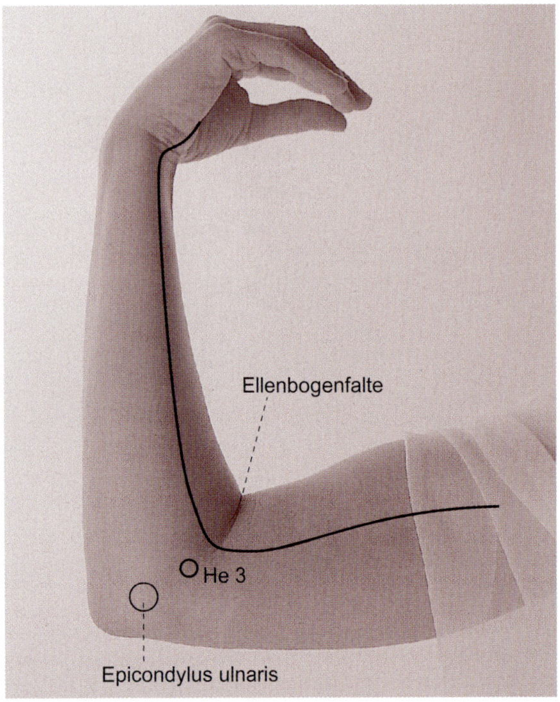

Abb. 13.9

Am **Oberarm** folgt der Meridian dem M. biceps dicht neben dessen ulnarem (ellenseitigem) Rand und radial (speichenseitig) des dort spürbaren Pulses der Armarterie.

M. palmaris longus und M. flexor carpi radialis bilden die kräftige Muskulatur, durch die der Meridian am oberen Unterarm läuft.
In der Darstellung Masunagas verlaufen die Yin-Meridiane auf der Innenseite des Oberarms – Leber, Herz und Niere – deutlich mehr zur Armrückseite hin. In der Praxis und in unserer Ausbildung erscheint uns jedoch der hier beschriebene Verlauf zutreffender zu sein.

Er durchquert die **Ellenbeuge** in der Grube kleinfingerseitig der Bicepssehne. Am **Unterarm** finden wir den Meridian zwischen Perikard- und Herz-Meridian auf der Innenseite (kleinfingerseitig).

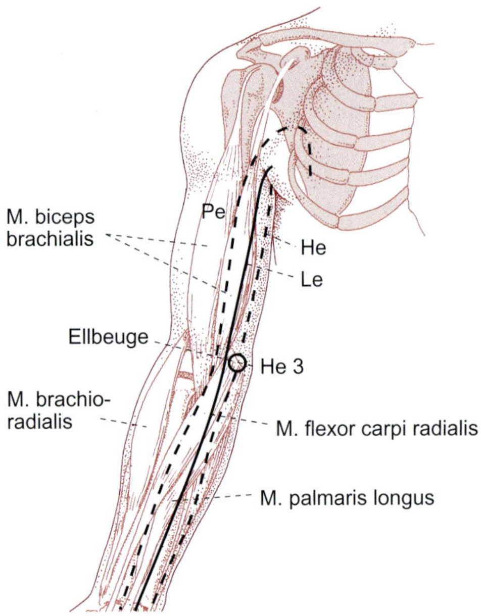

Abb. 13.10

Zwischen Herz- und Perikard-Meridian überquert der Leber-Meridian auch das **Handgelenk** knapp 1 Fingerbreit daumenseitig des Erbsenbeins (Os pisiforme).

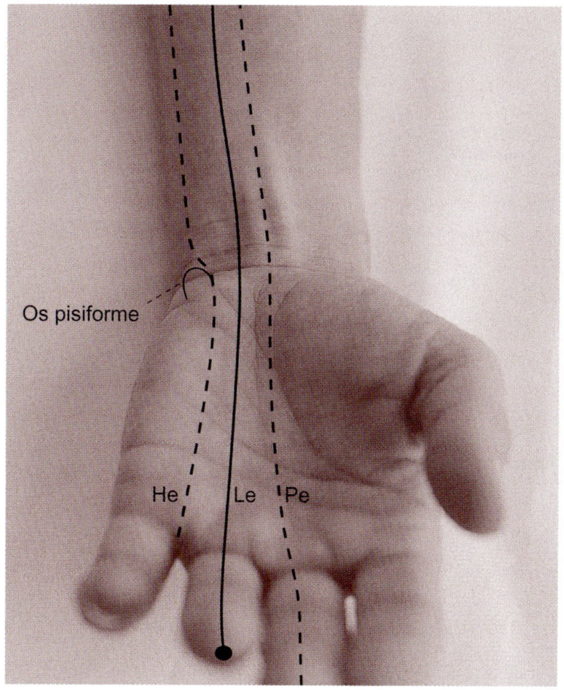

Abb. 13.11

Durch den daumenseitigen Rand des Kleinfingerballens zieht der Leber-Meridian zum Ringfinger, von dessen Fingerkuppe aus er über den physischen Körper hinaus schwingt.

In der Handfläche kommen sich die Meridiane von Herz und Leber recht nahe.

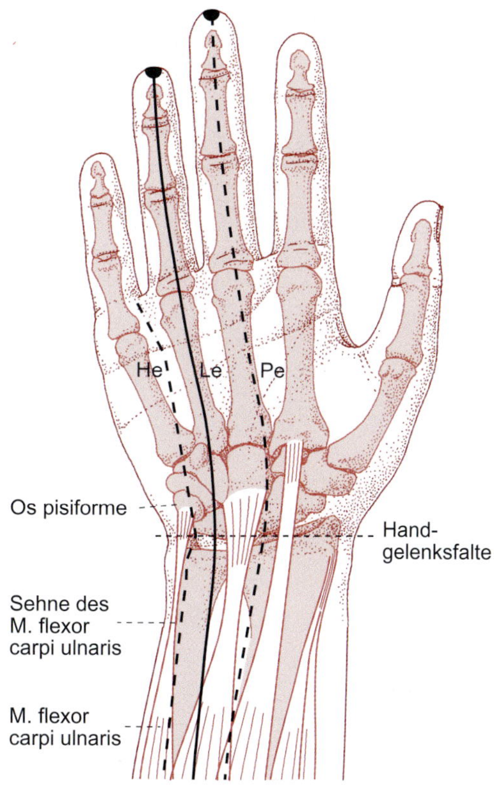

Abb. 13.12

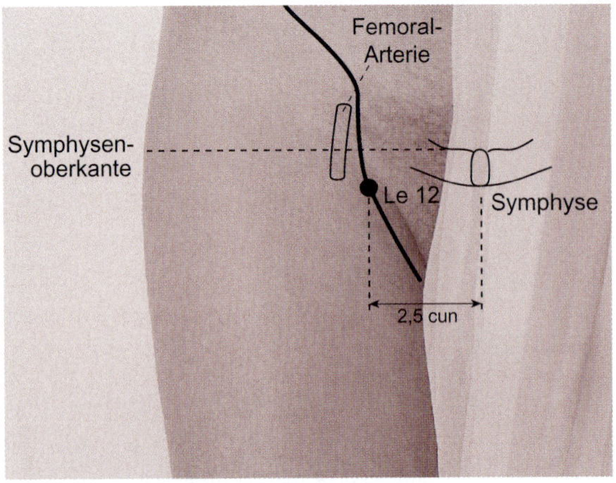

Abb. 13.13

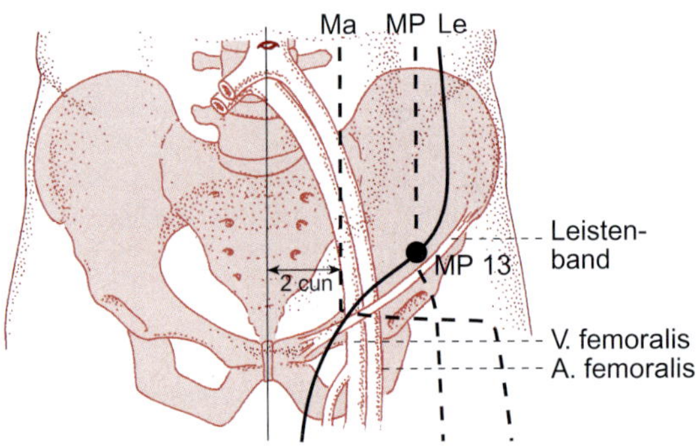

Abb. 13.14

13.3 An den Beinen

Auf dem Weg ins Bein zieht der Leber-Meridian relativ dicht am Schambein vorbei. Hier liegt knapp unterhalb der Leiste der Punkt Le 12 (2½ Daumenbreit seitlich und 1 Daumenbreit unter dem Oberrand des Schambeins).

Der Leber-Meridian besitzt einen inneren Ast, der die Genitalien umschließt. Die Leber-Energie ist u. a. dafür zuständig, das Feuer des Unteren Erwärmers zu entfachen. Daher sollte man bei allen Beschwerden der Sexualorgane sowie bei PMS, Menstruationskrämpfen und anderen Symptomen einer Ki-Stagnation im Becken auch die Leber-Energie genauer anschauen und den Verlauf des Leber-Meridians (aber auch der anderen dort befindlichen Meridiane) in den Leisten und an den Beinen überprüfen.

Dann verläuft er auf die Innenseite des Oberschenkels zum Adduktorenstrang. Man erreicht den Meridian, indem man (u. U. ein wenig von dorsal) in den stärksten Strang dieser Muskelgruppe einsinkt.

Der Meridian überquert die Innenseite des **Knies** in einer angedeuteten Grube innen (medial) neben den Sehnen, die den inneren Rand der Kniekehle bilden (Mm. semitendinosus und semimembranosus). Le 8 liegt bei gebeugtem Knie am medialen Ende der Kniegelenksfalte vor dem Vorderrand dieser Sehnen.

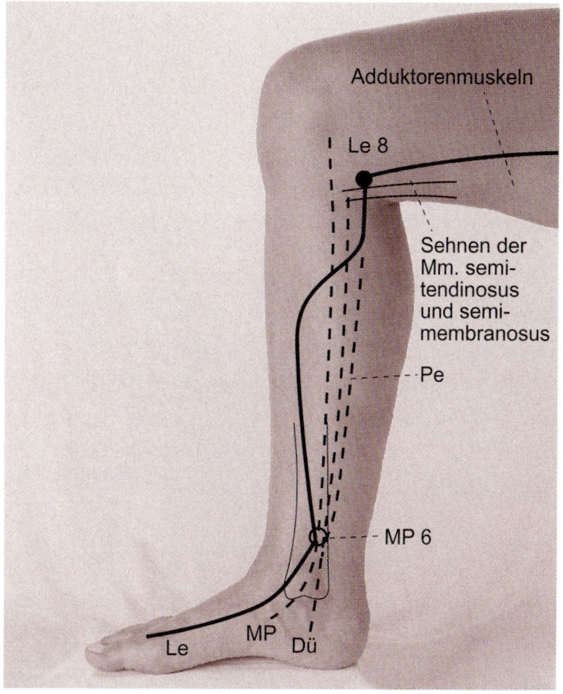

Abb. 13.15

Von Le 8 läuft der Meridian am **Unterschenkel** zunächst auf dem medialen Anteil der Wadenmuskulatur, zwischen Nieren- und Perikard-Meridian. Etwa nach einem Viertel der Strecke zwischen Knie und Fußgelenk wendet er sich nach vorne, um auf der Vorderfläche des Schienbeins nach unten zu laufen. Hier findet er sich zunächst nahe am vorderen Rand des Schienbeins (wobei er häufig auch auf dem Innenrand des Schienbeins zu spüren ist) und zieht dann in Richtung MP 6 zum Innenrand des Schienbeins.

Unterhalb des Knies kreuzt der Leber-Meridian auf seinem Weg von der Wade zum Schienbein die Meridiane von Perikard, Dünndarm und Milz-Pankreas.
In Höhe von MP 6 befindet sich der Leber-Meridian auf der Schienbeinkante dicht neben dem Milz-Pankreas-Meridian, der in der Rinne neben dem Schienbein läuft. Unserer Ansicht nach verbindet er sich von dort aus mit der Energie von Milz-Pankreas, läuft jedoch nicht durch MP 6, sondern bleibt auf dem Schienbein.

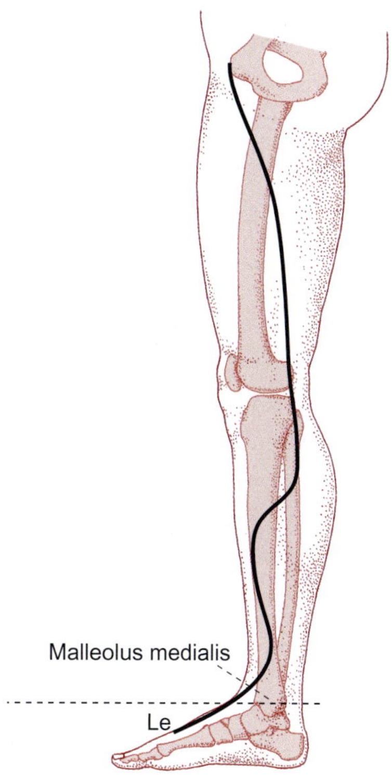

Abb. 13.16

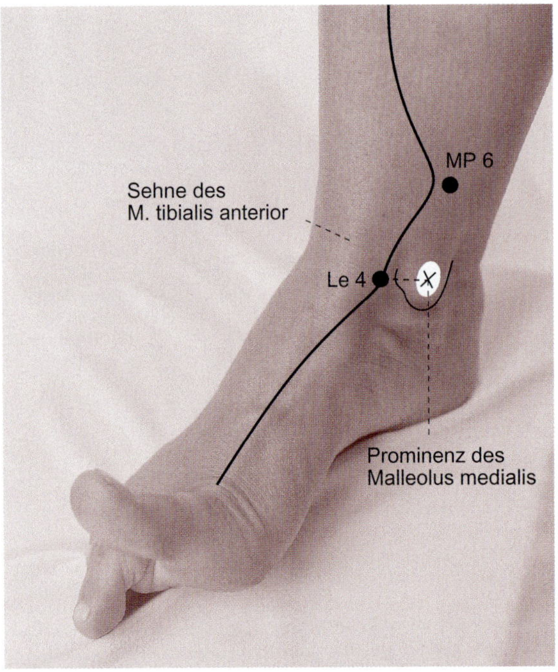

Abb. 13.17

Um das **Fußgelenk** vor dem Innenknöchel zu überqueren, wendet sich der Meridian wieder etwas nach vorne. Le 4 befindet sich vorne vor (anterior) dem Innenknöchel, 1 Fingerbreit innen neben der Sehne des vorderen Schienbeinmuskels (M. tibialis anterior).

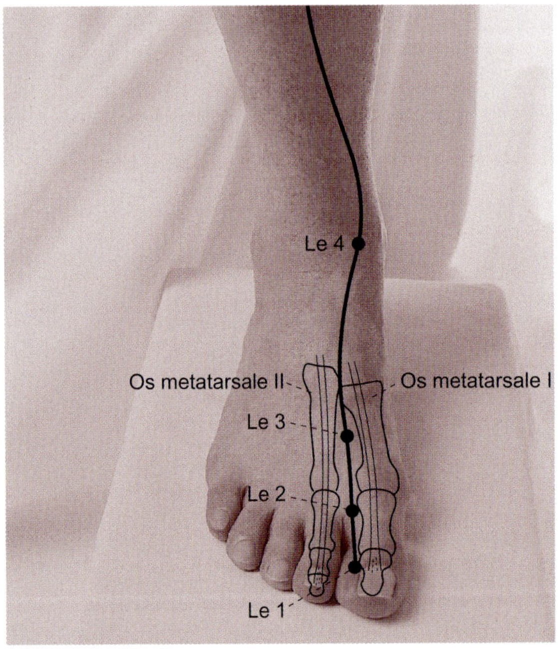

Abb. 13.18

Von Le 4 überquert der Meridian auf dem **Fußrücken** das innere Keilbein (Os cuneiforme mediale) und gelangt in die Rinne zwischen den Mittelfußknochen der Großzehe und der 2. Zehe (Le 2 und Le 3). Er geht durch den lateralen Nagelwinkel der großen Zehe und verlässt den physischen Körper durch die Rinne zwischen Nagel und Hautfalte.

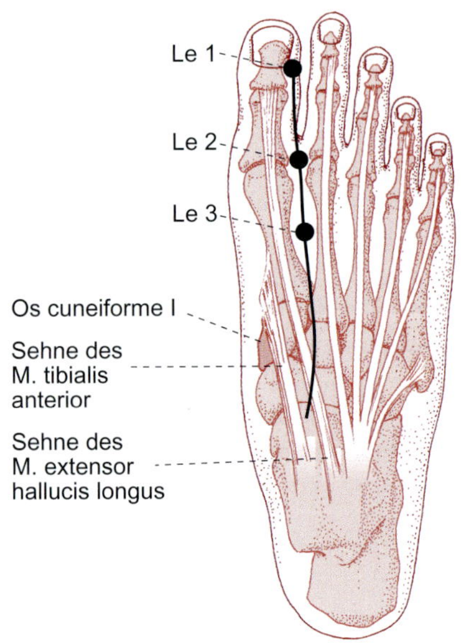

Abb. 13.19

KAPITEL

14 Konzeptionsgefäß

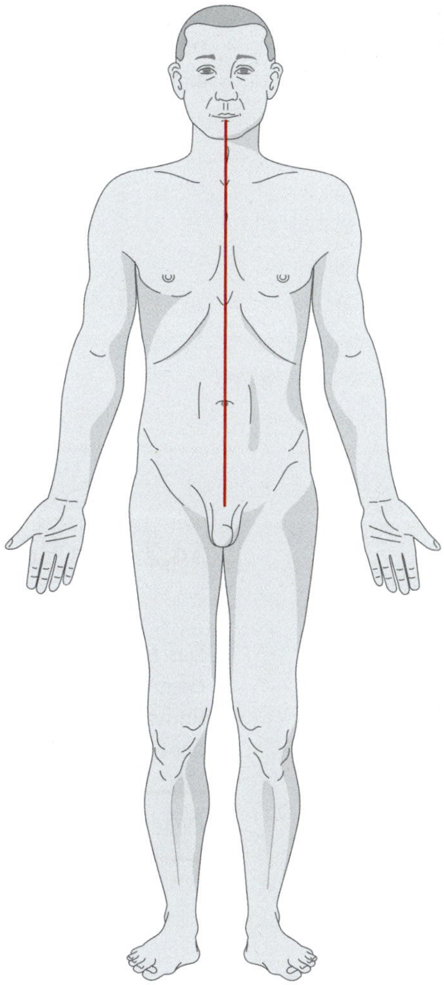

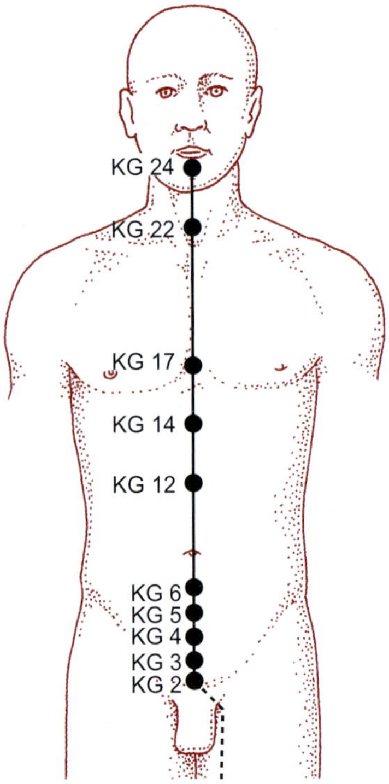

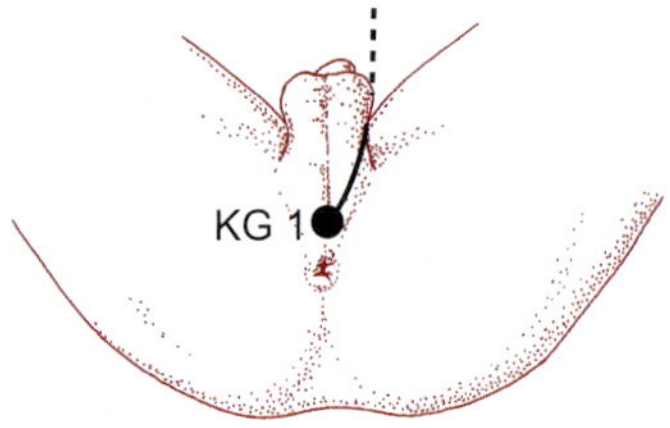

Abb. 14.1
Abb. 14.2

14.1 Vorüberlegungen

Das Konzeptionsgefäß gehört zu den außerordentlichen Meridianen der Traditionellen Chinesischen Medizin. Es verläuft vom Zentrum des Beckenbodens über die Vorderseite des Körpers nach oben bis zur Unterlippe. Nach einer weit verbreiteten Vorstellung zieht es von dort mit dem Verdauungstrakt durch das Körperinnere vor den After. Dort schließt sich der Kreis und der Meridian steigt wieder über die Vorderseite nach oben auf.

14.2 Am Beckenboden

Das Konzeptionsgefäß erscheint im Zentrum des Beckenbodens an der Körperoberfläche. Der Punkt KG 1 findet sich beim Mann zwischen Anus und Skrotum, bei der Frau zwischen Anus und Vulva.

Dieser Bereich wird im Shiatsu nicht berührt.

14.3 Am Bauch

Vom Punkt KG 1 zieht der Meridian in der Mittellinie des Körpers nach vorne und oben zum Schambein (Os pubis). Dabei verläuft er beim Mann in der Tiefe hinter Skrotum und Peniswurzel unmittelbar vor dem Schambeinknochen.

Die genaue Lokalisation der relevanten Punkte in dem Meridianabschnitt zwischen Schambein und Nabel findet man, indem man den Abstand zwischen Oberrand der Symphyse (Schambeinfuge) und Bauchnabel in 5 gleiche Abschnitte teilt. Am Oberrand der Symphyse findet sich dann der Punkt KG 2, ein Fünftel darüber KG 3 und ein weiteres Fünftel höher der Punkt KG 4.

Einige der diagnostisch genutzten so genannten Bo-Punkte liegen auf dem Konzeptionsgefäß. KG 3 ist der Bo-Punkt für die Blasen-Energie, KG 4 signalisiert die Situation des energetischen Organs Dünndarm und KG 5 die Situation des Dreifachen Erwärmers.

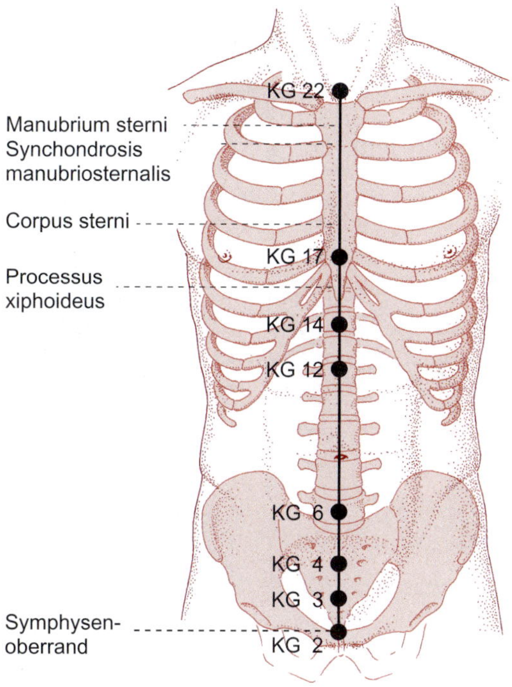

Abb. 14.3

Der Raum hinter KG 6, Tan Den genannt, liegt anderthalb Fünftel unterhalb des Bauchnabels und gilt in der traditionellen japanischen Sicht als das energetische Zentrum des Menschen.

In der chinesischen Tradition liegt das untere Dan Tien deutlich tiefer, etwa in der Mitte zwischen Bauchnabel und Symphysenoberrand, ist also nicht ganz identisch mit dem jap. Tan Den.

In der Mitte zwischen Bauchnabel und Xiphoid, dem Schwertfortsatz am unteren Ende des Sternums (Brustbeins), befindet sich in der Bauchwand der Punkt KG 12, 2 Daumenbreit höher der Punkt KG 14.

KG 12 ist der Bo-Punkt der Magen-Energie, KG 14 spiegelt die Situation der Herz-Energie wider.

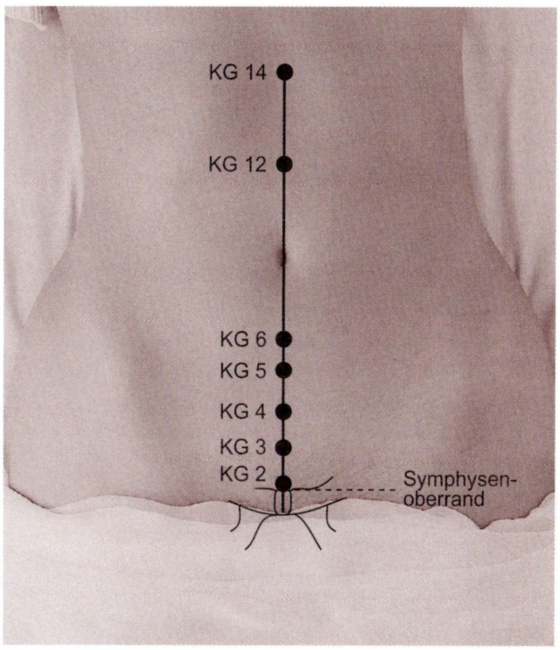

Abb. 14.4

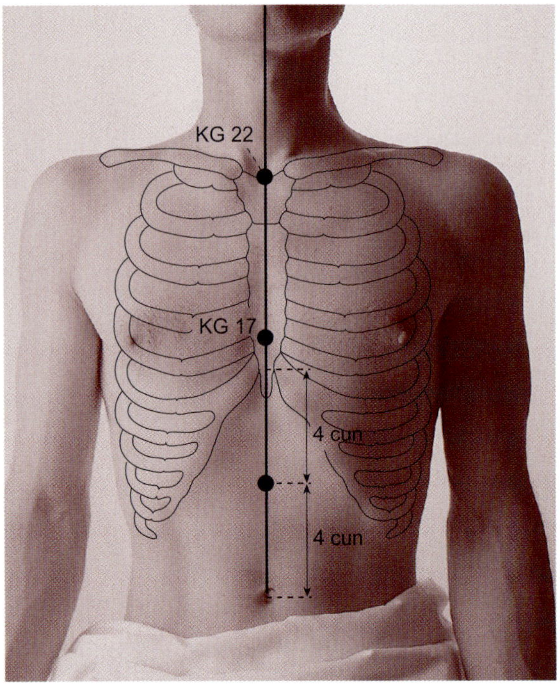

Abb. 14.5

14.4 An Brustkorb, Hals und Gesicht

In Höhe der Mamillen (Brustwarzen) liegt auf dem Brustbein der wichtige Punkt KG 17. Die Mamillen befinden sich in der Regel zwischen der 4. und 5. Rippe bzw. in Höhe des Oberrandes der 5. Rippe.

KG 17 ist der Bo-Punkt für Perikard. Darüber hinaus zeigen er und seine Umgebung die Situation der Herz-Energie auf.

Das Konzeptionsgefäß zieht weiter nach oben zur Drosselgrube (Fossa jugularis) am oberen Ende des Brustbeins zwischen den Sternoclaviculargelenken. Hier findet sich der Punkt KG 22.

KG 22 ist nicht selten ein wichtiger Kyo-Bereich, der eine Unterbrechung des Ki-Schwingungsfeldes vom Brustkorb hinauf in Hals und Kopf darstellt. Mitunter kann man hier bis tief hinter das Sternum einsinken.

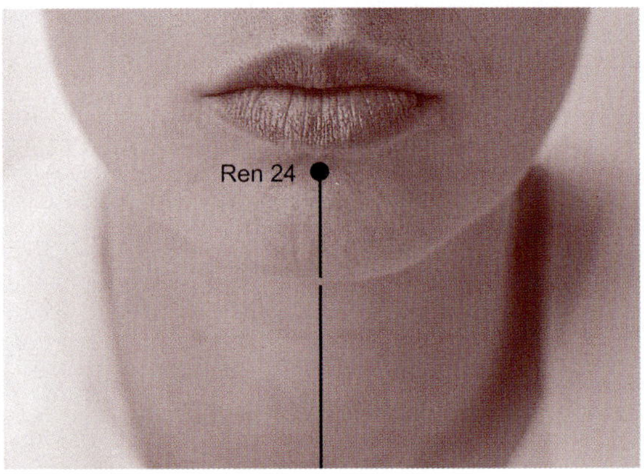

Abb. 14.6

Der Meridian verläuft an der Vorderseite des Halses über den Kehlkopf, Mundboden und Kinn zur Grube dicht unter der Unterlippe, wo sich sein Endpunkt KG 24 befindet.

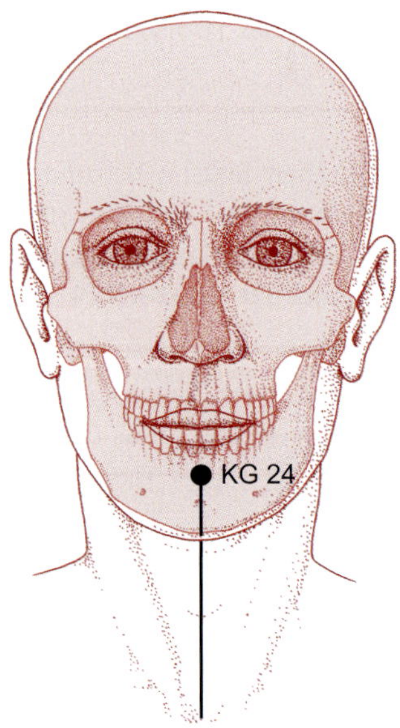

Abb. 14.7

KAPITEL

15 Lenkergefäß

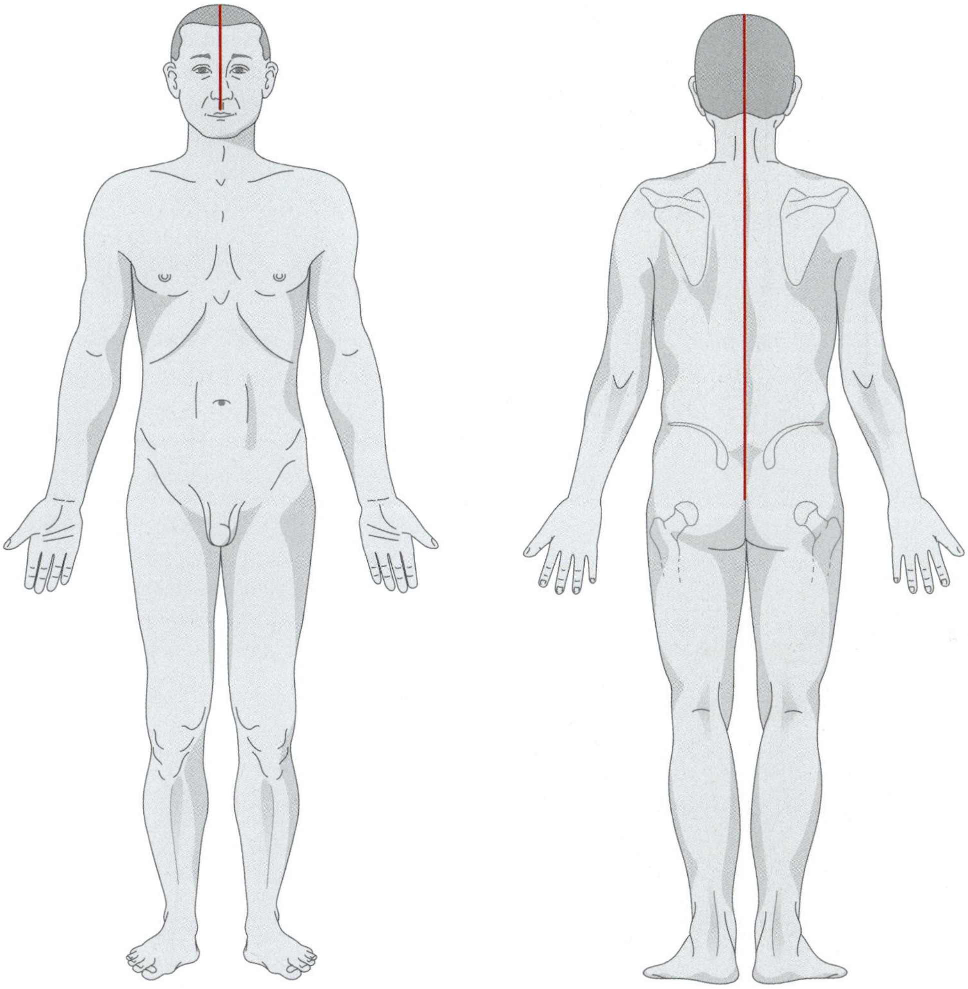

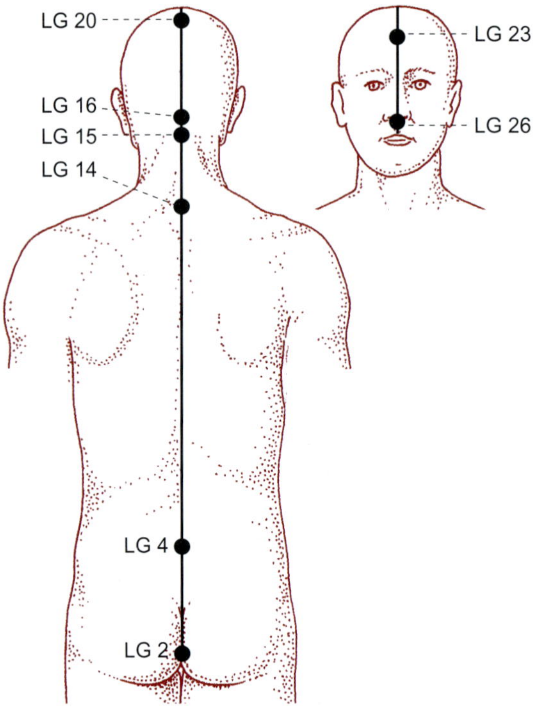

Abb. 15.1

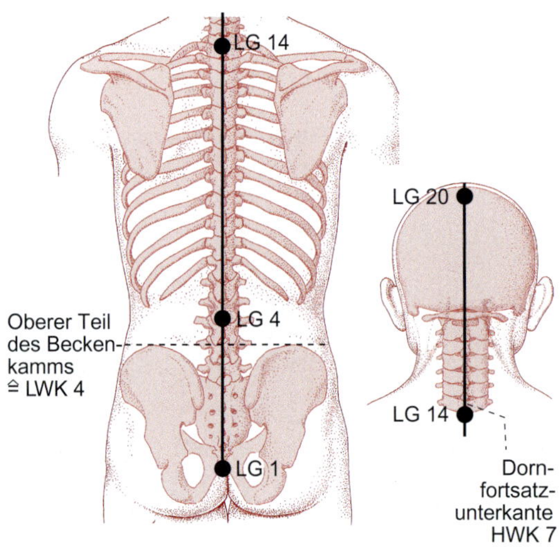

Abb. 15.2

15.1 Vorbemerkung

Das Lenkergefäß gehört zu den außerordentlichen Meridianen der Traditionellen Chinesischen Medizin. Es verläuft vom Beckenboden in der Mittellinie der Körperrückseite hinauf zur Spitze des Kopfes und von dort über die Vorderseite des Gesichts und über die Oberlippe zum Oberkiefer. Nach einer weit verbreiteten Vorstellung zieht es von dort mit dem Verdauungstrakt durch das Körperinnere hinter den After. Dort schließt sich der Kreis und der Meridian steigt wieder über die Körperrückseite nach oben hinauf.

15.2 Am Beckenboden

Das Lenkergefäß erscheint im Beckenboden wieder an der Körperoberfläche. Der Punkt LG 1 liegt zwischen After und Steißbein.

Dieser Bereich wird im Shiatsu nicht berührt.

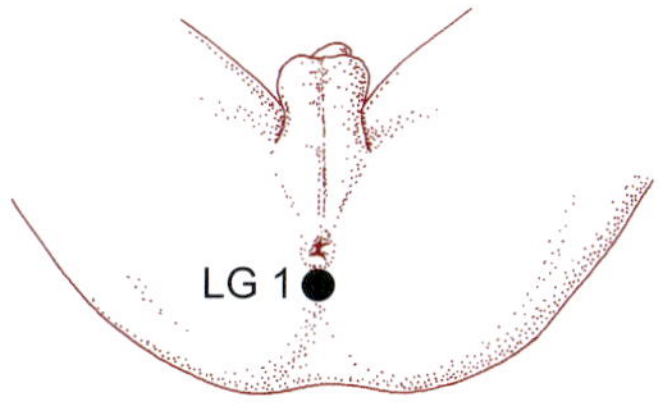

Abb. 15.3

15.3 An Becken und Rücken

Der Meridian folgt der Medianlinie des Körpers und zieht über Steißbein und Kreuzbein und dann über die Dornfortsätze der Wirbelsäule den Rücken hinauf.

Zwischen den Dornfortsätzen des 2. und 3. Lendenwirbels befindet sich der Punkt LG 4.

Der Punkt LG 4 wird chinesisch auch Ming Men genannt und spiegelt die aktuelle Situation der so genannten „vorgeburtlichen Energie“ der Nieren wider.

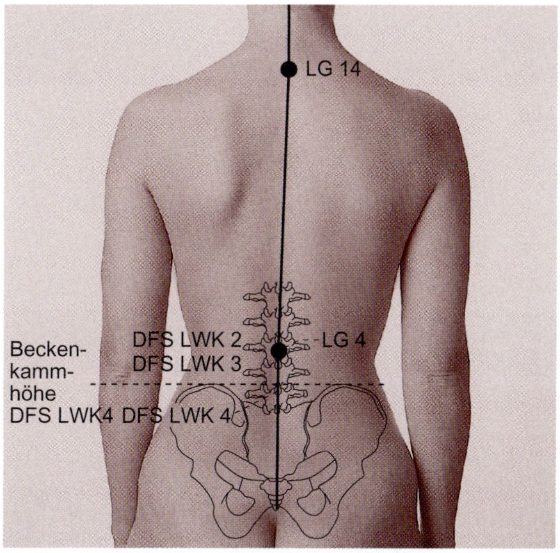

Abb. 15.4

Zwischen den Dornfortsätzen des 7. Hals- und 1. Brustwirbels liegt der Punkt LG 14. In diesem Punkt treffen sich die Meridiane von Magen, Dünndarm und Blase mit dem Lenkergefäß.

Nicht selten präsentiert sich die Umgebung von LG 14 voll und dicht.

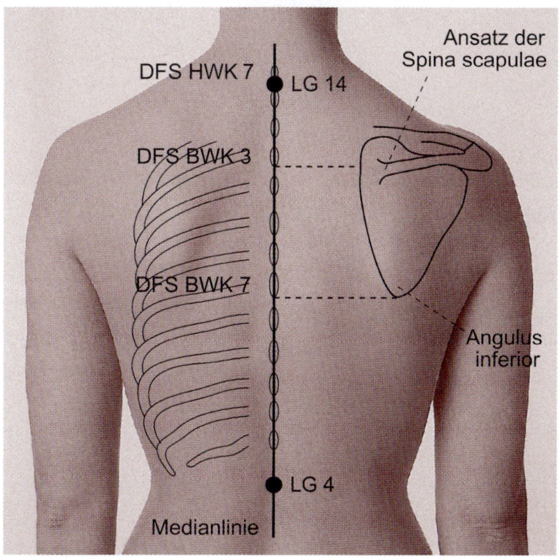

Abb. 15.5

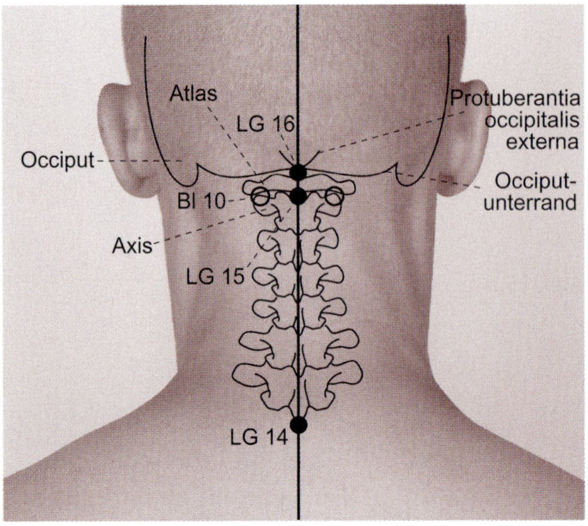

Abb. 15.6

15.4 An Nacken und Kopf

In seinem Verlauf über Nacken und Hinterkopf sind vor allem die Punkte LG 15 und LG 16 zu erwähnen. Sie liegen im Übergang vom Nacken zum Hinterkopf. Dabei befindet sich LG 15 im Zwischenraum zwischen dem 1. und 2. Halswirbel und damit noch im Bereich des Nackens. LG 16 hingegen liegt zwischen dem 1. Halswirbel und dem Hinterkopf und steht damit deutlich in Beziehung zum Occiput.

Im Bereich der Punkte LG 15 und LG 16 findet sich oft eine Unterbrechung im Schwingungsfeld des Körpers zwischen Nacken und Kopf. Entsprechend ist hier meist eine große Anspannung, gelegentlich auch eine energetische Leere zu spüren. Der Bereich reguliert auch die Funktionen der Sinnesorgane des Kopfes und stellt einen Bezug zu Spannungen der Kaumuskulatur und der Augen her.

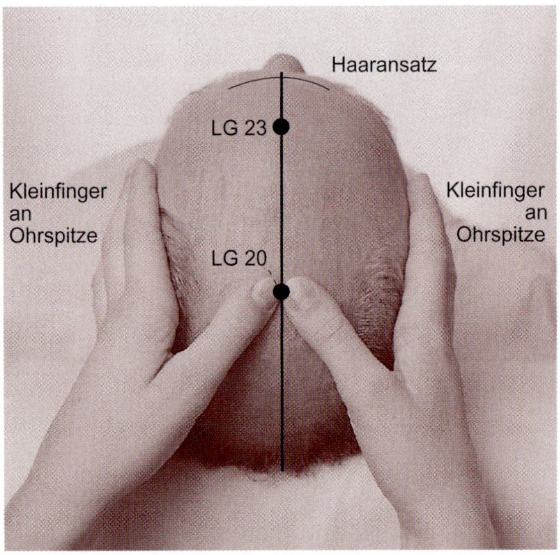

Abb. 15.7

Oben auf dem Kopf liegt der Punkt LG 20. Man kann ihn lokalisieren, indem man die Längsachse der Ohren nach oben bis zum Scheitel verlängert. In der Kreuzung dieser Verlängerungslinien mit der Mittellinie liegt der Punkt. Ist bei entspannter Haltung der Nacken leicht retroflektiert, befindet sich LG 20 etwas hinter der höchsten Stelle des Kopfes.

Der Punkt LG 20 ist wichtig, weil an dieser Stelle das nach oben steigende Yang des Holzes über den Kopf hinaus schwingt.
Der höchste Punkt des Kopfes steht in Verbindung mit dem tiefsten Punkt des Rumpfes. Ist die Verbindung zwischen LG 20 und LG 1 nicht kraftvoll genug, kann sich das in Hämorrhoiden und in Schlafstörungen äußern.

1 Daumenbreit oberhalb des Haaransatzes ist der Punkt LG 23 zu lokalisieren.

LG 23 hat einen besonderen Bezug zu den Atemwegen, vor allem zu den Nasennebenhöhlen und zu den Stirnhöhlen.

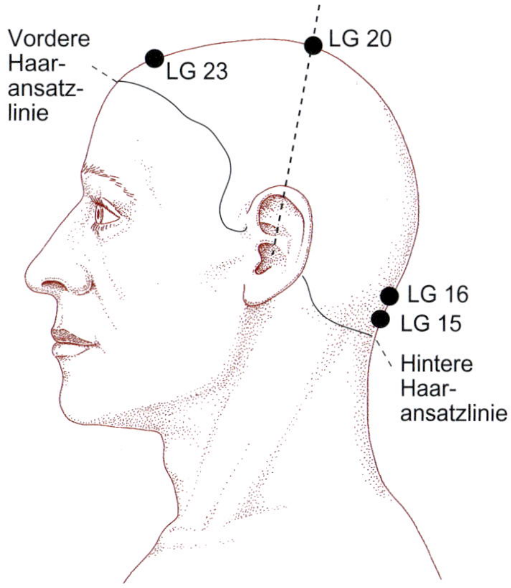

Abb. 15.8

Im weiteren Verlauf zieht das Lenkergefäß über Stirn und Nase zur Oberlippe. Hier findet sich der Punkt LG 26 nach etwa einem Drittel der Strecke zwischen dem Unterrand der Nase und dem Oberrand der Oberlippe.

LG 26 wird als Wiederbelebungspunkt bei Ohnmacht angegeben.

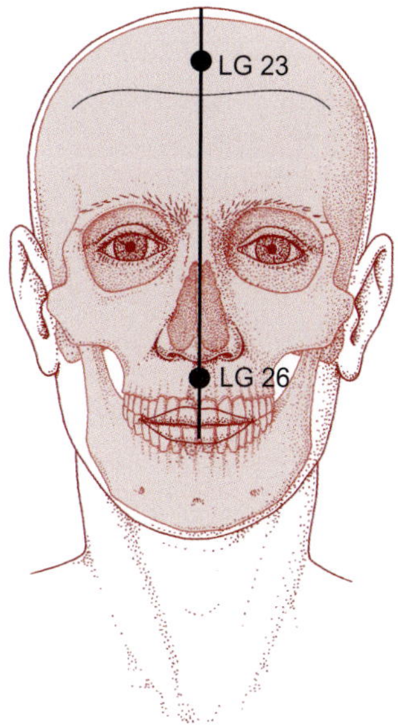

Abb. 15.9

Der Meridian endet im Punkt LG 28 hinter der Oberlippe in der Mittellinie des Oberkiefers.

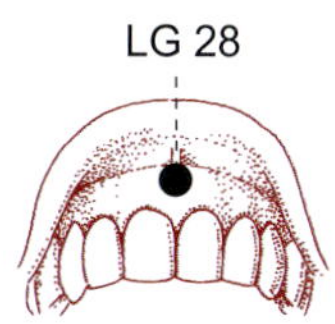

Abb. 15.10

KAPITEL

16 Meridianverläufe auf der Schulter und an vier großen Körpergelenken

16.1 Meridiane auf der Schulter

16.1.1 Orientierungspunkte

Es ist hilfreich, sich oben auf der Schulter an einigen deutlich erkennbaren anatomischen Strukturen zu orientieren. Wesentliche Orientierungspunkte sind beispielsweise vorne das Schlüsselbein (Clavicula), hinten die Schulterblattgräte (Spina scapulae). Beide Knochen laufen nach lateral (seitlich) in einem spitzen Winkel zusammen. Die Schulterblattgräte wird lateral zu einer knöchernen Platte, dem Acromion. Das Schultergelenk besteht aus dem Schulterblatt (Scapula) und dem Kopf des Oberarmknochens (Humeruskopf) und ist von dem kräftigen Deltamuskel umgeben, dessen laterale und dorsale Rinnen wichtige Orientierungen darstellen. Die obere Spitze des Schulterblatts liegt oberhalb (bzw. vor) der Schulterblattgräte in der Tiefe, ist jedoch meist gut durch die Muskeln (M. supraspinatus bedeckt vom M. trapezius) hindurch tastbar. Medial (zur Körpermitte hin) grenzt die Schulter an den Hals. Hier ist der Kopfnickermuskel (M. sternocleidomastoideus) eine markante Struktur.

Folgende Akupunkturpunkte können die Orientierung in diesem Bereich erleichtern:

- Ma 11, Ma 12
- Di 15, Di 16, Di 18
- Gb 21
- 3E 14, 3E 15
- Dü 14
- LG 14

Ihre Lage genau zu kennen ist eine große Hilfe, ja sogar unerlässlich, bei der Meridianarbeit auf der Schulter.

16.1.2 Meridianverläufe von vorne nach hinten

Der **Magen-Meridian** überquert das Schlüsselbein zwischen medialem und mittlerem Drittel. In der Grube über dem Schlüsselbein (Ma 12) wendet er sich zur Mitte und läuft eine kurze Strecke am Oberrand des Schlüsselbeins entlang. Etwa im Bereich der Ansatzstelle des

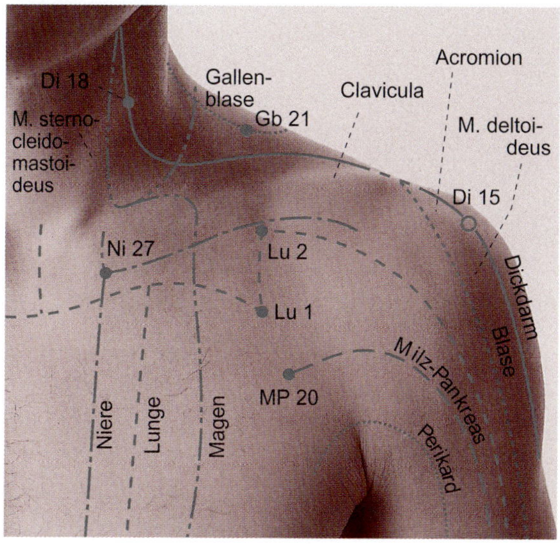

Abb. 16.1

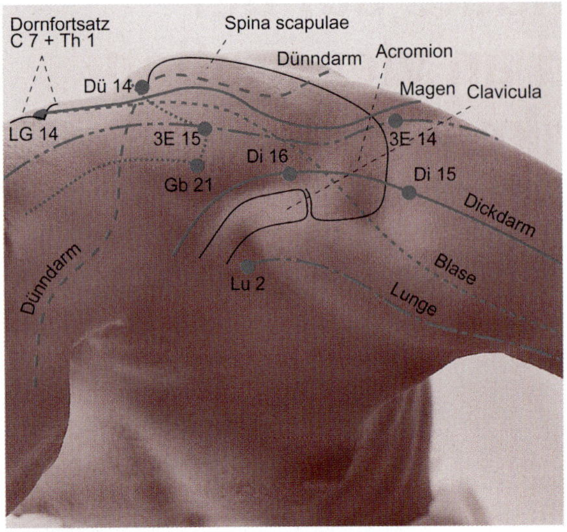

Abb. 16.2

M. sternocleidomastoideus an der Clavicula (Ma 11) teilt er sich: Ein Ast steigt über diesen Muskel vorne am Hals hinauf, der andere zieht wie eine Kette dicht am Hals entlang über die Schulter nach hinten. Hinten auf der Schulter entfernt er sich ein wenig vom Halsansatz, um zum Punkt LG 14 zwischen 7. Hals- und 1. Brustwirbel zu gelangen. Von dort aus biegt er scharf zur Seite ab und läuft zunächst seitlich nach unten, in den Bereich vor der Schulterblattgräte. Dort angekommen, folgt er der Schulterblattgräte und nähert sich ihr immer weiter an, bis er sich im letzten Drittel schließlich direkt auf diesem Knochen befindet. Durch die flache Vertiefung auf der Knochenrückseite geht er kurz vor dem lateralen Ende der Gräte an der Rückseite der Schulter in den Oberarm über.

Hinter dem kurzen horizontalen Ast des Magen-Meridians verläuft der **Dickdarm-Meridian** von außen nach innen über die Schulter. Sein Punkt Di 15 befindet sich direkt unter dem Außenrand des Acromions in der lateralen Rinne des Deltamuskels, genauer in der Tiefe zwischen Acromion und Humeruskopf. Von dort aus zieht der Dickdarm-Meridian über das Acromion in den spitzen Winkel zwischen Schlüsselbein und Schulterblattgräte. Di 16 liegt nur wenige Millimeter von der Spitze des Winkels entfernt direkt vor der Schulterblattgräte. Beim Shiatsu sollte der Druck hier nach unten zu den Füßen gerichtet werden. In seinem weiteren Verlauf folgt der Meridian mit einem Abstand von 1–2 Daumenbreit der Kurve des Schlüsselbeins, wobei der Abstand anfangs kleiner und in der Nähe des Halses größer ist. Auf dem Weg zum Gesicht hinauf zieht er schräg über den vorderen seitlichen Halsbereich und kreuzt etwa in der Mitte den Kopfnickermuskel (Di 18).

Zentraler Orientierungspunkt des **Gallenblasen-Meridians** auf der Schulter ist Gb 21. Der Punkt liegt im vorderen Rand des M. trapezius, relativ dicht am Halsansatz, in der Mitte zwischen der Mittellinie des Körpers und dem seitlichen Schulterrand. Von hier aus zieht der Gallenblasen-Meridian – durch den meist angespannten muskulären Bereich – zwischen dem oberen Innenwinkel des Schulterblatts und dem Hals nach hinten. Auf diesem Weg trifft er zunächst auf den Punkt 3E 15, der sich etwa 1 Daumenbreit hinter Gb 21 über der tief liegenden oberen Schulterblattspitze befindet. Er läuft dann dicht medial an der oberen inneren Ecke des Schulterblatts durch den Ansatz des Schulterblatthebers (M. levator scapulae) und Dü 14, bevor er dem medialen Rand der Scapula nach unten folgt.

Der **Dreifache-Erwärmer-Meridian** kommt seitlich auf den hinteren Muskelsträngen des Nackenstreckers herunter zur Schulter und hat hinter Gb 21 über der oberen Spitze des Schulterblatts seinen schon beschriebenen Punkt 3E 15. Von hier aus zieht er vor der Schulterblattgräte und dem Magen-Meridian zur Seite auf das hintere Acromion. An dessen hinterer Ecke geht der Meridian in die hintere Rinne des Deltamuskels über (dicht unter dem Acromion liegt in dieser Rinne der Punkt 3E 14) und läuft dann an der Rückseite der Schulter zum Oberarm.

Der **Blasen-Meridian** zieht auf der Schulter von seinem Treffpunkt mit dem Dünndarm- und Magen-Meridian in LG 14 diagonal von innen-hinten nach außen-vorn durch die Muskulatur (M. trapezius und M. supraspinatus) zur vorderen seitlichen Schulterecke. Über den meist deutlich fühlbaren Kopf des Oberarmknochens (Humerus) läuft er zwischen den Meridianen von Lunge und Dickdarm am Oberarm herunter.

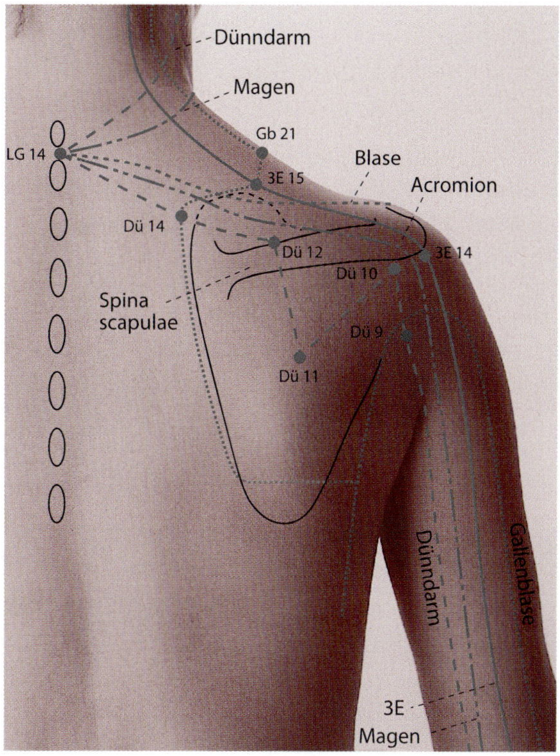

Abb. 16.3

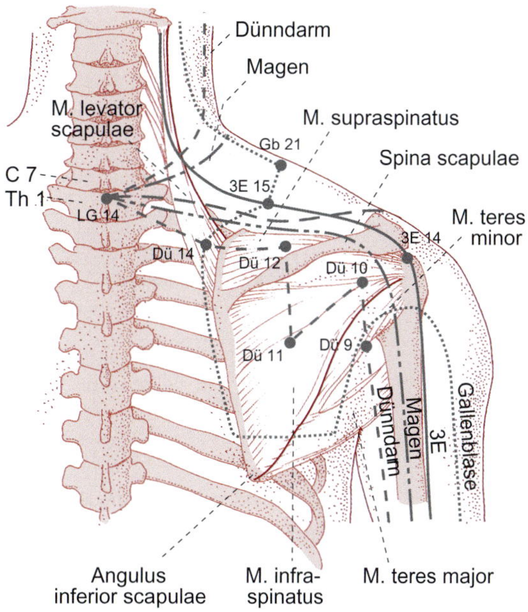

Abb. 16.4

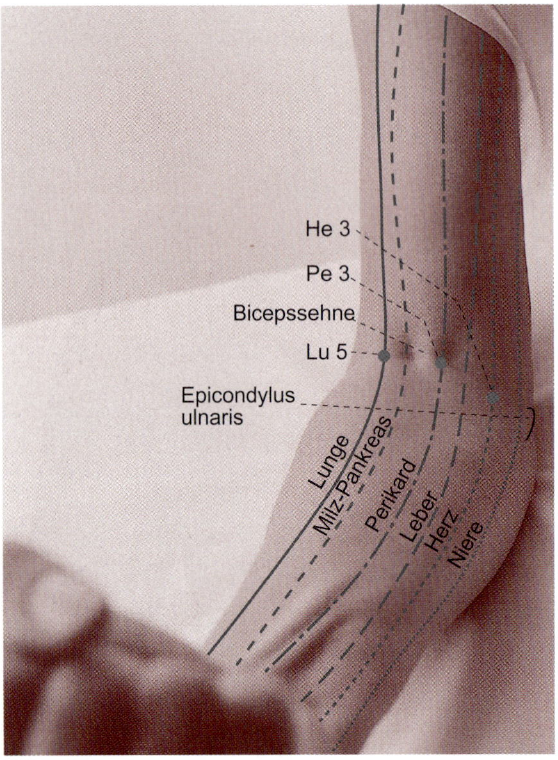

Abb. 16.5

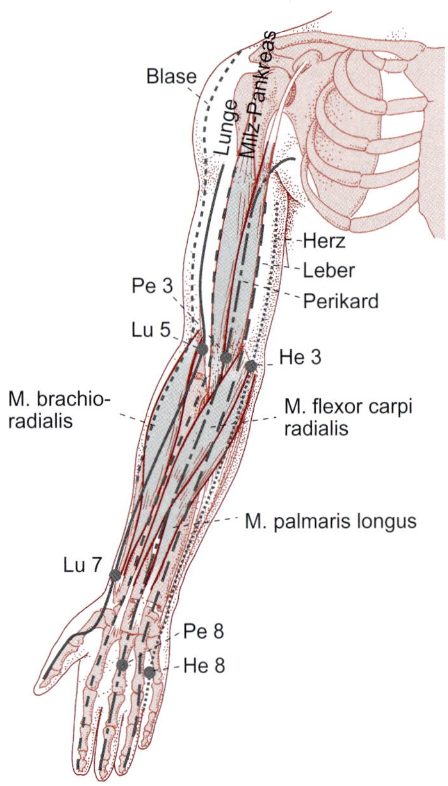

Abb. 16.6

16.2 Die 12 Meridiane am Ellenbogen

Der **Herz-Meridian** kreuzt die Ellenbeuge – etwa 1 Daumenbreit von der Knöchelspitze des Epicondylus ulnaris entfernt – am Ende der Beugefalte (He 3). Er kommt vom Oberarm, aus der Tiefe zwischen M. biceps und M. triceps (dort ist nicht selten der Arterienpuls fühlbar), und läuft in die kräftigen Muskeln auf der Ulnarseite des Unterarms ein (M. palmaris longus, M. flexor digitorum superficialis, weiter unten M. flexor carpi ulnaris).

Der **Leber-Meridian** kommt vom ulnaren Rand des M. biceps am Oberarm und zieht durch die Grube, die sich ulnar der Bicepssehne etwa 2 Daumenbreit vom Epicondylus ulnaris entfernt befindet. Zwischen den Meridianen von Herz und Perikard läuft er dann in den Unterarmmuskeln (M. palmaris longus und M. flexor carpi radialis) weiter.

Der **Perikard-Meridian** geht durch die Bicepssehne (anatomisch mit ihrer kräftigen bandartigen Struktur eigentlich eher eine Aponeurose) und unter ihr hindurch in die Ellenbeuge (Pe 3). Am Oberarm verläuft er etwas ulnar (ellenseitig) der Mittellinie durch den M. biceps bzw. tiefe Muskelanteile und zieht am Unterarm ebenfalls etwas ulnar der Mittellinie in den Muskelbauch (M. flexor carpi radialis), in den die Bicepssehne quasi einmündet.

Durch die Grube auf der Radialseite (Speichenseite) der Bicepssehne verläuft der **Milz-Pankreas-Meridian**. Am Oberarm zieht er sehr dicht am bzw. im Rand des M. biceps entlang. Unterhalb der Ellenbeuge befindet er sich etwas radial der Mittellinie des Unterarms zwischen dem Perikard- und Lungen-Meridian im ulnaren Rand des kräftigen speichenseitigen Muskels (M. brachioradialis).

Der **Lungen-Meridian** verläuft am Oberarm etwas weiter vom M. biceps entfernt als der Milz-Pankreas-Meridian. In Ellenbogennähe zieht er durch die Muskelzüge, die sich radial der Bicepssehne bei Beugung des Ellenbogengelenks anspannen und hervortreten (M. brachialis und M. brachioradialis). Mit dem letzteren (M. brachioradialis) durchquert er die Ellenbeuge am radialen Rand der Grube neben der Bicepssehne (Lu 5) und folgt ihm auch über den oberen Unterarm zur Speiche.

Der **Blasen-Meridian** kommt leicht radial (speichenseitig) des Lungen-Meridians im Randbereich zwischen Innen- und Außenseite den Oberarm hinunter, kreuzt den Ellenbogen ebenfalls durch den M. brachioradialis und erreicht im speichenseitigen Rand des Muskels die radiale Kante des Unterarms zwischen Innen- und Rückseite. In der Tiefe ist unter dem Muskel die Speiche (Radius) tastbar.

Von der Spitze des Deltamuskels zieht der **Dickdarm-Meridian** lateral am Oberarm hinunter zur Ellenbeuge und befindet sich bei rechtwinklig gebeugtem Arm am radialen Ende der Beugefalte. An dieser Stelle ist in der Tiefe der Ansatz des M. brachioradialis am Oberarmknochen spürbar, und in diesem Muskel liegt Di 11. Die Meridiane von Lunge, Blase und Dickdarm sind hier sehr nah beieinander. Unterhalb des Ellenbogens verläuft der Dickdarm-Meridian durch die kräftigen Muskeln am Unterarm (Mm. extensor carpi radialis longus und brevis) weiter zur Rückseite der Speiche.

Der **Gallenblasen-Meridian** verläuft am Oberarm auf der Kante zwischen lateraler und dorsaler (Rück-)Seite am radialen Rand des M. triceps – der tastbare Humerusknochen bietet im unteren Bereich des Oberarms eine gute Orientierung für diesen Meridian. Er überquert dann den Ellenbogen über die Spitze des radialen Ellenbogenknöchels (Epicondylus radialis bzw. lateralis). Vom Epicondylus verläuft er über die häufig angespannten und nicht selten druckschmerzhaften Muskelfasern des „Fingerstreckers“ (M. extensor digitorum), der vom Ellenbogenknöchel in den Unterarm zieht.

Etwa in der Mitte der Oberarmrückseite kommt der **Dreifache-Erwärmer-Meridian** den M. triceps herunter. Am Ellenbogen kreuzt er über die Radialseite des Ellenhakens (Olecranon), in der Rinne zwischen Ellenhaken und radialem Epicondylus. Von hier aus wendet sich der Meridian über die kräftigen Muskeln auf der Rückseite des proximalen Unterarms (M. anconeus und M. extensor carpi ulnaris) zügig der Mittellinie zu, die er nach etwa einem Drittel erreicht.

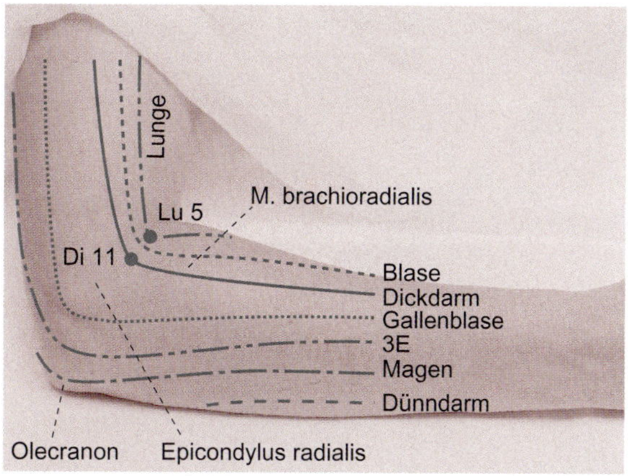

Abb. 16.7

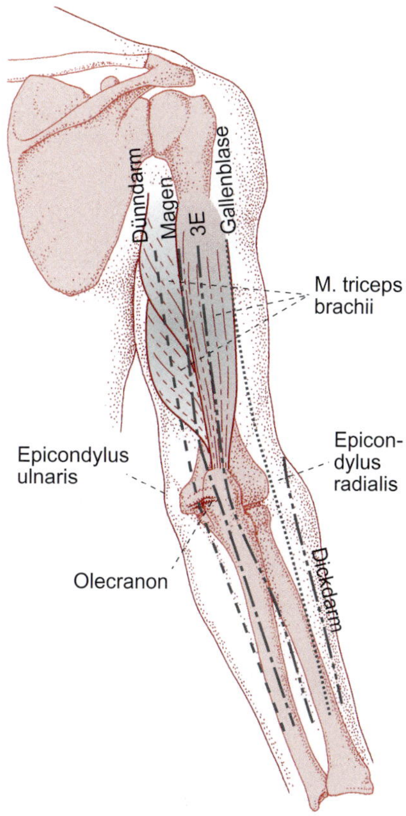

Abb. 16.8

16

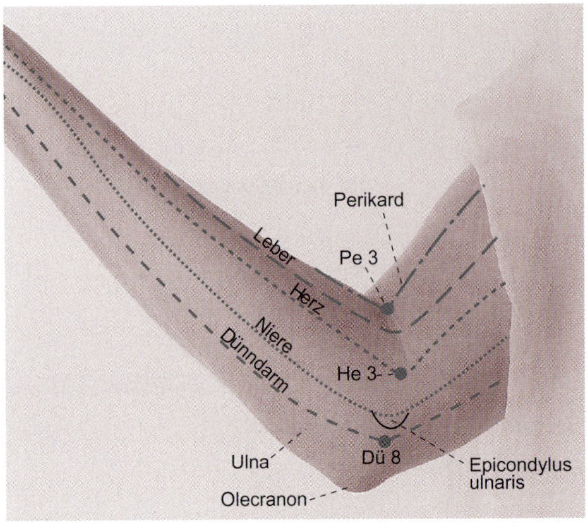

Abb. 16.9

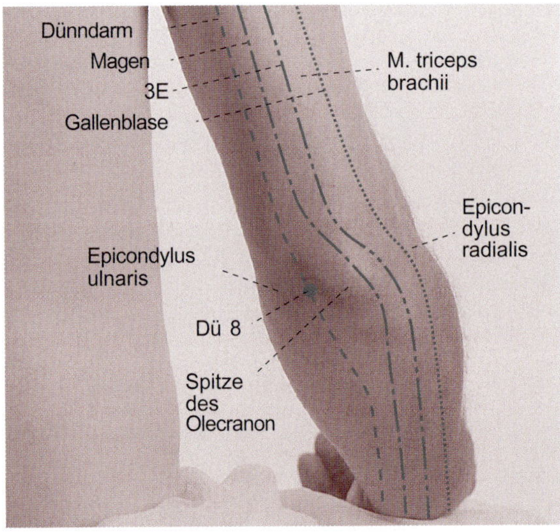

Abb. 16.10

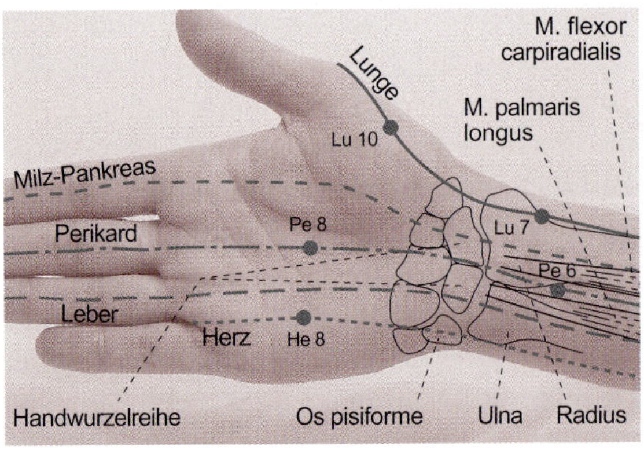

Abb. 16.11

Noch auf der Radialseite, aber fast schon über die Spitze des Ellenhakens überquert der **Magen-Meridian** den Ellenbogen, nachdem er nahe am ulnaren Rand des M. triceps den Oberarm herunter kommt. Vom Olecranon aus zieht er durch den dort ansetzenden Muskel (M. extensor carpi ulnaris) in den Unterarm, an dem er zwischen Dreifachem-Erwärmer- und Dünndarm-Meridian hinunter läuft.

Im ulnaren Rand des M. triceps läuft der **Dünndarm-Meridian** zur Rinne zwischen Ellenhaken und kleinfingerseitigem Ellenknöchel (Epicondylus ulnaris bzw. medialis), in der er den Ellenbogen überquert (Dü 8). Vom Ende der Rinne zieht er am Unterarm geradewegs zur Elle, die er bereits nach etwa einem Viertel der Strecke zwischen Ellenbogen- und Handgelenk erreicht, und verläuft auf ihrer Rückseite zum Handgelenk.

Dicht neben dem ulnaren Rand des M. triceps strebt der **Nieren-Meridian** auf dem Oberarmknochen zum Ellenbogen. Er überquert den Ellenbogen auf der medialen Seite nahe der Spitze des Epicondylus ulnaris und zieht über einige Muskelfasern (M. flexor carpi ulnaris) am Unterarm zügig zur Unterseite der Elle.

16.3 Die 12 Meridiane am Handgelenk

Der **Herz-Meridian** folgt am unteren (distalen) Unterarm der Sehne des M. flexor carpi ulnaris auf der Kleinfingerseite. Kurz vor dem Handgelenk verläuft er neben bzw. sogar unter dieser Sehne und hat ulnar bzw. unter dem Sehnenansatz am Erbsenbein (Os pisiforme) einen wichtigen Punkt (He 7). Über das Erbsenbein zieht er in den Kleinfingerballen und strebt an dessen medialem Rand (He 8) der Innenseite des kleinen Fingers zu.

Der **Leber-Meridian** läuft zwischen Herz- und Perikard-Meridian, knapp 1 Fingerbreit ulnar der großen Sehne (des M. palmaris longus) in der Mitte der Yin-Seite des Unterarms. Er überquert die Handwurzel (Os lunatum, Os hamatum) etwa 1 Fingerbreit vom Erbsenbein entfernt und zieht am radialen Rand des Kleinfingerballens in Richtung Ringfinger.

Der **Perikard-Meridian** läuft in der Mitte der Innenseite durch das Handgelenk. Pe 6 liegt am Unterarm, 2½ Fingerbreit oberhalb des Handgelenks, in der Tiefe zwischen den beiden Sehnen des M. palmaris longus und M. flexor carpi radialis. Der Meridian überquert die Reihe der Handwurzelknochen in der Mitte und zieht zwischen Daumen- und Kleinfingerballen zu Pe 8 in der Mitte der Handinnenfläche.

Der **Milz-Pankreas-Meridian** nähert sich am Handgelenk etwa ½ Fingerbreit daumenseitig der Mittellinie des Unterarms. Kurz vor dem Handgelenk orientiert er sich an der dort verlaufenden Beugersehne (des M. flexor carpi radialis), überquert die Handwurzelknochen (Os scaphoideum, Os trapezoideum), zieht über den kleinfingerseitigen Rand des Daumenballens und strebt von der Handinnenfläche dem Zeigefinger entgegen.

Der **Lungen-Meridian** läuft auf der palmaren (der Handinnenfläche zugewandten) Seite der Speiche zum Handgelenk. Kurz vor der knöchernen Verdickung am Ende der Speiche (Processus styloideus radii) befindet sich im Rand der M.-brachioradialis-Sehne, die sich hier hart wie der Knochen anfühlt, als wichtiger Punkt Lu 7. Manchmal sind allerdings auch am ulnaren Rand Meridiananteile zwischen Speiche und der benachbarten Sehne des M. flexor carpi radialis wahrnehmbar. Im weiteren Verlauf zieht der Lungen-Meridian palmar der Daumenstreckersehne (des M. extensor pollicis brevis) am radialen Rand des Handgelenks weiter auf der Innenseite über die Handwurzelknochen (Os scaphoideum, Os trapezium) in den radialen Rand des Daumenballens neben dem 1. Mittelhandknochen.

Der **Blasen-Meridian** zieht auf der Außenkante der Speiche zum Handgelenk. Er geht durch die Tabatière (Grube zwischen den beiden Daumenstreckersehnen – Mm. extensor pollicis brevis und longus – auf der radialen Kante des Handgelenks), läuft über die Handwurzel- (Os scaphoideum, Os trapezium) und ein Stück auf dem 1. Mittelhandknochen, bevor er zur Handinnenfläche abbiegt und in der Tiefe des Daumenballens endet.

Der dritte Meridian auf der Speiche ist der **Dickdarm-Meridian.** Er zieht auf ihrer Rückseite zum Handgelenk und überquert in Gelenknähe den Muskelbauch des M. abductor pollicis longus, der hier nahezu quer über der Speiche liegt. Von dort aus läuft der Meridian auf der Sehne des M. extensor pollicis longus (begrenzt die Tabatière nach dorsal), über die Handwurzel (Os scaphoideum, Os trapezium, Os trapezoideum) und das Handgelenk in die Hand zum Punkt Di 4 im Muskelbauch zwischen dem 1. und 2. Mittelhandknochen.

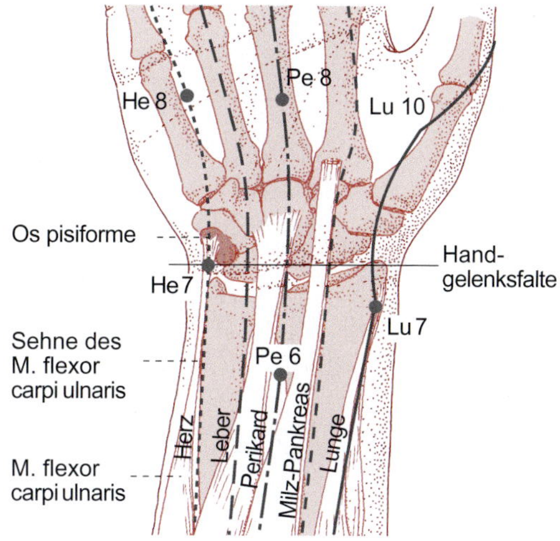

Abb. 16.12

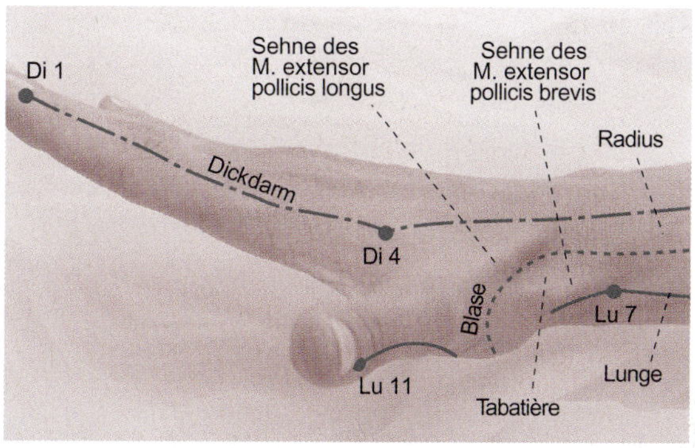

Abb. 16.13

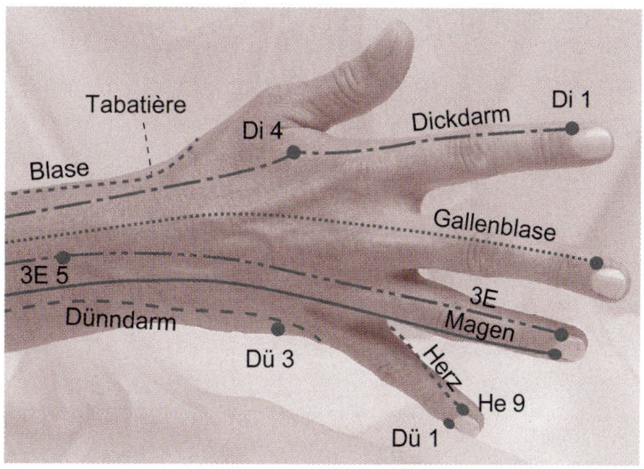

Abb. 16.14

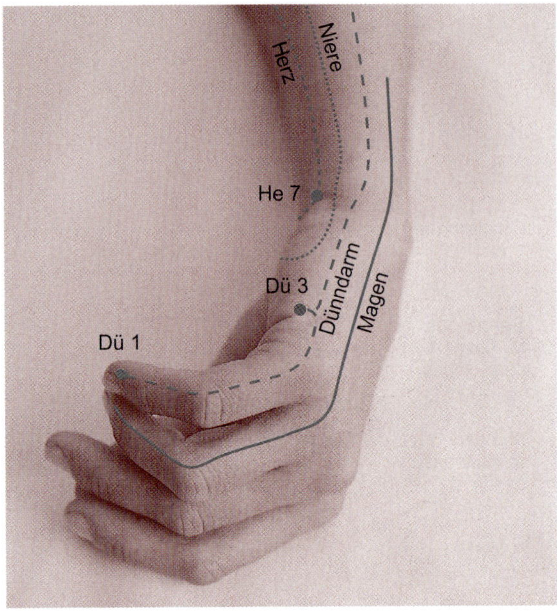

Abb. 16.15

Ulnar des Dickdarm-Meridians strebt der **Gallenblasen-Meridian** auf der Rückseite des Unterarms zur Hand. In Nähe des Handgelenks überquert er den Muskelbauch des M. abductor pollicis longus, der diagonal über der Speiche liegt. Dann zieht er radial der Unterarm-Mittellinie über den ulnaren Rand des Radiusköpfchens, überquert die Handwurzel (Os scaphoideum, Os capitatum) und gelangt in den Zwischenraum zwischen dem 2. und 3. Mittelhandknochen.

In der Mitte der Unterarmrückseite verläuft der **Dreifache-Erwärmer-Meridian**. Er überquert in der Mitte des dorsalen Handgelenks die kleineren Sehnen des Fingerstreckers (M. extensor digitorum) und die Handwurzelknochen (Os lunatum, Os capitatum bzw. Os hamatum) und zieht in den Raum zwischen dem 3. und 4. Mittelhandknochen.

Der **Magen-Meridian** verläuft ulnar des Dreifachen-Erwärmer-Meridians auf der Rückseite des Unterarms und erreicht das Handgelenk daumenseitig an der knöchernen Verdickung auf der Dorsalseite der Elle (Caput ulnae). Er überquert das Handgelenk über die Handwurzelknochen (Os triquetrum, Os hamatum) und läuft in den Raum zwischen dem 4. und 5. Mittelhandknochen ein.

Auf der Außenkante der Elle (zwischen Rückseite und Seite) nähert sich der **Dünndarm-Meridian** dem Handgelenk. Über den kleinen knöchernen Fortsatz am seitlichen Ende der Elle (Processus styloideus ulnae) erreicht er die Handwurzel (Os triquetrum, Os hamatum). Dort folgt er kurz einer Sehne (des M. extensor carpi ulnaris) auf der kleinfingerseitigen Außenkante des Handgelenks, bevor er zwischen Kleinfingerballen und 5. Mittelhandknochen an die Seite der Hand zieht, wo in der Tiefe der Beugefalte kurz vor dem Köpfchen des 5. Mittelhandknochens Dü 3 liegt.

Der **Nieren-Meridian** verläuft auf der seitlichen Kante zur Unterseite der Elle. Er zieht genau über die ulnare Seite der Handwurzel (Os triquetrum, Os hamatum) zum Kleinfingerballen, wendet sich dann zur Handinnenfläche und endet in der Tiefe des Kleinfingerballens.

16

16.4 Die 12 Meridiane am Kniegelenk

Ausgangspunkt dieser Beschreibung ist der **Magen-Meridian**, der vom lateralen Rand des M. quadriceps am Oberschenkel kommend etwa ½ Fingerbreit neben der Kniescheibe vorbei zu Ma 35 in der Grube lateral der Quadricepssehne zieht. Als nächster Punkt auf dem Magen-Meridian befindet sich Ma 36 knapp 1 Fingerbreit lateral der Vorderkante des Schienbeins am Unterrand der rauen Verdickung auf der Vorderseite des Schienbeinkopfes (Tuberositas tibiae). Um dorthin zu gelangen, passiert der Meridian den Schienbeinkopf über den lateralen Rand der genannten rauen Verdickung.

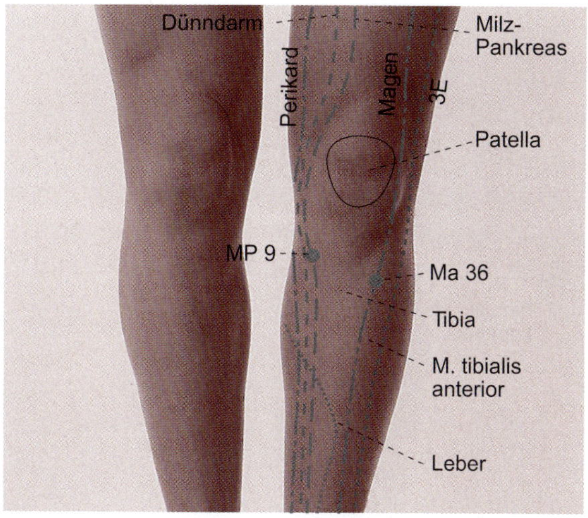

Abb. 16.16

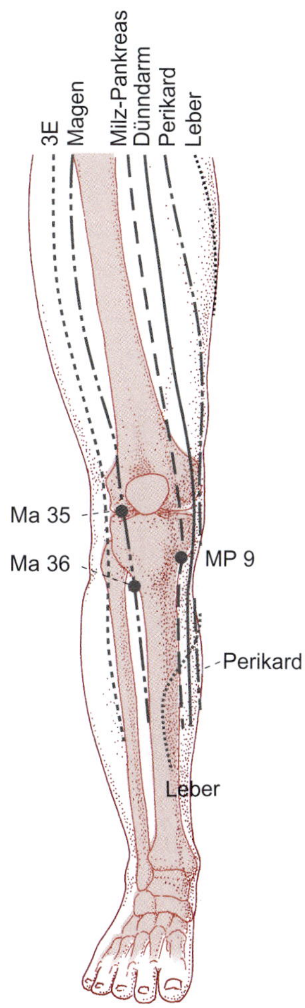

Abb. 16.17

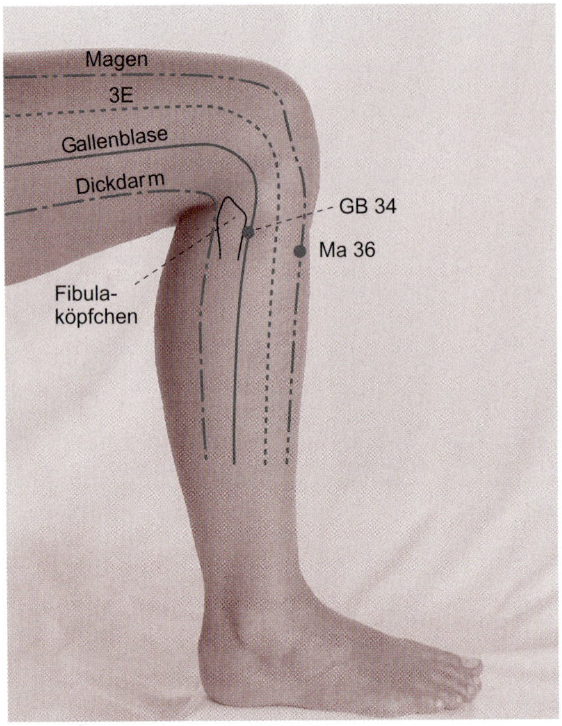

Abb. 16.18

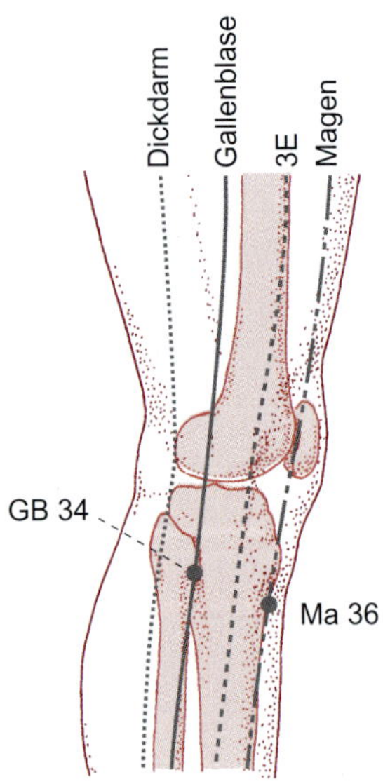

Abb. 16.19

Seitlich (lateral) des Magen-Meridians überquert der **Dreifache-Erwärmer-Meridian** das Knie. Er verläuft etwa 1 Fingerbreit neben dem Magen-Meridian und etwa 1½ Daumenbreit vor dem Gallenblasen-Meridian durch eine flache, angedeutete Rinne im lateralen Condylus des Oberschenkelknochens. (Der Oberschenkelknochen hat am unteren Ende eine mediale und eine laterale Rolle; diese beiden Condylen bilden zusammen mit dem Schienbeinkopf und der Kniescheibe die knöchernen Kniegelenkstrukturen.) Der Meridian überquert den Schienbeinkopf am äußeren (lateralen) Rand und zieht am Unterschenkel in die Rinne zwischen vorderem Schienbeinmuskel (M. tibialis anterior) und seitlichen Wadenbeinmuskeln (Mm. peroneus bzw. fibularis).

Der **Gallenblasen-Meridian** zieht am Kniegelenk genau auf der Seite. Vom straffen sehnigen Gewebe seitlich des unteren Oberschenkels (Tractus iliotibialis) kommend läuft er an der Außenseite des Knies und überquert den äußeren Gelenkspalt.

Der Gelenkspalt ist leicht zu finden und gut spürbar, wenn man einen Finger auf die Außenseite des Knies legt und das Knie beugt und streckt. Die Stelle, die bei dieser Bewegung weder zum Ober- noch zum Unterschenkel gehört, sondern genau dazwischen liegt, ist der Gelenkspalt.

Für ein kurzes Stück streift der Gallenblasen-Meridian den Schienbeinkopf am lateralen Rand und trifft dann auf das Wadenbein. Gb 34 findet sich am oberen Ende des Wadenbeins, dicht vor und unterhalb des Wadenbeinköpfchens, an dessen knöcherner Verdickung.

Der **Dickdarm-Meridian** gehört schon zur Gruppe der Meridiane, die das Knie auf der Rückseite überqueren. Er verläuft allerdings außerhalb der Kniekehle in der flachen Grube neben der Sehne (des M. biceps femoris), die die Kniekehle zur Seite hin (lateral) begrenzt. Dorsolateral vom Oberschenkel kommend, durchquert er die beschriebene flache Grube auf der Rückseite des Knies, um auf die Rückseite des Wadenbeins zu gelangen.

Medial des Dickdarm-Meridians zieht an der Rückseite des Oberschenkels und des Knies der **Nieren-Meridian**. Im unteren Bereich des Oberschenkels verläuft er auf der Sehne des M. biceps femoris. Über den medialen Rand dieser Sehne erreicht er die Kniekehle. Er durchquert die Kniekehle vom lateralen Rand nach innen, kreuzt dabei Bl 40 und zieht zum Unterschenkel und in der Tiefe der Wadeninnenseite fußwärts.

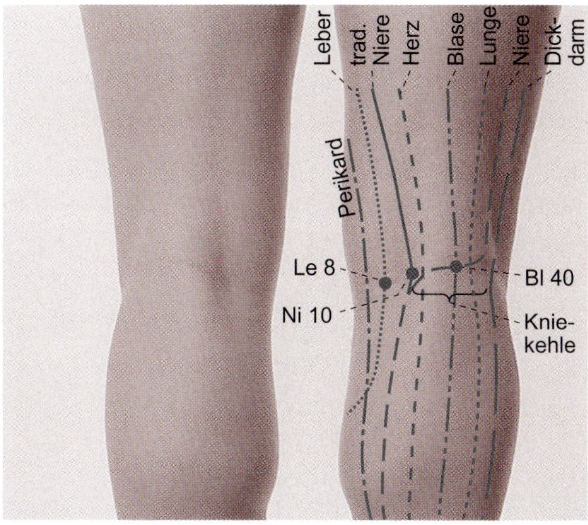

Abb. 16.20

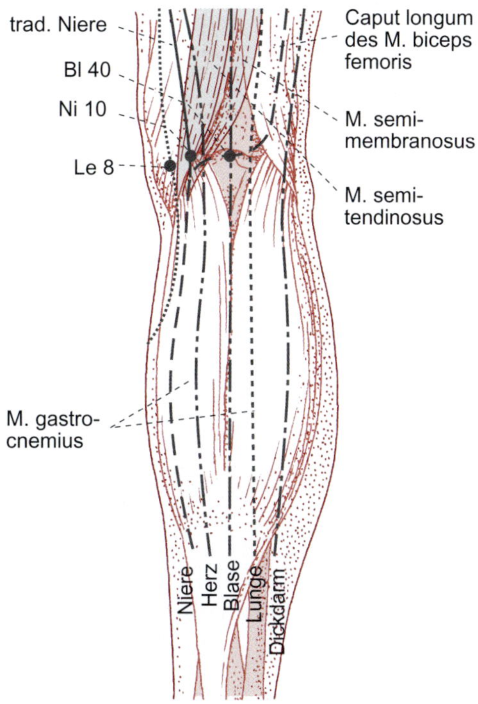

Abb. 16.21

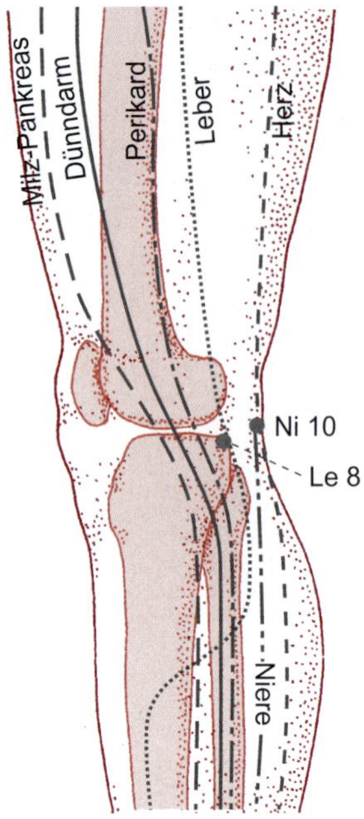

Abb. 16.22

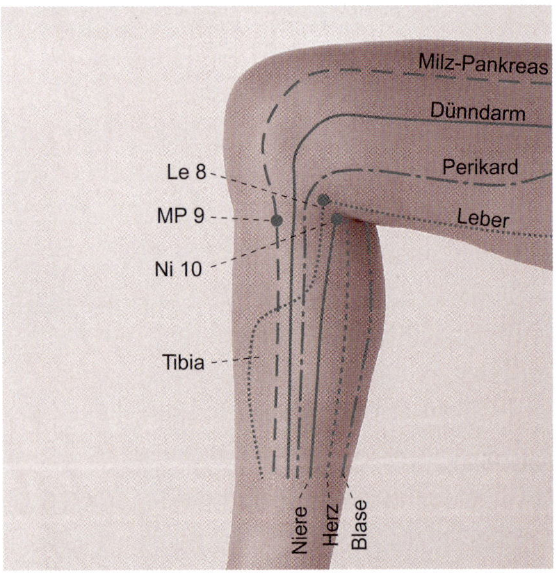

Abb. 16.23

Der **Lungen-Meridian** überquert das Knie auf der Rückseite etwa 1 Fingerbreit lateral der Mittellinie. Vom distalen Oberschenkel kommend, wo er etwa 1 Daumenbreit medial des Nieren-Meridians verläuft, zieht er gerade weiter durch die Kniekehle zum Unterschenkel. Auch dort bleibt er weiterhin lateral des Blasen-Meridians, jedoch medial des in der Tiefe neben dem Lungen-Meridian tastbaren Wadenbeinköpfchens.

Der **Blasen-Meridian** zieht genau in der Mitte durch die Kniekehle und gibt mit seinem Punkt Bl 40 eine wichtige Orientierungshilfe in dieser Region.

Medial des Blasen-Meridians erreicht der **Herz-Meridian** das Knie. Vom muskelstarken Innenrand der Oberschenkelrückseite (M. semitendinosus) kommend, liegt er am medialen Rand der Kniekehle in der Sehne des M. semimembranosus und folgt dieser Sehne bis in den Unterschenkel hinein.

Der **Leber-Meridian** überquert das Knie quasi auf der Kante zwischen Innen- und Rückseite. Am distalen Oberschenkel verläuft er medial der beiden unter „Herz-Meridian" genannten Sehnen. Am Knie liegt Le 8 etwa 1 Daumenbreit neben diesen Sehnen am medialen Ende der Beugefalte - bei entspannt gestrecktem Knie befindet sich hier nicht selten eine angedeutete Grube. Dieser Linie folgend erreicht der Leber-Meridian den kräftigen medialen Muskelkopf des M. gastrocnemius in der Wade, bevor er sich nach vorne zum Schienbein wendet.
Vor dem Leber-Meridian zieht auf der Innenseite des Knies der **Perikard-Meridian**. Er folgt am distalen Oberschenkel dem hinteren Rand des Muskels (M. vastus medialis als Teil des M. quadriceps femoris), der oberhalb des Knies von der Vorderseite des Oberschenkels bis etwa zur Mitte der Innenseite reicht. Auf diese Weise gelangt der Perikard-Meridian zum hinteren Rand der Knieinnenseite. Über die Rückseite des Schienbeinkopfes zieht er zur Wade, auf den kräftigen Muskelbauch des M. gastrocnemius, in dessen angespanntesten Fasern er den Leber-Meridian kreuzt.

In der Mitte der Knieinnenseite verläuft der **Dünndarm-Meridian**. Vom distalen Oberschenkel (Mitte der Innenseite) kommend zieht er durch die Grube, die sich knapp oberhalb des Knies befindet, überquert die Knieinnenseite etwa in der Mitte und erreicht über die Kante zwischen Rück- und Innenseite des Schienbeinkopfes die Wade.

Der **Milz-Pankreas-Meridian** zieht vom Punkt MP 10 im kleinen Kopf des vierköpfigen Oberschenkelmuskels oberhalb und medial der Kniescheibe (M. vastus medialis als Teil des M. quadriceps femoris) von oben-vorne nach unten-hinten über die Innenseite des Knies. Dabei verläuft er genau über den inneren Gelenkspalt des Kniegelenks und erreicht hinter dem unteren Ende des medialen Schienbeinkopfes MP 9.

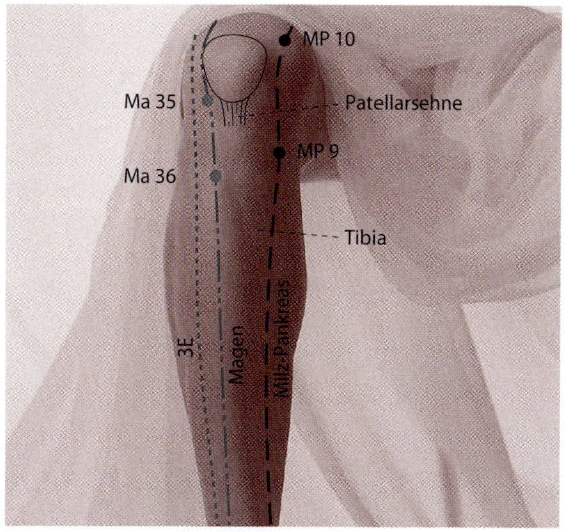

Abb. 16.24

16.5 Die 12 Meridiane am Fußgelenk

Nach seiner Passage in der Rinne dicht hinter dem dorsalen Rand des Schienbeins verläuft der **Milz-Pankreas-Meridian** unterhalb von MP 6 auf dem Schienbein und zieht über den Innenknöchel und durch eine flache Grube vor und unterhalb dieses Knöchels (MP 5 befindet sich etwa 1 Fingerbreit medial bzw. hinter Le 4). Über die Innenseite des Fußes (Os naviculare und Os cuneiforme mediale) gelangt er zu MP 4 vor der knöchernen Verdickung am Innenrand des Fußgewölbes (Os cuneiforme mediale).

Zwischen Milz-Pankreas- und Magen-Meridian verläuft der **Leber-Meridian** über das Fußgelenk. Vom Innenrand des Schienbeins kommend verbindet er sich mit MP 6 (ohne dabei das Schienbein zu verlassen), wendet sich dann wieder nach vorne und zieht über die Vorderseite des Innenknöchels zu Le 4, einem Punkt, der etwa 1 Fingerbreit medial der vor dem inneren Fußgelenk verlaufenden kräftigen Sehne (des M. tibialis anterior) liegt. Von dort erreicht der Leber-Meridian über den Mittelfuß (Os naviculare und Os cuneiforme mediale) den Raum zwischen 1. und 2. Mittelfußknochen.

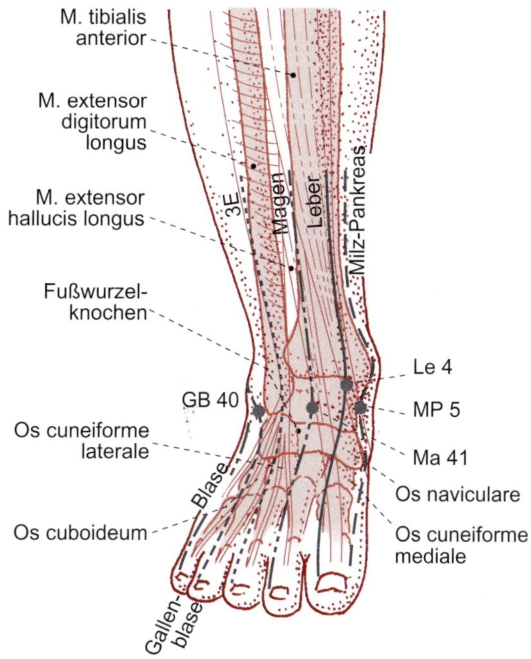

Abb. 16.25

16

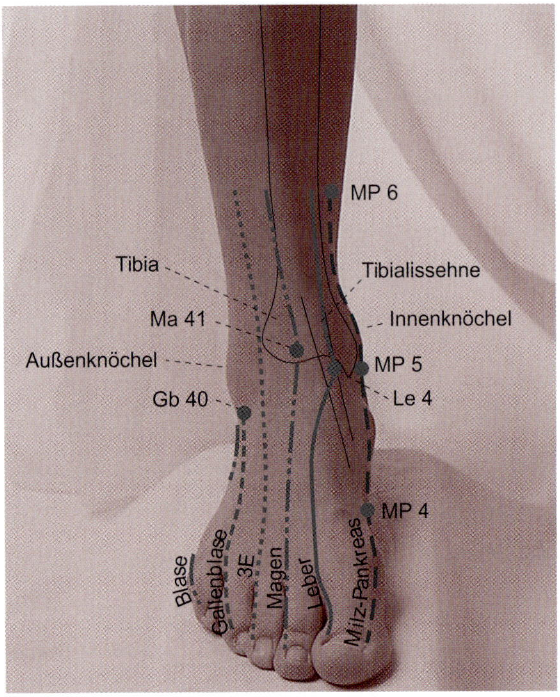

Abb. 16.26

Der **Magen-Meridian** verläuft genau über die Vorderseite des Fußgelenks. Dabei durchquert er die von Sehnen (des M. tibialis anterior und M. extensor hallucis longus) gebildete Grube und hat an dieser Stelle mit Ma 41 einen wichtigen Kyo-Punkt. Von der Sehne bzw. dem Muskel am distalen Unterschenkel etwas lateral der Schienbeinvorderkante kommend zieht er über die Fußwurzelknochen (Os naviculare und Os cuneiforme mediale) in den Raum zwischen 2. und 3. Mittelfußknochen.

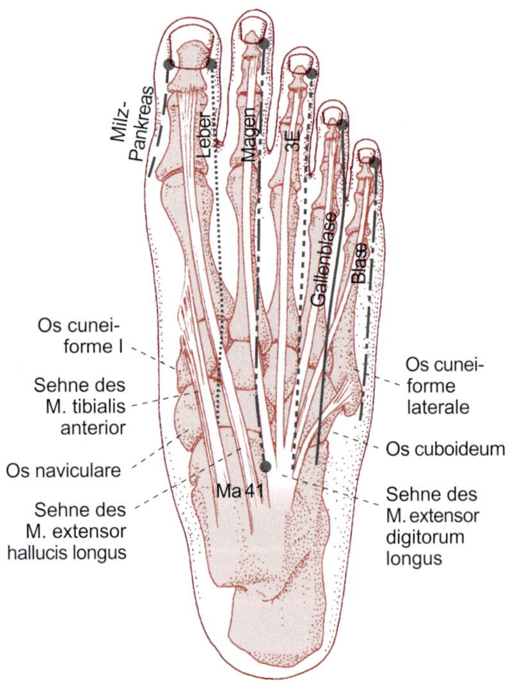

Abb. 16.27

Lateral des Magen-Meridians – noch vor dem Außenknöchel und lateral der Zehenstreckersehne (M. extensor digitorum longus) – überquert der **Dreifache-Erwärmer-Meridian** das Fußgelenk. Durch die Grube, die quer vor und unterhalb des Knöchels liegt, zieht er dann medial des Gallenblasen-Meridians über die Fußwurzel (Os cuboideum und Os cuneiforme laterale) in den Raum zwischen 3. und 4. Mittelfußknochen.

Der **Gallenblasen-Meridian** überquert das Fußgelenk über dem Außenknöchel. Von der Wadenbeinseite am distalen Unterschenkel kommend zieht er von hinten über die Spitze des Außenknöchels, manchmal auch knapp vor der Knöchelspitze, zum Fuß. Er läuft durch die Grube unterhalb des Knöchels lateral des Dreifachen-Erwärmer-Meridians, aber vor den Sehnen (der Mm. peroneus [fibularis] longus und brevis) am seitlichen Fußgelenk und zieht über die Fußwurzel (Os cuboideum) in den Raum zwischen 4 und 5. Mittelfußknochen.

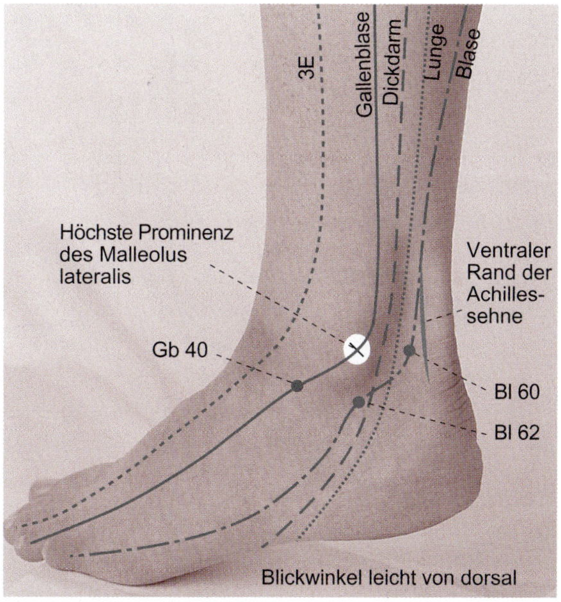

Abb. 16.28

Vor dem Herz-Meridian läuft der **Nieren-Meridian** durch die Grube zwischen Innenknöchel und Achillessehne (Ni 3). Dies entspricht dem traditionellen Meridianverlauf.

Masunaga hat den Nieren-Meridianverlauf anders über den Hinterrand des Innenknöchels verlaufend beschrieben. Unserer Meinung nach ist der traditionelle Verlauf jedoch zutreffender, obwohl im konkreten Fall auch abseits des Meridians wichtige Punkte der Nieren-Energie liegen können.

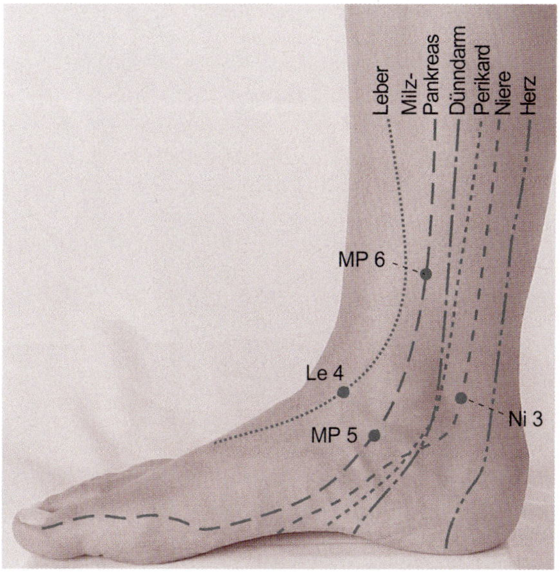

Abb. 16.29

Von Ni 3 zieht der Meridian etwa 1 Fingerbreit unter dem Innenknöchel nach vorne – wobei er die Meridiane von Perikard und Dünndarm kreuzt – und hinter der knöchernen Verdickung im Innenrand des Fußgewölbes (Os cuneiforme mediale) zur Fußsohle. Den kreisförmigen Meridianverlauf auf der Innenseite der Ferse beschreibt Masunaga nicht. Allerdings ist dieser Bereich als Ganzes nach wie vor der Nieren-Energie zuzuordnen.

Der **Perikard-Meridian** zieht zusammen mit dem **Dünndarm-Meridian** hinter dem Innenknöchel über das Fußgelenk. Beide verlaufen am Unterschenkel zwischen dem Milz-Pankreas- und Nieren-Meridian. Zwischen dem Hinterrand des Innenknöchels und Ni 3 kreuzen sich Perikard- und Dünndarm-Meridian, und zudem wird an dieser Stelle auch der Nieren-Meridian von beiden Meridianen gekreuzt.

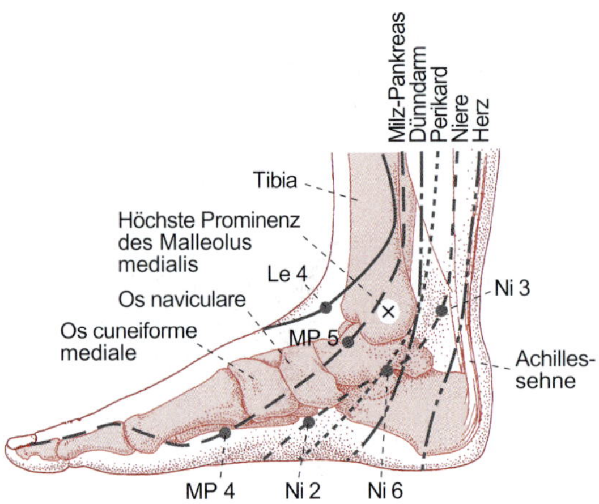

Abb. 16.30

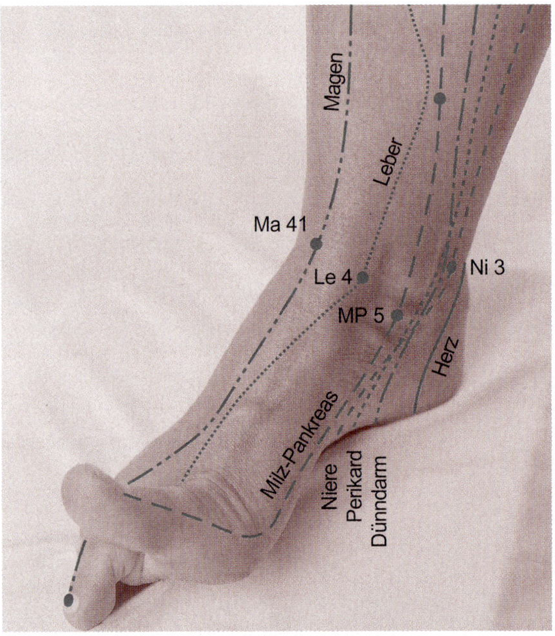

Abb. 16.31

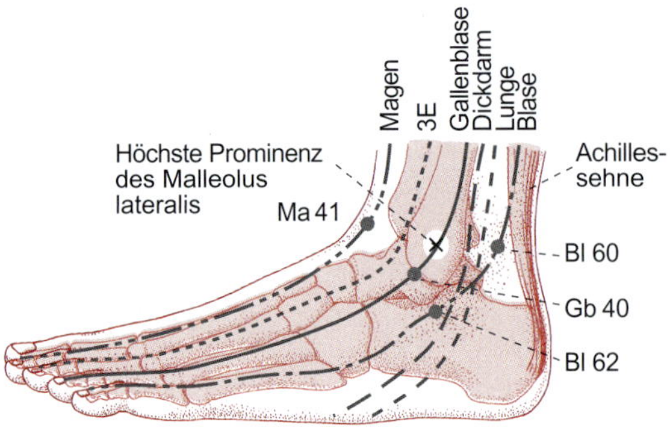

Abb. 16.32

Danach zieht der Dünndarm-Meridian vor dem Herz-Meridian über den vorderen Aspekt der Innenseite der Ferse unter die Fußsohle, wo er dicht vor der Ferse etwas lateral der Mittellinie endet. Der Perikard-Meridian hingegen erreicht die Unterseite des Fußes dicht hinter dem Nieren-Meridian durch das innere Fußgewölbe (Os naviculare) hindurch und endet im Zentrum der Fußsohle.

Auf der Rückseite des Außenknöchels überquert der **Dickdarm-Meridian** das Fußgelenk. Er kommt von der Rückseite des Wadenbeins und verläuft hinter den Sehnen (der Mm. peroneus [fibularis] longus und brevis zum seitlichen Fußrand.

Der Dickdarm-Meridian wird vom **Lungen-Meridian** begleitet. Dieser verläuft am distalen Unterschenkel etwa 1 Fingerbreit medial des Dickdarm-Meridians und zieht dann dicht hinter ihm um den Außenknöchel herum zur Vertiefung am seitlichen Fußrand.

Dicht neben bzw. unter dem lateralen Rand der Achillessehne kommt der **Blasen-Meridian** hervor und zieht in Höhe des Außenknöchels etwas nach vorne; hier befindet sich zwischen dem Außenknöchel und der Achillessehne der Punkt Bl 60. Der Blasen-Meridian umrundet den Außenknöchel und zieht von Bl 62 (etwa 1 Daumenbreit unterhalb des Außenknöchels) über das Fußgelenk zum lateralen Fußrand. Dabei kreuzt er die Meridiane von Dickdarm und Lunge.

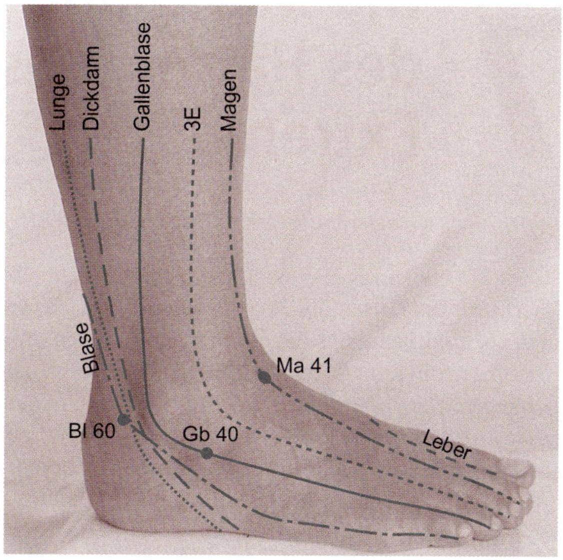

Abb. 16.33

Der **Herz-Meridian** verläuft am distalen Unterschenkel direkt medial der Achillessehne und zieht über die Innenseite der Ferse, um etwa in der Mitte unter der Ferse zu enden.

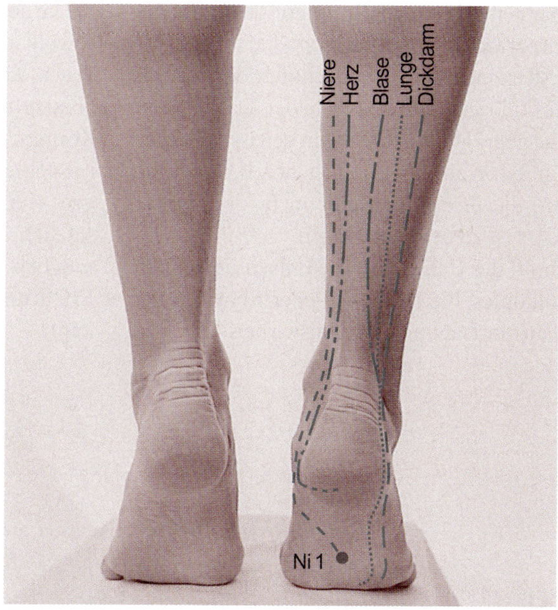

Abb. 16.34

KAPITEL

17 Die Meridiane im Querschnitt des Halses, des Thorax und der Extremitäten

Zur besseren Übersicht bilden wir in diesem Kapitel die Orte an der Oberfläche des Halses, des Brustkorbs und der Extremitäten ab, an denen die BehandlerIn einsinken kann, um in der Tiefe in Kontakt mit dem jeweiligen Meridian zu kommen.

Hierzu ein paar Anmerkungen:

Für die Darstellung benutzen wir anatomische Zeichnungen der Querschnitte des Halses, des Brustkorbs sowie jeweils der Mitte von Ober- und Unterarm sowie von Ober- und Unterschenkel. Grundlage dieser Querschnittszeichnungen sind modifizierte Darstellungen aus „Sobotta – Atlas der Anatomie des Menschen" (21. Auflage, Elsevier, Urban & Fischer).

In diesen Darstellungen wird die innere Anatomie des jeweiligen Körperabschnittes plastisch und übersichtlich gezeigt. Allerdings wird offensichtlich der Körper eines recht muskulösen Mannes abgebildet. Da die Muskulatur sehr ausgeprägt ist, entsteht ein gewisser Gegensatz zur gefühlten Wahrnehmung in der Behandlung mit Menschen, die ihre Muskulatur nicht derart trainiert haben. Dies ist zu berücksichtigen.

Im Querschnitt des Halses liegt die Halsvorderseite in Höhe des Kehlkopfes, die Rückseite jedoch etwas tiefer in Höhe des Dornfortsatzes des 4. Halswirbels. Das Bild stellt also den horizontalen Schnitt durch einen normal nach vorne geneigten Hals dar, nicht jedoch durch einen steil aufgerichteten Hals. Dies ist beim Studium ebenfalls zu berücksichtigen.

In den folgenden Abbildungen finden sich auch Hinweise auf die Richtung des Einsinkens. Dazu ist anzumerken, dass wahrscheinlich jede erfahrene Shiatsu-PraktikerIn entsprechend ihrer eigenen Erfahrungen und auch Gewohnheiten die Richtung, in der man in Kontakt mit einem Meridian kommt, ein wenig anders beschreiben würde. Insofern sind diese Darstellungen als Vorschläge zu verstehen, beruhend auf unserer eigenen Praxiserfahrung.

Die abgebildeten Markierungen der Meridiane sollen sowohl diese Richtung andeuten als auch einen Eindruck davon vermitteln, dass der Meridiankontakt im Shiatsu in der Regel in einer gewissen Tiefe unter der Körperoberfläche stattfindet. Bewusst haben wir darauf verzichtet, diese Tiefe des Einsinkens genau festzulegen, weil das bewusste Erleben des Kontaktes grundsätzlich in jeder Tiefe, auch an der Körperoberfläche möglich ist und – anhängig von Grundverständnis und Erfahrung – von Behandler zu Behandler variieren kann.

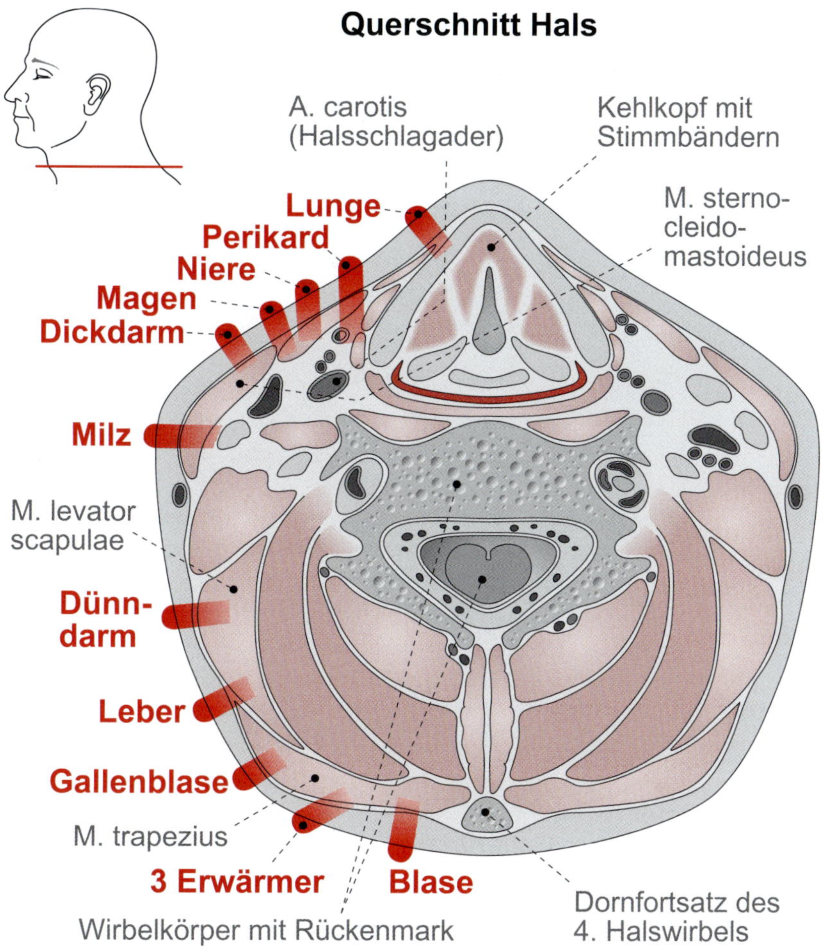
Querschnitt Hals
A. carotis
(Halsschlagader)
Kehlkopf mit
Stimmbändern
M. sterno-
cleido-
mastoideus
Lunge
Perikard
Niere
Magen
Dickdarm
Milz
M. levator
scapulae
Dünn-
darm
Leber
Gallenblase
M. trapezius
3 Erwärmer
Blase
Wirbelkörper mit Rückenmark
Dornfortsatz des
4. Halswirbels

Abb. 17.1

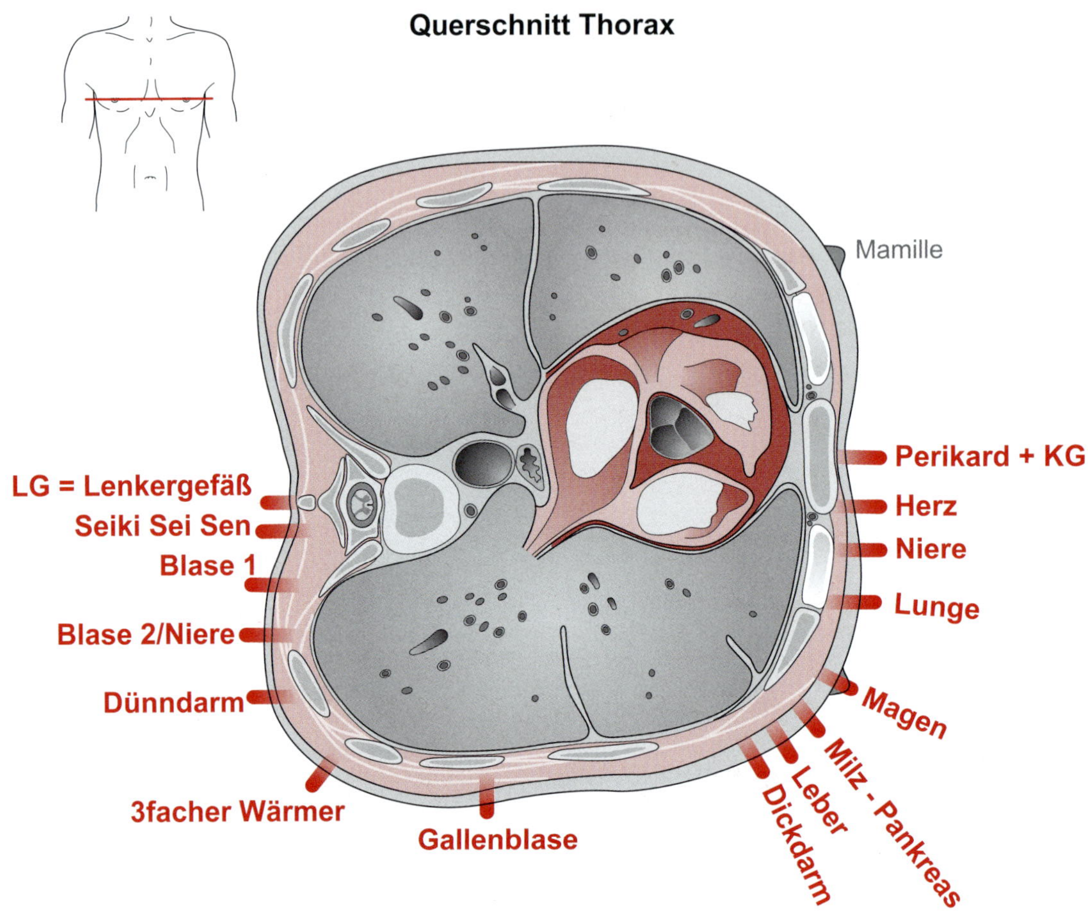
Querschnitt Thorax
Mamille
LG = Lenkergefäß
Seiki Sei Sen
Blase 1
Blase 2/Niere
Dünndarm
3facher Wärmer
Gallenblase
Dickdarm
Leber
Milz - Pankreas
Magen
Lunge
Niere
Herz
Perikard + KG

Abb. 17.2

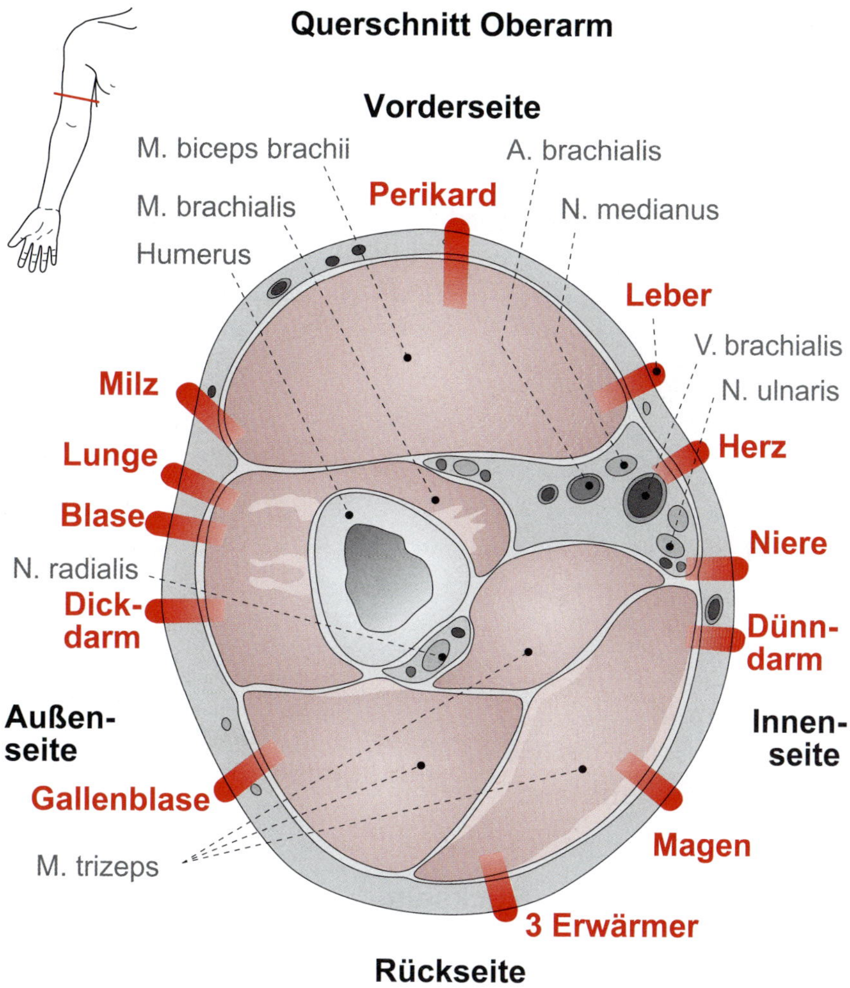
Querschnitt Oberarm
Vorderseite
M. biceps brachii
A. brachialis
M. brachialis
Perikard
N. medianus
Humerus
Leber
V. brachialis
N. ulnaris
Milz
Herz
Lunge
Blase
Niere
N. radialis
Dick-
darm
Dünn-
darm
Außen-
seite
Innen-
seite
Gallenblase
Magen
M. trizeps
3 Erwärmer
Rückseite

Abb. 17.3

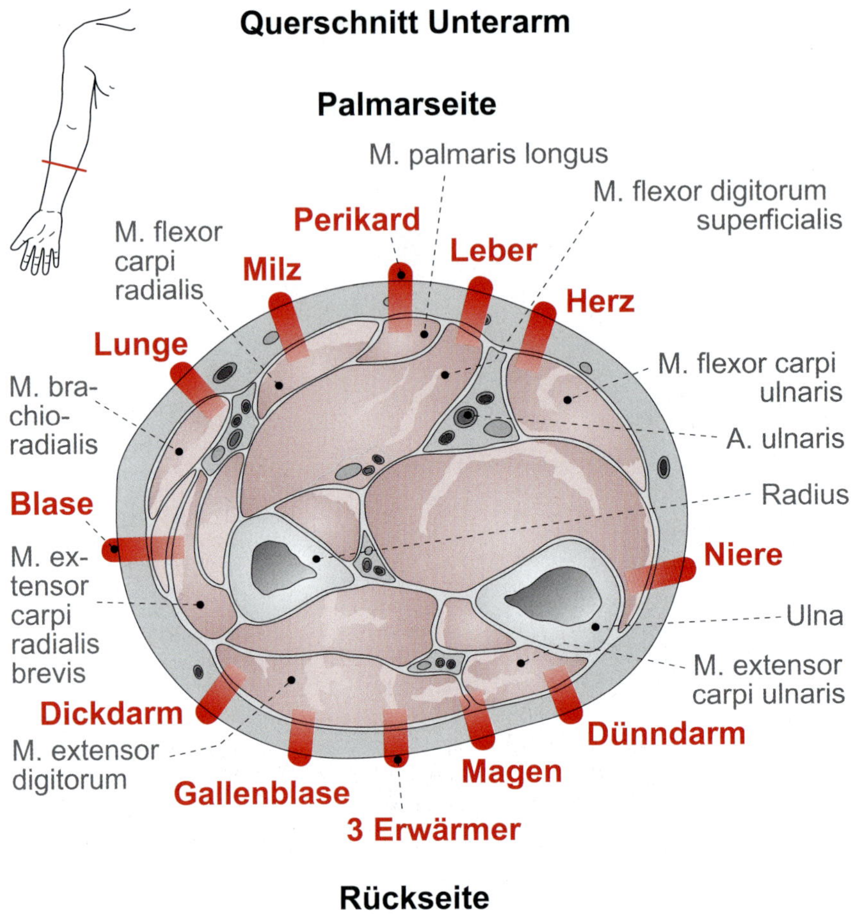
Querschnitt Unterarm
Palmarseite
M. palmaris longus
M. flexor digitorum superficialis
Perikard
Leber
M. flexor carpi radialis
Milz
Herz
Lunge
M. flexor carpi ulnaris
M. brachioradialis
A. ulnaris
Radius
Blase
Niere
M. extensor carpi radialis brevis
Ulna
M. extensor carpi ulnaris
Dickdarm
Dünndarm
M. extensor digitorum
Magen
Gallenblase
3 Erwärmer
Rückseite

Abb. 17.4

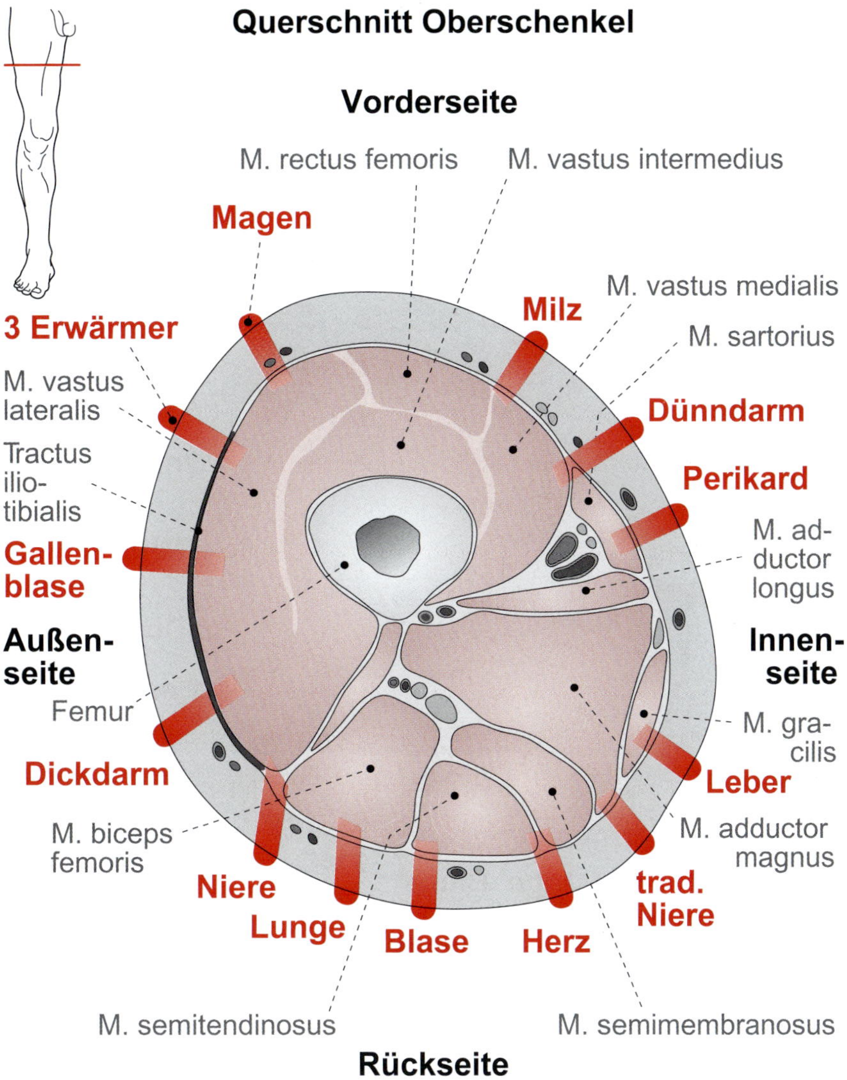
Querschnitt Oberschenkel
Vorderseite
M. rectus femoris
M. vastus intermedius
Magen
M. vastus medialis
Milz
M. sartorius
3 Erwärmer
M. vastus lateralis
Dünndarm
Tractus ilio-tibialis
Perikard
M. ad-ductor longus
Gallen-blase
Außen-seite
Innen-seite
Femur
M. gra-cilis
Dickdarm
Leber
M. biceps femoris
M. adductor magnus
Niere
trad. Niere
Lunge
Blase
Herz
M. semitendinosus
M. semimembranosus
Rückseite

Abb. 17.5

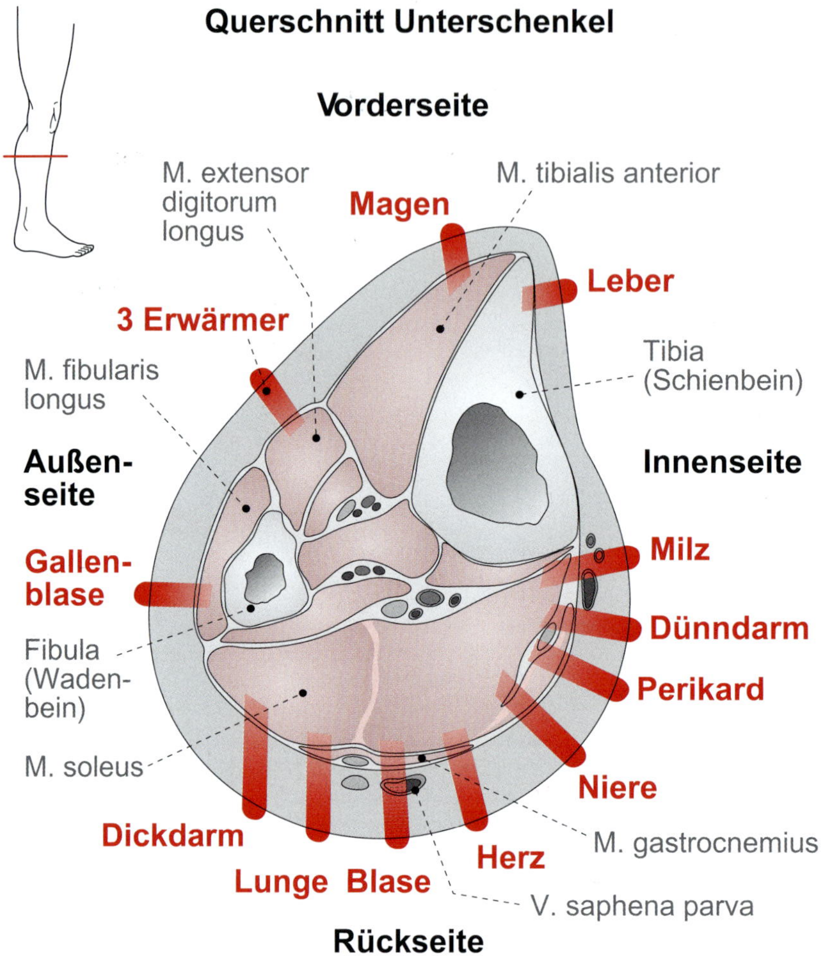
Querschnitt Unterschenkel
Vorderseite
M. extensor digitorum longus
Magen
M. tibialis anterior
Leber
3 Erwärmer
Tibia (Schienbein)
M. fibularis longus
Außenseite
Innenseite
Milz
Gallenblase
Dünndarm
Fibula (Wadenbein)
Perikard
M. soleus
Niere
Dickdarm
M. gastrocnemius
Herz
Lunge
Blase
V. saphena parva
Rückseite

Abb. 17.6

17

Register